重症医学科管理与实践

Handbook of Intensive Care
Organization and Management

原　著　［英］Andrew Webb

主　审　陈尔真

主　译　李颖川

世界图书出版公司

西安　北京　广州　上海

图书在版编目（CIP）数据

重症医学科管理与实践/（英）安德鲁·韦布（Andrew Webb）著；李颖川主译. —西安：世界图书出版西安有限公司，2020.12

书名原文：Handbook of Intensive Care Organization and Management

ISBN 978 - 7 - 5192 - 7091 - 9

Ⅰ. ①重… Ⅱ. ①安… ②李… Ⅲ. ①险症—护理 Ⅳ. ①R459.7

中国版本图书馆 CIP 数据核字（2020）第 226508 号

书　　名	**重症医学科管理与实践**
	ZHONGZHENG YIXUEKE GUANLI YU SHIJIAN
原　　著	［英］Andrew Webb
主　　译	李颖川
责任编辑	张　丹
装帧设计	绝色设计
出版发行	**世界图书出版西安有限公司**
地　　址	西安市高新区锦业路 1 号都市之门 C 座
邮　　编	710065
电　　话	029 - 87214941　029 - 87233647（市场营销部）
	029 - 87234767（总编室）
网　　址	http://www.wpcxa.com
邮　　箱	xast@wpcxa.com
经　　销	新华书店
印　　刷	西安雁展印务有限公司
开　　本	787mm×1092mm　1/16
印　　张	23
字　　数	300 千字
版次印次	2020 年 12 月第 1 版　2020 年 12 月第 1 次印刷
国际书号	ISBN 978 - 7 - 5192 - 7091 - 9
定　　价	188.00 元

医学投稿　xastyx@163.com‖029 - 87279745　029 - 87284035

（如有印装错误，请寄回本公司更换）

（版权所有　翻印必究）

译者名单

Translators

主　审　陈尔真（上海交通大学医学院附属瑞金医院）

副主审　陈德昌（上海交通大学医学院附属瑞金医院）

　　　　诸杜明（复旦大学附属中山医院）

主　译　李颖川（上海交通大学附属第六人民医院）

副主译　李　磊（上海交通大学医学院附属瑞金医院）

　　　　罗　哲（复旦大学附属中山医院）

秘　书　汪　伟（上海交通大学附属第六人民医院）

译　者　万小健　　（海军军医大学附属长海医院）

　　　　毛燕飞　　（上海交通大学医学院附属新华医院）

　　　　田　锐　　（上海交通大学附属第一人民医院）

　　　　何征宇　　（上海交通大学医学院附属仁济医院）

　　　　陈志峰　　（上海交通大学医学院附属第九人民医院）

　　　　李白翎　　（海军军医大学附属长海医院）

　　　　瞿昌晶　　（同济大学附属杨浦医院）

　　　　章守琴　　（同济大学附属第十人民医院）

　　　　杨春辉　　（复旦大学附属上海市第五人民医院）

　　　　刘　杨　　（同济大学附属东方医院）

　　　　何岱昆　　（复旦大学附属金山医院）

　　　　邱泽亮　　（上海健康医学院附属周浦医院）

　　　　崔　云　　（上海市儿童医院）

　　　　宁铂涛　　（上海交通大学医学院附属上海儿童医学中心）

译 者 序
Preface

重症监护的概念来自现代医学发展的现实需求。1854 年克里米亚战争期间，弗洛伦斯·南丁格尔将一些病情严重的伤病员床位集中放置在护理站附近以加强监护，这便是 ICU 的雏形，它确立了早期在单独区域内集中治疗和护理危重伤患者的重要性。之后，人们在实践中逐渐认识到将病情危重的集中在一个区域，由具备特殊医疗和护理技能的医护人员给予密切护理和治疗可以提高救治成功率。重症医学则是一门在重症监护病房（Intensive Care Unit，ICU）基础上发展起来的新兴医学学科，并取得独立的学术地位。在我国，2008 年 7 月重症医学正式获得国家标准化管理委员会颁布的临床医学二级学科（代码 320.58）；2009 年 1 月国家卫生部（现国家卫生健康委员会）确定《医疗机构诊疗科目名录》中增加一级诊疗科目"重症医学科"（代码 28），对开展"重症医学科"诊疗科目诊疗服务的医院、医生等问题，都作出规定，具有符合规定的医院可以申请增加"重症医学科"诊疗科目。这标志着我国重症医学的发展进入了一个规范化、系统化的新阶段。

重症医学科收治各类重症及各系统功能衰竭的患者，病情变化多端，随时有生命危险，同时这里也汇聚了各类先进监护抢救仪器设备。面对 ICU 内生命垂危的患者，重症医学科的团队不仅需要扎实掌握各种疾病的病理生理变化、特殊情况的药物的代谢与药效学知识，熟练应用各种监护与治疗技术，还需要与其他专科医生协作、关怀患者及与家属沟通病情，甚至在各种环境压力下作出艰难抉择。这些复杂的情况都需要高素质的重症医学专业医护团队，而且需要对重症医学科进行合理的管理、运营与实践。

目前国内有关重症监护或重症医学的书籍大多为重症监护相关医学专业知识的总结与详解，甚少有关重症医学科管理与实践方面的书籍出版。这本《重症医学科管理与实践》全面介绍了重症医学科组织和管理的原则，内容涉及重症医学科组织、架构和管理，从业人员培训与职业发展，决策与沟通，医疗行为实践与评价，质量与安全，资金运营、预算与绩效管理，应急准备。本手册全面叙述了重症医学科的管理、运营与实践的原则及细节，不仅是重症医学专业人员的参考资料，也对卫生行政管理部门、管理研究学者、卫生财政预算与支付部门等具有很好的借鉴价值。

《重症医学科管理与实践》手册由上海市医学会危重病专委会组织青年委员进行翻译与整理，特此感谢各位青年委员及译者的认真工作，也诚挚感谢上海市医学会危重病专委会主任委员陈尔真教授、候任主任委员陈德昌教授、副主任委员诸杜明教授的大力支持。

李颖川　李磊　罗哲　汪伟

（上海市医学会危重病专委会青年委员会）

前　言

　　重症医学的专业非常复杂。除了需要生理学、病理生理学、生物化学、技术和药理学知识外，从业者还需要作出快速反应并果断行动。通常还要在压力很大的情况下与同事、患者及其亲属进行清晰高效地沟通，更重要的是与来自不同专业背景的团队成员有效协作，以及经常面对道德和生死困境等，这些情况都对重症监护专业人员提出了很高的要求。

　　随着老龄化社会的来临，我们对重症监护资源的需求增加，对临床重症监护医学管理和运营的书籍的需求也日益增加。

　　本书介绍了重症监护组织和管理的原则。尽管一些组织和管理原则在不同国家存在差异，但是许多细节却大同小异。在这方面，北美和欧洲之间的差异很大，因为医师是为医院提供独立服务，而不是受薪雇员。另外，资金系统也存在很大差异，从基于"营利"保险的服务到单一付款人－多个服务提供者和单一付款人－单个服务提供者模式。高度工会化的劳动力与较自由化的劳动力在管理上有显著差异。监管和治理标准也因国家而异，重症监护的提供方式也各不相同，因为封闭式医疗单位在北美仍然相对不常见，但在欧洲大部分地区却是标准。

　　本书分为7个部分，共20章，由国际专家共同撰写，内容涵盖重症监护，从业人员和职业发展，决策与沟通、执行，质量与安全，财务管理和紧急情况准备的组织、结构和治理。

　　本书面向医学、卫生健康及经济学领域的学者、专家和学生；将成为医疗从业者和管理者、医学和管理学的学生或老师以及重症监护实践和管理负责人的重要参考资料。

郑重声明

　　本书提供了相关主题准确及权威的信息。由于医学是不断更新并拓展的领域，因此相关实践操作、治疗方法及药物都有可能会改变，建议读者审查相关主题的最新信息，包括产品的制造商、建议剂量、配方、方法和疗程、不良反应及相关措施。作者、编辑、出版者或经销商不对书中的错误或疏漏以及应用其中信息产生的任何后果负责，关于出版物的内容不作任何明确或暗示的保证。作者、编辑、出版者和经销商不承担由本出版物所造成的任何人身或财产损害责任。

目 录

Contents

第1部分

重症监护

第 1 章　领导和管理

Pascale Gruber

Clinical Lead

Consultant in Anaesthesia and Intensive Care Medicine

The Royal Marsden NHS Foundation Trust

SW3 6JJ，Fulham Road，London

Timothy Wigmore

Divisional Medical Director

Consultant in Anaesthesia and Intensive Care Medicine

The Royal Marsden NHS Foundation Trust

SW3 6JJ，Fulham Road，London

要　点

1. 现在的临床医生不仅要精通临床知识，还要善于管理和领导。

2. 良好领导力的关键在于具有自我认知、卓越的沟通技巧、高情商以及专业的谈话和谈判能力。

3. 良好的领导力可以提高患者安全性、员工满意度，改善重症监护室(ICU)内患者预后。

4. 在大多数运行良好的 ICU 内，管理和领导的角色是分开的，分别由经挑选的数人分担职责。

5. 合理的分配任务是优秀领导者的一项重要技能，关键在于知道哪些任务需要分配以及分配给谁。

背　景

以前，医院管理主要由非临床专业的管理人员担任。近20年来，人们逐渐认识到医院管理领域需要更多临床医生的参与，现在医院内的管理职责更多的由临床专业管理者来担任。越来越多的临床医生需扮演两个角色，一个是依赖自身的临床技能，另一个是依赖管理和领导能力。[1] 这种双重角色让医生不仅可以在床旁进行患者个体的治疗，还可以在管理层面上干预患者的医疗路径和医疗服务。由临床方面发起的医疗服务的改进更有可能持续进行并取得成功。然而，过去人们对临床医生参与临床管理这个角色认识不足，将其工作定位于兼职和临时性的，且并未给予额外的权利和报酬。

以往临床管理者的选择主要基于学术及临床工作中的成绩而非管理能力和经验，选出的医生有时难以满足管理和领导的要求。[2] 现在的情形有所改变，管理和领导能力已纳入本科和研究生教育计划中。临床管理者/领导者的职责涉及领域广泛，除传统的床旁医疗外还包括决策、医疗服务发展、人力资源、金融和商业规划等。[2] 因此，临床管理者需要具备更广博的知识和技能，并能在临床和管理工作中随情境变化迅速地转换角色。[1]

什么是领导力？

要准确地定义领导力是很困难的。许多关于领导者的定义都是某种职位或角色的同义词，但是领导力不仅仅是一个职位概念。领导力指的是领导者特定的技能和表现。在早期对领导力的定义中，Stogdill 称"领导力可以认为是使一个有组织的群体朝着目标设定和目标实现的方向努力的表现"。在这个定义中，群体合作是核心，是把领导力看作是一种促使群体实现既定目标的表现，注重于社会性活动而非个体活动。[3] 相比之下，Warren Bennis对领导力的定义更关注于领导者的个人才能："领导力是一种具备了自我认识、有效沟通、建立同事间相互信任、采取有效措施实现自我领导潜力的能力。"[4,5]美国重症护理协会(American Association of Critical Care Nurses)前主席 Melissa Fitzatrick 曾说，"领导力关乎影响和决策，关乎在合适的时机采取合适的措施。领导力是让自己和身边的人拥有更好未来的能力。真正的领导者影响身边的人、指导身边的人，他们是榜样，他们能激发他人的自信心。"[6]

领导能力

在目前的医疗环境中立足并取得成功需要各个层面的领导，仅依靠最高领导层是不够的。发展领导力已经在医疗专业领域中推进。[1,7]"某些人天生就是领导者"的概念已经过时了，被领导能力培养所取代。[7]领导能力主要包括自我认知、情商、接纳争论和分歧的能力，理解他人价值观和信仰的能力，卓越的沟通技巧以及谈话和谈判的能力。这些能力对领导者授权、激励员工，推动变革，在现代医疗体系中跨越不同组织、学科、职能部门进行沟通和协作至关重要。今天的领导者不仅需要具备医疗相关知识、临床专业知识与远见，还需要有所谓"人际关系技能"的情商。[8]情商通常被认为是领导者最令人欣赏的品质，是有效管理自己和人际关系的能力。[8]个人能力如自我认识、自我管理、适应能力、自我反思、社会意识和社交技能构成了情商的基础。[8]认识到个人在以上方面的优势和不足对其行为和人际关系有直接的影响，反之，个人行为和人际关系又会对团队和团体其他同事、团队文化和氛围产生影响。[7]

领导者的另一个重要能力是决定组织发展方向并具有政治敏锐性。在了解组织结构与功能的基础上，组织发展方向还包括完善整个组织，即使其与个人或部门目标不一致。"这实际上是一个为患者提供更好医疗服务的团体，所以要持有一种要使团体变得更好的态度。我对那些专注于权力的人不感兴趣，我只对那些专注于工作改进，并参与变革、管理变革的人感兴趣"[8]政治意识也是一项重要的技能，因为领导者要能够与机构内外、当地甚至全国范围内的不同利益团体进行合作。

技能架构的方法在领导技能发展方面得到广泛应用。[7]在英国，全国卫生服务（NHS）领导能力架构已应用于医疗卫生领域。[7]技能架构涵盖了个人能力（自我认识、自信、诚信和适应力）、社会能力（同情、沟通、维持合作关系）以及认知或抽象技能（分析能力、创造力、预见性）。

领导风格和理论

关于领导风格的讨论已有大量的文献发表。[9-16]优秀的领导者不单单依赖于一种风格，他们采用多种风格，并结合不同情境在不同风格类型间自由转换。下文总结了几种常见的领导风格类型。

行为或风格理论

心理学家 Kurt Lewin 描述了三种主要的领导风格：民主、专制和自由。[9]民主领导以员工高度参与决策制定为特征；专制领导中，决策制定主要由领导者决定；而自由类型是一种更放权的类型，给予团队人员高水平的自治。专制的领导关系在需要快速做决策时有效，但会导致职员参与度低、人员流动频繁。相比之下，民主和自由的领导风格常常在团队中获得高度的工作满意度，并具备高水平的生产力，但是当需要快速决策或当员工经验不足时效率较低。

Blake-Mouton 管理模型

Blake-Mouton 管理模型采用的领导风格基于以下两个方面——一方面关注人（满足人们的需求），另一方面关注生产/任务（专注于完成工作）。[10]最终形成 5 种重要的领导风格：无力型

（领导者既不关心员工满意度，也不关注工作的最后期限），任务型（领导者更重视任务/生产而不关心员工），中间型（领导者在两方面上相互妥协，旨在维持任务和人的需求间的平衡），乡村俱乐部型（领导者的特点是人员定位高于任务）和团队管理型（领导者表现出对人员和任务的高度重视）。

情境理论

Hersey-Blanchard 的情境领导理论依赖于团队成员的成熟度来决定采用的领导类型。[11] 基于个体或团队的成熟度选出的领导更容易获得支持且更好的指导团队。领导方式分为 4 类：指示型（领导者是非常具有指导性的），销售型（领导者提供信息和指导），参与型（领导者分享决策的制定和观点，团队合作共同实现目标）和授权型（领导者将责任分配给团队成员）。根据个人或团队的知识、技能、自信心，领导需选择不同的领导风格。例如，重症监护室主任选择以说教方式指导新的医生进行第一次深静脉穿刺；选择销售型方式与高年资医生一起编写机械通气方面的书籍；选择授权型方式将教学的职责分配给同事。

原始领导关系

在原始领导关系中，Daniel Goleman 描述了有效领导者根据情境使用的 6 种领导风格：远见型、辅导型、亲和型、民主型、定步调型、指挥型。[12] 远见型领导者提出目标，但在如何实现这一目标上留给员工足够的自由和创造性；辅导型领导者专注于辅助个人和团队发展并改进他们的表现；亲和型领导者关注的是在团队中营造和谐的氛围并促进团队间的沟通，这在组织内存在不信任时尤为有效；民主型领导利用团队中的知识和技能来指导服务的方向；定步调型领导者为团队的表现设定了高标准，这种风格应谨慎使用，他们可能会因一直无法实现这些目标而士气低落；最后是指挥型或"军事型"，这在危急情形下或突发变化时是最有效的类型。

交易型和改革型领导关系

在交易型领导关系中，领导者通过奖惩来获得团队的依从性从而实现目标。[13] 相比之下，改革型领导关系是参与、激励个体实现目标。这种领导关系重视通过精神上的激励提高他人的能力，"领导者和他的团队相互提高，达到更高水平的品行和积极性"。[13] 有意识地朝着更高生产力和参与度方向发展。

这种领导关系旨在提高生产力和参与度。

集体领导方式

最近，人们对集体领导方式产生了浓厚的兴趣。专家们认为，个人很难具备优秀领导者所需的全部特质。[14,15] 这与以前讨论过的个人领导的描述完全不同。[14] 集体领导的概念基于一个共享的团队现象，由多人而非个人扮演领导角色。这种方式以相互信任、尊重彼此的贡献、有共同价值观的人之间的协作为前提，摆脱了传统组织顶层个人领导（纵向层级）的概念，转向组织内共享、分权式多领导（横向层级）概念。[14,15] 共同决策并不等同于共同负责，在集体领导下，明确的责任制仍然存在。反对这种方式的人认为，虽然集体领导可以通过汲取团队中广泛和多样的经验做出更好的决策，但如果成员不具有个人差异，仍然存在"群体思维"倾向的风险。这种领导方式的本质是要改变思维方式，从命令和控制、纵向等级式结构转向合作方式，将影响力分散给多个人，以实现最佳结果。

管理和领导的对比

通常认为，管理即高效地利用资源的实现最大产出。领导则指引导、影响、带领团队朝向特定的目标发展（图 1.1）。Bennis 曾深刻地阐述到："管理者是把事做对的人，而领导者是做对的事情的人。"[5]

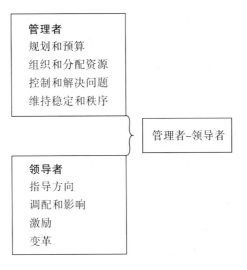

图 1.1　领导者和管理者的区别

　　领导者和管理者在合法性、权利、活动类型、组织层级中的职位往往不同(表 1.1)。[17]

表 1.1　领导者和管理者在合法性、权利、活动类型、组织层级中的区别

	管理者	领导
合法性	基于结果	模糊
权力	正式	非正式
活动类型	维持现状	变革
组织层级	中层	高层

　　领导者和管理者可以通过运用权力来影响和改变行为,其创造机会、控制资源及成功应对挑战的能力越强,权力也就越大。领导者很少通过正式的方式行使权力。Yukl 描述了权力的不同类型:合法权利(正式;源于个人的行政职位),奖赏权(正式;源于领导者或管理者奖励令人满意的行为的能力),强制力(正式;源于领导者或管理者阻止个人获得奖励的能力),专长权(非正式;基于专业知识)和威望权(非正式;源于领导者获得他人支持的能力)。[17]

　　领导和管理是紧密相连的。没有好的管理,领导者设下的愿景将难以成真。同样,没有有效的领导,管理将陷入一成不变的停滞状态，无法适应战略目标、创造团队最佳绩效。在医院管理中的大多数高级职位需要这两方面的专业能力。真正的挑战是将优秀的领导和管理结合起来并运用这两种能力来权衡彼此。[16]

管理者的职责

典型的管理职责包括规划、组织、调控、预算、人员编制和审核，以确保已有的资源可满足组织目标的实现。管理人员关注的是确保资源得到有效利用，在预算范围内为患者、员工和组织创造最大利益。因此，管理者必须很好地理解所处理事务的技术，并且需要定期回顾相关的数据/信息以做出明智的选择。

简单来说，临床管理者的职责可分为以下 3 类：

1. 人际关系：名义上是事务的负责人。

2. 信息：负责向团队传播和交流信息。

3. 决策：负责谈判和分配资源以实现任务目标。

在一定程度上，管理者的角色和职责取决于事务类型、可用资源和人员(员工、患者、合作伙伴、利益相关方)。ICU 内临床管理者的关键职能举例见表 1.2。

表 1.2　ICU 内临床管理者的关键职能举例

	规划	组织	人员编制	调控	决策	解决问题
说明	提供指导及实现目标的方法	委派角色分配任务	人员任命和管理	绩效评估	分析需决策的情形	识别和评估不同的解决方案，实施和审查结果
实例	重新配置扩展服务	ICU 内角色分配，如医疗和护理中患者安全、科研、教学职责等	工作计划评估，招聘，培训，指导	服务改进，预算，临床行政事务	审查患者转诊至 ICU 的途径	引入电子处方以减少医疗错误

管理者的职责所需的技术和能力如激励员工、处理不良绩效和冲突、与利益相关方进行沟通和谈判、保持态度和行为以最大限度地提高员工绩效和满意度，并促进提供优质的服务。

领导者的职责

领导关系是一个群体现象，没有追随者就没有领导。领导关系是让人们有共同的目标，赋予权力，但也涉及变革。这需要沟通、倾听、影响和劝说的技巧，以获得支持。[4]

ICU 内临床领导者的关键职能举例见表 1.3。

表 1.3　ICU 内临床领导者的关键职能举例

	远见	激励	说服	构建关系团队协作	咨询辅导	变革
说明	关注长期目标	激励，授权和挑战团队	让成员愿意向正确的方向发展	与团队内外重要的利益相关者建立关系	支持鼓励成员的自由发展	带来积极的变化
实例	阐明 ICU 未来发展愿景，优先处理事项和方向	给团队成员分配合适的任务（不仅仅是例行公事）	让个人参与变革管理过程，并接受变革	投入时间参加临床和非临床会议，并把握院外的参与机会	为新职工安排导师，并创建教育信托基金以资助教育事业	制定短期、中期和长期的战略规划，并计划每一个项目具体实施方案

临床领导者想要取得成功，就应该对临床业务的未来有一个清晰的认识，能够激励员工专注于实现愿景的活动（临床、教育和学术），激励变革，鼓励员工发展和成长，同时兼顾主要利益相关者的利益。[4,5]

ICU 中的领导和管理角色

ICU 内部的管理角色通常不限于 ICU 临床科主任或护士长（图 1.2）。事实上，在大多数运行良好的 ICU 中，管理和领导角色通常更广泛地分散到多个经遴选的成员，并各负其责。

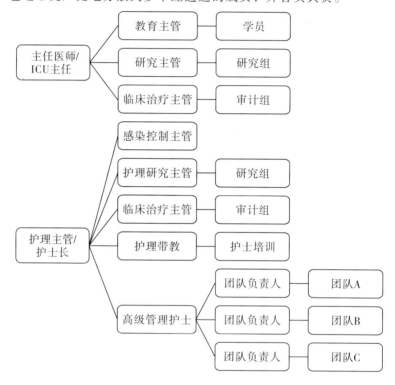

图 1.2　ICU 中不同领导角色图示

识别团队成员的个人优势并将任务委派给适当的个人是 ICU 临床科主任所具备的一项重要技能。例如，ICU 临床科主任主管 ICU 内的运营和管理工作，除此之外，在医疗团队中，通常还有单独的科研、教育和质量改进/患者安全方面的主管。与之类似，护理层级可能也有分别负责管理、感染控制、招聘、教育、审计和临床治疗的主管。最终，各分职主管将各自情况反馈给总揽全局的临床科主任和护士长。

ICU 临床科主任的角色

ICU 临床科主任通常被认为是医院层级中的"中层管理者"。ICU 临床科主任通常向病区主任汇报、医务科主任最终向医院院长汇报。这些垂直框架会因组织的规模和医院结构而有所不同。例如，在较大的组织中，可能存在介于科主任和科室医疗主任之间的管理职位，如对若干个科室负责的临床业务负责人(图 1.3)。

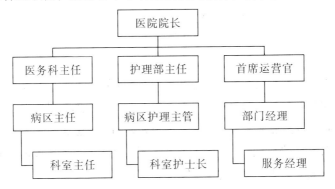

图 1.3　医院领导层级举例

除了垂直关系之外，ICU 临床科主任与 ICU 护士长、医院内的其他临床科主任和服务经理之间存在横向关系(图 1.4)。对外，ICU 临床科主任与其他医院的 ICU 临床科主任也有联系。ICU 护士长和服务经理之间的关系非常重要，因为他们一起组成 ICU 管理团队，对提供的医疗服务履行全面的职责并承担责任。每个人都有不同的专业知识，并能够为 ICU 服务做出贡献，实现高效率低成本运行。例如，在评估科室治疗的成本绩效时，ICU 临床科主任的关注重点可能是改善患者的治疗效果，ICU 护士长的关注重点可能是整体上的安全，而服务经理可能会更多地考虑对 ICU 预算产生的影响。

以往，ICU 临床科主任与其他科室主任相比，因为 ICU 配有更多员工和相对较多的预算，在组织管理方面往往具有更大的政治影响力。

一般情况下，由于 ICU 配有更多员工和相对较高的预算，

ICU 临床科主任比其他科室主任在组织管理方面更有政治影响力。

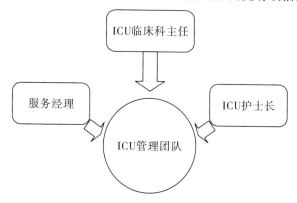

图 1.4   ICU 管理团队

　　ICU 临床科主任的角色和职责可以简单地划分为 4 个关键领域：财务管理，临床管理，人力资源管理和战略规划。实际上，ICU 临床科主任职能通常要比这大得多，除上述职能外还包括运营计划、值班管理、患者安排、投诉调查以及跨部门多学科联络，这取决于 ICU 的规模和临床医生的数量。

财务管理

　　ICU 临床科主任与服务经理密切合作以管理 ICU 预算。在大多数发达国家，ICU 预算在医院预算中占到相当大比例（高达20%）。ICU 预算需要密切监控变动。如果发生重大变化，则需要进行更详细地分析。迄今为止，ICU 的最大开支是员工薪酬。员工流失、人员空缺或生病需聘用更多的临时工作人员，这将增加相关的费用，并导致 ICU 预算赤字。因此，ICU 临床科主任和服务经理必须对影响员工招聘、员工生病率和员工留存等的因素有很好的了解。采购是财务管理的另一个重要领域。这里，ICU 临床科主任需要与 ICU 护士长和服务经理密切合作，以遵守循证医学实践，并通过谈判获得药品和耗材的最优惠价格。这也包括对新设备的采购决策以及对旧设备的置换。

临床管理

临床管理包括如风险管理、指南和政策制定、审计和质量审查，以及服务改进等活动。

人力资源

ICU 临床科主任和 ICU 护士长负责员工招聘、员工保障和指导、团队合作和冲突管理、外部联络、任务分配、评估和工作计划审核、绩效管理和投诉处理。

战略规划

战略规划主要是通过数据收集对如何优化和构建服务做出规划。重要的是，ICU 临床科主任与 ICU 同事、医院管理团队和其科室主任合作，为服务确定优先级。要想成功，科室的战略规划需要与组织的战略目标保持一致，并具有短期、中期和长期(5年)的展望。

ICU 临床科主任职位说明

ICU 临床科主任应该有一份职位说明，以明确其职责。职位说明有助于 ICU 临床科主任了解他们的职能范围，并确保他们满足高级管理层的期望，它还应设置可定期进行绩效评估的目标。ICU 临床科主任的角色应有足够的专职时间并获得适当的经济报酬。

ICU 教育主管职责

ICU 教育主管的职责主要包括初级医生考核、轮转管理、教育计划制定、导师、就业指导、绩效管理和招聘等。这可能会延伸到单位之外的角色，例如国家招聘、课程开设、考试和培训班。ICU 教育主管还全面负责本科室的教育工作。对于许多国家而言，这需要确保本科室提供的课程符合国家培训标准。ICU 教育主管的角色也可能会扩展到研究生培训以外的本科培训、研究员和工作/参观学习人员。ICU 教育主管通常会与护理带教合作，为 ICU 制定综合性多学科教育培训计划。

ICU 研究主管职责

ICU 研究主管的职责视上级组织（研究是否活跃）具体情况而定，但通常包括促进和协调本科室的研究活动。这包括参与多中心研究、创建研究计划，以及开展能反映本科室收治患者特点的研究计划。通常，这一角色涉及申请课题基金、采取措施确保研究资金安全、研究开展、伦理、监督研究进度，并督促由护士、研究员和博士后参与的项目运行。

ICU 临床管理者的职责

ICU 临床管理者的职责包括从整体上了解影响患者安全的各类因素，诸如风险因素的管理、严重不良事件/紧急事件的调查、审计和医疗服务评估审核，还应包括确保团队成员对患者安全的警惕意识并采取相应措施。

良好的领导力对单位绩效有影响吗？

在重症监护中，领导力会影响患者安全和治疗效果。[18,19] 例如，Reader 等人发现高年资临床医生团队领导力的表现与改善患者安全性密切相关。[18] 同样的，创伤和复苏团队的领导者对团队成员设定了明确的期望，具备积极的态度、能够灵活的改变，在任务压力较轻时充分授权，在有复杂/潜在更多任务时予以加强指导，可以获得更好的结果。[18]

在护理中，对单位领导团队和工作环境的感受，密切影响护士工作满意度、留用情况、员工身体状况、职位空缺和职业倦怠情况。护士长应重视员工的贡献，促进信息的有效传播，促进共同决策，并为稳定护理人员队伍进行充分协调。护理人员和临床医生之间的良好沟通、共同愿景以及密切合作，提高了患者的疗效、多专业之间的联系、学习的机会以及更高的员工满意度。

领导者的行为直接影响到组织文化和员工士气。好的领导能够提高工作绩效、业务交接和财务业绩。领导者促进和弘扬安全诊疗文化、鼓励共同愿景、追求卓越，在患者疗效、员工满意度和敬业度方面，会表现出高度的团队协作精神。[19]同样的，强有力的领导对推动变革和质量改进活动取得成功也至关重要。

"如何确定服务被很好地领导了?"是一个常见的问题。虽然目前没有用于衡量领导力的具体指标，但可以使用替代指标来评估单位中医疗和护理的质量，如患者安全、业务交接和财务绩效。这些指标还可以用来比较和衡量不同单位的领导素质。表1.4 列出了一些指标的例子。

表1.4　领导力评价指标的例子

结构	员工	员工空缺
		员工离职
		员工生病
		员工评估率
		员工满意度
		员工强制性培训完成情况
	环境	环境清洁
		设备维护
		耗材库存水平
		建筑规范符合性

		环境安全
过程	感染	导管相关的血流感染
		呼吸机相关性肺炎（VAP）
		其他院内获得性感染［如耐甲氧西林金葡菌（MRSA），艰难梭菌（C. difficile）］
	遵守政策/指南	规范/指南的可用性
		手卫生规范
		抗生素管理
		呼吸支持治疗规范
		中央静脉置管规范血栓栓塞治疗规范
		脱机规范低潮气量呼吸支持规范
		协议/指南定期更新记录
	临床管理	关键事件
		投诉/补充
		质量改进/审计项目
		季度临床管理会议
效果	手术效果	标化死亡率
	手术交接	取消手术
		夜间出院
		48 小时再入院
		意外拔管
		床位不足导致的非临床需求转出
		患者满意度
	财务管理	预算变化

分派的艺术

虽然有些领导者能够对 ICU 的几乎每一个方面都保持严格的控制，但对于绝大多数的领导者来说，这在一个不断出现新生事物的环境中是不现实的。此外，拒绝分担责任很快会导致团队成员参与决策的理想破灭，并产生背离感。因此，有效的分配任务是一个优秀领导者的关键技能。分派的艺术在于知道哪些任务应该分派出去，哪些任务应该交给谁。有效的分派任务能最大限度地提高效率和组织生产力，并能够使员工成长、学习新技能，让员工感受到自己作为团队成员的价值。[20]

分派任务是一个很好的平衡方法，员工需要获得支持、信息以及授权来进行任务。[20]分派分 5 个步骤：第一是确定哪些任务需要去分派。应该优先考虑将那些领导们在他们职业生涯早期参与的任务进行分派。对于那些比领导者拥有更多经验的特定员工，也适合分派给相应的任务。分派事项由受分派的员工独立做出决定，但并不意味着领导者放弃责任。常规任务应该分散在整个团队中，且最好穿插在那些更有趣和引人注目的事情中。然而，同样重要的是，某些特定任务，如员工激励、团队建设、表彰、绩效评估和晋升等，从未被分派出去过，因为这样会削弱它们固有的重要性。第二，领导者需要仔细选择合适的人。第三，良好的沟通是至关重要的。应该给予被分派者明确的指令，说明对他们的期望，并明确完成时间表。被分派者应该拥有必要的信息、资源并有权自主执行任务。第四，授权伴随的所有权和责任是非常重要的，同时领导者应该从旁提供需要的支持和反馈，否则被老板猜疑是令人沮丧和消极的。第五，领导者应在任务完成后评估分派过程并提供反馈意见。

学会有效的分派任务需要时间和实践。领导者们最关心的一个问题是，伴随给予他人授权，会失去对过程的控制。事实并非如此。通过培训员工应用与领导者相同的标准（有明确的信息和说明），员工可以代表领导精准地控制任务。

机构领导/管理支持

医院必须为临床领导提供足够的支持帮助他们履行职责。对有关各方来说，时间、行政资源分配不当，报销不合理都可能导致不良后果。被迫在高负荷且最低限度的支持下工作，人的激情和潜能很快就会耗尽。因此在担任某一职责之前，明确告知可获得的支持水平是至关重要的。

领导力培训

现在有许多课程试图解决以前存在的培训不足问题。虽然几乎没有专门针对重症监护医学培训生和初级医生的项目，但有很多针对普通医疗部门的培训项目。这些课程包括从一天课程到工商管理硕士学位。许多领导和管理方面的技能并不是大多数临床医生与生俱来的，在院级层面上的支持和提供参加这些课程的机会，对于那些有志于参与 ICU 管理的人来说是至关重要的。

领导人的遴选

传统上，科室领导的选择遵循两条路径。第一个在本质上是轮流分配，即所有被任命到高级（专家级）职称的人都会期望他们在某个特定时间作为科室临床领导，随后将是其他人的"轮换"。这种方法虽然民主，但也会存在很高的风险，即被任命的人可能并不适合该领导岗位。然而，它的好处是将任命限制在一个固定期限内，从而限定由这些任命可能造成的损害。第二个是竞争任命，其优点是任命的领导者对该职位有兴趣，经过充分竞争，任命过程没有缺陷，且最适合这个职位。这一过程还给人一种合法性的感觉，而"领导轮转"却不具备这种合法性。

继任者规划

如果没有继任者规划，从而允许某些人持续发挥作用，以至于超出本单位良性发展的地步，就会面临风险，即习惯于这些领导者凌驾于所服务机构的特权和地位。任期过长也会危及"群体思维"的发展并缺乏活力。虽然人们不能规定某一个人应该在某个职位上任职多长时间，但重要的是继任者规划应该尽早提出

（特别是如果替换可能来自组织内部）。这涉及对有兴趣和能力的人进行识别，为他们提供培训机会，并使其展现更高层次的责任感。这样就使大家产生了一种预期，即在某个特定时间点上将实现领导更替（有待实现），从而保持团队中其他人的积极性，并有助于降低长期任职带来的风险。

卸任后的职业生涯

作为继任者规划的一部分，人们需要考虑"前领导者"将何去何从。"前领导者"任职期满和明确的权力移交，使新的领导产生得到各方面的理解。这必须包括单位内的高级领导人，他们应该支持这种更替。如果不是这样，那么有一定风险，即前任领导人将继续以另一个"平行"领导者的身份存在，这会破坏现任领导正常履行职责。预先考虑这种可能性，明确继任者和前任领导的期望/目标有助于消除这种风险。显然，新角色的具体情况将取决于个性和制度要求，但需要加以界定。

总之，领导力要求领导者根据情况采取灵活的方式。对各种领导风格和理论的深入了解可以让个人和组织根据情境选择具有特定品质的领导者，或鼓励领导者结合情景变化展示出多样性。领导者应该有一份明确的工作计划、有足够的时间和资源来履行职责，并有机会进行培训为角色做好准备。

（何征宇　译　汪　伟　审校）

参考文献

[1] Giordano R. Leadership needs of medical directors and clinical directors. London: Kings Fund, 2010[2015 – 01 – 29]. http://www.kingsfund.org.uk/publications/leadership-needs-medical-directors-and-clinical-directors.

[2] Ackerly DC, Sungvai DG, Udayakumar K. Training the next generation of physician-executives: an innovative residency pathway in management and leadership. Acad Med, 2011, 86(5): 575 – 579.

[3] Stogdill R. Handbook of Lendership: A Survey of Theory and Research. New

York: Free Press, 1974.

[4] Bennis W. On Becoming a Leader. Reading, MA: Addison-Wesley, 1989.

[5] Bennis W, Nanus B. Leaders: The Strategies for Taking Charge. New York: Harper Row Publishers, 1985.

[6] Fitzpatrick M. Leadership... wherever patients and families are. CA: Anaheim, 1996, 5 - 20.

[7] Health care leadership model: The nine dimensions of leadership behavior. NHS leadership Academy, 2013[2015 - 01 - 29]. http: //www. leadershipacademy. nhs. uk/resources/healthcare-leadership-model.

[8] Taylor CA, Taylor JC, Stoller JK. Exploring leadership competencies in established and aspiring physician leaders: an interview-based study. J Gen Intern med, 2008, 23(6): 748 - 754.

[9] Lewin K, Lippit R, White RK. Patterns of aggressive behavior in experimentally created social climates. J Soc Psychol, 1939, 10: 271 - 301.

[10] Blake RR, Mouton JS. The Managerial Grid. Houston, TX: Gulf Publishing Company, 1964.

[11] Hersey P, Blanchard KH. Management of Organizational Behavior-Utilizing Human Resources. New Jersey: Prentice Hall, 1969.

[12] Goleman D, Boyatzis RE, McKee A. Primal Leadership: Realizing the Power of Emotional Intelligence. Boston, MA: Harvard Business Press, 2002.

[13] Burns JM. Leadership. New York: Harper Collins, 1985.

[14] O Toole J, Galbraith J, Lawler EE. When two(or more) heads are better than one: the promise and pitfalls of shared leadership. Calif Manage Rev, 2002, 44(4): 65 - 83.

[15] Day DV, Gronn P, Salas E. Leadership capacity in teams. The Leadership Quart, 2004, 15(6): 857 - 880.

[16] Kotter JP. What leaders really do. Harv Bus Rev, 1990, 68(3): 103 - 111.

[17] Yukl G. Leadership in Organizations, 6th ed. Upper Saddle River, NJ: Pearson Prentice Hall, 2006.

[18] Reader TW, Flin R, Cuthbertson BH. Team leadership in the intensive care unit: the perspective of specialists. Crit Care Med, 2011, 39(7): 1683 - 1691.

[19] Baggs JG, Schmitt MH, Mushlin AI. Association between nurse - physician collaboration and patient outcomes in three intensive care units. Crit Care Med, 1999, 27(9): 1991 - 1998.

[20] Covey SR. The 7 habits of Highly Effective People, Powerful Lessons in Personal Change. New York: Simon Schuster, 1990.

第2章　管理方法

Stephen M. Pastores

Professor of Medicine in Clinical Anesthesiology,
Weill Cornell Medical College and Program Director,
Critical Care Medicine Fellowship,
Department of Anesthesiology and Critical Care Medicine,
Memorial Sloan-Kettering Cancer Centre,
1275 York Avenue, C-1179, NY, USA

要　点

1. 越来越多的患者需要重症医学（CCM）服务，同时从业人员短缺，而各种外部组织机构对不断改善医疗效率和质量提出众多要求，这些都给全美重症监护（CC）管理者带来极大的挑战。

2. CCM 服务的组织和管理是重症监护室（ICU）的运行关键，并可能影响患者预后和医疗费用。

3. CCM 作为部门科室的一个分支或一项服务的传统模式在大多数欧洲国家并不具有代表性，更常见的是独立的 CCM 部门。

4. ICU 的许多方面都需要管理，包括患者管理、协议制度、技术获取、教育培训以及与医院其他部门合作等。

5. 最近的指南重点强调了医疗流程和 ICU 组织结构对于改善患者预后的重要性，特别强调了理解和应用流程改进方法来评估 ICU 结构变化对患者预后带来的影响。

前　言

　　管理是指"针对各种问题中作用因素相互影响和决策的过程，从而制定、加强或修改社会规范和制度。"[1]

　　美国每年有超过 500 万的患者入住 ICU。在 2000 至 2010 年，在拥有 ICU 床位的近 3000 家提供急诊服务的医院中，重症医学科的床位增加了 17.8%（88 235 ~ 103 900）。[2]重症监护是十分昂贵的，2010 年，美国的 CCM 占医院费用的 13.2%，分别占国家卫生支出的 4.1% 和国内生产总值的 0.74%（1080 亿美元）。[2]

　　近年来，全美 CCM 领导者都在面临以下问题：需要 CCM 服务的患者日益增多、CCM 从业人员短缺及外部组织要求提高医疗效率和质量的呼声越来越高[3-7]。与此同时，CCM 领导层还必须负责对 ICU 新一代医生及非医生医疗从业人员（护理人员及助理医师）教育培训，对医院各个 ICU 的医疗技术标准化，优化 ICU 在医院内的整合以及参与成本控制、科学研究和筹款活动等。[7]

　　重症监护服务的组织和管理是 ICU 运行的重要组成部分，可能会影响患者预后和医疗成本。

重症医学科作为独立部门的演变

　　在美国，传统 ICU 由医学院或医院各个科室领导。例如，内科和心内科 ICU 隶属于内科，外科 ICU 隶属于外科手术部门，神经 ICU 隶属于神经外科，心胸监护室隶属于心胸外科。现如今这种模式在许多拥有多个 ICU 的大型学术型医疗中心中仍然存在。这些 ICU 中的重症医生通常有多个部门的任职，可能是全职或兼职的 ICU 临床医生，也有医院任免或志愿的工作人员。而另有一些大型学术型机构是封闭式 ICU（即由重症医生独立或优先决定患者分诊，决定 ICU 患者的收治与出院，以及患者治疗方案），但在一些非学术型医院，大多数 ICU 是开放模式，需要重症医学科会诊和危重医生与主诊医生共同治疗患者。

相比之下，CCM 作为部门科室的一个分支或一项服务的传统模式在大多数欧洲国家并不具有代表性，更常见的是独立的 CCM部门。[8]在英国，大多数 ICU 是内外科集合的 ICU，而绝大多数重症医生拥有麻醉学背景。在加拿大，大多数 ICU 也是内外科整合在一起的，但许多学术中心的重症医生与美国一样，拥有各种培训背景(例如麻醉学、外科、内科、急诊医学)。

直到最近，许多美国医院还没有完全认识到重症医学作为一个独立学科的重要性。[9]医院将 ICU 视为已建立的易识别科室的一部分和特定的服务。此外，CCM 医生收费通过科室或非医院收费系统，因此医院不了解 CCM 收费的复杂性或潜在收益。在大学医院中，繁多的 CCM 招聘、工作活动和计费可能更加错综复杂。

美国的医院正在以不同于过去的方式看待 CCM。随着 CCM作为一个独立专业的发展，医学研究所(IOM)关于可避免的院内死亡的报告、由跃蛙集团(Leapfrog Group)和医疗保健改进研究所(IHI)倡导的 CCM 对医院营销影响，以及远程医疗供应商都在推广 CCM 作为独立专业的理念。[6,10,11]目前正大力推行控制 ICU 费用、标准化技术、提供全天主诊医生待命和快速反应团队服务、提高急诊部门和麻醉后监护室接待能力以及遵守国家、州以及地方层面质量控制保证(QA)体系。医院需要报告其追踪和减少呼吸机相关事件、中心静脉相关血流感染和严重脓毒症等发生率的具体举措。

此外，美国医院现在实施院派医生(患者住院期间代替家庭医生)模式，并且认识到临床医生为医院提供全职服务对于提高诊疗业务量，控制成本和实施循证医学大有益处。随着住院患者诊疗模式的发展，医院已逐步认识到重症医生为医院提供全职服务的理念，特别是以重症医学医生为主导，高执行力的多学科团队支持能够改善 ICU 患者医疗和 ICU 的管理。[12,13]最后，医院越来越清楚 CCM 的专业性以及制定特定的 CCM 权限的必要性。

管理内容

ICU 的许多方面均需要管理，包括患者管理、协议制度、技术获取、教育培训以及与医院其他相关部门协作。问题在于管理者是否应当或可以被授予在 ICU、部门或医院级别的相应的管理权限。

重症医学新模式

医院现在更愿意通过检查 ICU 基础设施和临床工作人员，并且试图将 ICU 从各个科室剥离，将其置于医院整体的环境、政策和管理设施中。在这种新模式下，当医院想从 ICU 获取各种数据，确定 ICU 实际功能、与医院其他相关领域的关系以及强制性质量保证措施和报告执行情况时，医院必须明确各个 ICU 专业职能。医院正在认识到，我们以前认可的专科 ICU 其实和其他 ICU 有很多共同之处，实际上如果 ICU 能够组合在一起，而不是作为独立实体运行，医院可以通过多种方式获益。

从医院的角度看来，重症监护组织（CCO）为将所有重症监护室统一管理并明确责任提供了一个很好的机会。CCO 的优势包括增强成本控制，通过各种规章流程提高当地和全国所有患者的医疗安全和医疗质量，对各个重症监护室技术标准化，从而减少各种设备和供应采购、担保费用和员工培训，加强 CCM 研究，通过更稳定的从业环境改进员工招募或人才贮备。[7]

在过去十年中，美国一些拥有多个专业 ICU 的大型学术医疗中心（AMC）已经开始创建独立的 CCM 部门或其他以医院为基础的 CCO（例如医疗中心、研究所和服务项目），这些类似于其他成熟专科或医疗分类（例如心血管疾病、移植或癌症等）。但目前除个别医疗中心的描述性报告外，[14,15] 关于 CCO 的数据还相对较少。

最近有报道通过对北美 AMC 医院 CCO 科主任的问卷调查，研究了多个医疗中心有关 CCO 的结构、管理及其经验。[7] 通过网络搜索一年内(2013 年 4 月至 2014 年 4 月)应用特定术语(如 CC 或 IC 部门、中心、系统、研究所、运营委员会、服务或产品线或 CC 医院)来定义 CCO。该搜索还辅以个人电子邮件联络，面对面讨论，电话沟通以及相关 CCO 主管的推荐。出于研究目的，CCO 必须具有成熟的管理结构，即由医生主导 AMC 中几乎所有的 ICU 和 CC 运作。

我们在北美选择了为数不多的一些 CCO($n = 27$)，共有来自 23 个单独 AMC 的 27 位 CCO 主管医生(美国 19 位，加拿大 4 位)，其中 24 位(89%)完成了调查。调查显示近 80% 的 CCO 是在过去 15 年内创建的。大多数 CCO(67%)位于较大型城市 AMC(> 500 张床位)，79% 是重要的大学医疗中心。大多数 CCO 被称为部门、中心或系统。向 CCO 的过渡主要是由医院管理部门(46%)和(或)现有的 CCM(42%)发起的，另有 13% 由各部门主管达成共识所发起。调查显示目前存在多种 CCM 管理模式(图 2.1)、报告结构、医院支持和总体满意度评价。近 90% 的受访者表示他们的 CCO 管理结构不是中等或高度有效，而且仍在不断恶化。调查结果还显示平均每家医院有 6 个 ICU，其中有 4 个接受 CCO 管理，其中全天均有重症医生在岗的有 49%；非医生的高级医务人员(护士从业者、助理医师)在岗的 63%；有住院医生在岗的 21%；14% 的单位有远程医疗覆盖。近 60% 的受访者表示他们有单独的医院预算用于数据管理和报告，监督所有 ICU 和快速反应团队。

目前美国的 CCO 数量相对较少可能是由多种原因所致，包括部门主管不愿意将其 ICU 让给 CCO 管理，因为他们可能会损失进账、分诊、患者和人员管理等。此外，由于缺乏统一的 CCM 人员培训和认证考试，CCM 与其他学科在专科医生培训和主诊医生(如临床医学、呼吸科、麻醉科、外科学、神经科学和儿科)方面存在错综复杂的联系。因此现有的科室部门认为，他们的 ICU 和重症医生与其专科之间几乎没有共同之处，尤其是专科 ICU。最后，除了 CCM 专科培训项目在管理和团队领导方面有一定的培训，极少有 CCM 毕业生拥有必要的技能来支持创建和领导 CCO。[7,16,17]因此还需要进一步研究以更好地了解促进 CCO 发展的因素。

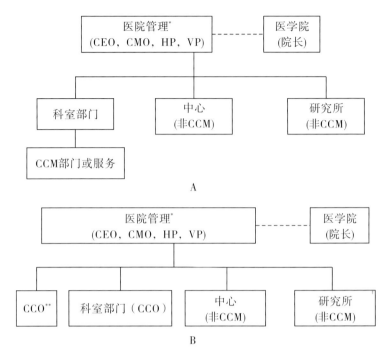

图 2.1　A. 当今大多数医院存在的传统模式。这包括医院的各个部门，中心或研究机构。CCM 通常是现有各个部门的一个下属部门或服务部门，CCM部门或服务主管向上级部门主管报告。B. 不断发展的 CCM 治理模式，其中CCO 可作为与现有医院各个部门，中心或机构同等级别的独立机构发展；CCO 也可能是现有部门的组成部分，值得注意的是，在 A 和 B 两种模式中，如果医学院校与医院有关联，部门主管，中心，研究机构或 CCO 主任可能需要向医院管理部门及医学院院长报告

* CEO：首席执行官，CMO：首席医疗官，HP：医院院长，VP：医院副院长
** CCO：Department, Centre, Institute, System, Service Line, Critical Care Hospital, or Operations Committee，部门，中心，研究所，系统，服务热线，重症监护医院或运营委员会

CC 政策和规则

CCM 学会在 2001 年和 2015 年更新了关于 CC 服务项目、临床作用和 ICU 最佳实践模型的指南，是学习如何管理 ICU 的极好素材。[13,18]2001 年指南[18]提出了以下建议：

（1）应由重症医生领导的多学科小组提供医疗干预措施。

（2）患者诊疗应由 ICU 团队直接采用"封闭式"方式管理，应由专门的 CC 团队负责全方面 ICU 诊疗。

（3）ICU 医生应该责无旁贷地负责医疗和行政工作。

（4）ICU 医生和护士应该取得 CC 资格证书。

（5）诊疗团队应包括 CC 药剂师和全职呼吸治疗师以及 ICU 医生和护理人员。

（6）应由多学科团队管理 ICU。

2015 年指南[13]强调了诊疗流程和 ICU 结构对改善患者预后的重要性，并提出了 4 项重要建议（表 2.1）。改善 ICU 患者预后的一个重要组成部分是理解和使用流程优化方法评估 ICU 结构变化的影响。

表 2.1　CCM 学会专家组关于 CC 模式的建议

- 由重症医生领导的高效、多学科的 ICU 专职团队是有效诊疗服务不可或缺的部分。
- 流程优化是实现高质量 ICU 成果的支柱。
- 应当实施标准化流程，包括集束化诊疗，便于评估过程和结果的医嘱系统，并应在 ICU 中进一步改进提高。
- 应有制度支持的全面质量改进计划以及远程 ICU 项目。

ICU 管理最重要的原则应覆盖患者入院、出院和分诊过程，包括针对管理和领导、多学科团队成员、患者类型、诊疗过程和措施的制度，以及（如果可行）指导患者在整个住院期间活动和远程医疗覆盖的制度。应有明确指令以防止各种冲突和延误患者诊疗；应制定处理冲突的流程和防止冲突升级的备案；制定值班和交接班制度，护理规章制度及医嘱书写制度等。[17]

CC 审查和汇报

所有 ICU 都需要制定关键绩效指标（KPI），监控、审核并在动态过程中改进这些指标参数。这需要标准化并且不断改进和创新。[19]ICU 运行数据受患者种类、合并症、急性病的类型和严重程度(统称为病例组成)的影响很大,需在类似病例组成的不同 ICU 之间比较常规的指标才有意义。流程引导和按规章制度的管理可消除分歧、确保更好的结果。目前这种方法很难实现,除非医疗服务可以量化,并且要评估当前水平与期望值之间的差距,再采取改进措施弥合差距。因此,选择指标并对其进行监测应被视为持续改善 ICU 绩效水平的最重要和最具挑战性的任务。[19]

2002 年,联合委员会发布了 ICU 6 项核心绩效评估指标——预防呼吸机相关肺炎、预防应激性溃疡、预防深静脉血栓、中心静脉相关血流感染、ICU 留滞时间(LOS)和院内死亡率。[20]急性生理和慢性健康评估Ⅳ(APACHE Ⅳ)评分被用于两项预后指标(ICU LOS 和院内死亡率)的风险评估。然而,这些绩效评估措施的实施在 2005 年被搁置,以便与其他已确定的要求保持一致。2010 年,联合委员会将其绩效评估标准分为责任制和非责任制。这种方法更加强调组织机构在质量控制——质量控制方面的表现,质量控制要达到明确要求的 4 项标准:研究、亲和性、准确性和不良事件发生。当医院进行质量改进时,这些措施将对患者预后产生积极影响。近 50 项质控指标中只有一项[ICU 静脉血栓栓塞症(VTE)预防]对 ICU 医疗有具体规定。2012 年,英国联合委员会要求医院达到一项新的绩效改进目标,要求完成确定的绩效目标管理中的责任措施达到 85% 的综合目标率。然而,从 2015 年起,该标准暂时中止,医院现在可更灵活地选择责任监测体系和方法,用于递交给联合委员会的监测数据——基于图表的评估数据,电子临床质量评估或两者结合。

医疗保健研究与质量机构、国家质量论坛、医疗保健改进研究所、跃蛙集团、Keystone 患者安全和质量中心以及团体采购组织(例如退伍军人健康管理和 Premier 有限公司等)等其他组织机构也在全国 CCM 质量改进运动中倡导了类似举措,着眼于将服务质量与绩效支出挂钩。

表 2.2 列出了需要由 ICU 管理者监督的质控指标。

表 2.2　ICU 管理者需要监督的质控指标

• 延迟入院率	• 多学科团队每日查房
• 延迟出院率	• 资源分配和汇报
• 提前出院	• 具备会诊资格的重症医生 24 小时备班
• 48 小时内重返 ICU 率	• 不良事件报告系统
• 取消手术病例	• 标准化死亡率报告和分析
• 急诊科分流时间	• 中心静脉导管相关感染的发生率
• 标准化的出院交接系统	• 意外气管插管拔管率

结　论

患者对 CC 服务的需求不断增加以及重症医生的严重短缺，对美国的 CC 和医疗保健服务系统造成了巨大的压力。随着 CCM 作为一个独立专业的发展以及其在全国安全质量报告和市场项目中的突出地位，医院开始以不同的视角看待 CCM。最近美国的医院开始从国家、州以及地方层面大力推动控制 ICU 成本、标准化技术以及提供全天候重症医生诊疗和快速反应团队服务，提高急诊部门和麻醉后监护室的接待量，遵守 QA 要求等。在所有这些改变中，医院现在正在核查其 ICU 基础设施和临床工作人员，并开始将他们的 ICU 从传统科室中剥离出来，并将其纳入以医院为基础的机构或中心，配备独立的行政基础设施，并为其筹建提供额外福利。

全美 CCO（部门、中心、研究机构、服务部门）数量正在缓慢稳步地增长，为新的 CCM 管理者进入医院管理层铺平了道路，引入创新并为医疗和公众提出积极主动的市场策略。由于模式各不相同且其成熟度水平仍不断提升，目前运行的少数 CCM 系统之间仍存在很多差异。其他 CCO 却还在就 CCM 如何作为医疗服务组成部分而不是特有的项目适应现有医疗服务体系，以及如何强调医学院校附属医院的学术问题和治理模式方面抗争。

综上所述，医院上层领导的支持和 CCM 在质量保障和患者安全方面的领先地位，资源分配的意愿，支持机制的发展，医生的积极支持和参与，管理保证以及实施过程中的问责制等都是实现 CCM 高质量服务所必需的。

（万小健　译　汪　伟　审校）

参考文献

[1] Hufty M. Investigating policy processes： the governance analytical frame-work (GAF). In Research for Sustainable Development： Foundations，Experiences，and Perspectives，Wiesmann U and Hurni H. Bern，Geographica Bernensia，2011： 403 – 424.

[2] Halpern NA，Pastores SM. Critical care medicine beds，use，occupancy，and costs in the United States： a methodological review. Crit Care Med，2015，43(11)： 2452 – 2459.

[3] Angus DC，Shorr AF，White A. Committee on Manpower for Pulmonary and Critical Care Societies (COMPACCS)： critical care delivery in the United States： distribution of services and compliance with Leapfrog Recommendations. Crit Care Med，2006，34： 1016 – 1024.

[4] US Department of Health and Human Services Health Services and Research Administration： The critical care workforce. A study of the supply and demand for critical care physicians. Health Services and Research Administration，Washington，DC，2006. ftp： //ftp. hrsa. gov/bhpr/nationalcenter/criticalcare. pdf.

[5] Halpern NA，Pastores SM，Oropello JM，et al. Critical care medicine in the United States： addressing the intensivist shortage and image of the specialty. Crit Care Med，2013，41： 2754 – 2761.

[6] Pastores SM，O'Connor MF，Kleinpell RM. The accreditation council for graduate medical education resident duty hour new standards： history，changes，and impact on staffing of intensive care units. Crit Care Med，2011，39： 2540 – 2549.

[7] Pastores SM，Halpern NA，Oropello JM. Critical care organizations in academic medical centers in North America： a descriptive report. Crit Care Med，2015，43，2239 – 2244.

［8］ Offenstadt G, Moreno R, Palomar M, et al. Intensive care medicine in Europe. Crit Care Clin, 2006, 22(3): 425 – 432.

［9］ Grenvik A, Pinsky MR. Evolution of the intensive care unit as a clinical center and critical care medicine as a discipline. Crit Care Clin, 2009, 25: 239 – 250.

［10］ Kohn LT, Corrigan JM, Donaldson MS. Committee on Quality of Health Care in America, Institute of Medicine. To Err Is Human: Building a Safer Health System. Washington, DC: National Academy Press, 2000.

［11］ Committee on Quality of Health Care in America, Institute of Medicine Crossing the Quality Chasm: A New Health System for the 21st entury. Washington, DC: National Academy Press, 2001.

［12］ Wilcox ME, Chong CA, Niven DJ. Do intensivist staffing patterns influence hospital mortality following ICU admission? A systematic review and meta-analyses. Crit Care Med, 2013, 41, 2253 – 2274.

［13］ Weled BJ, Adzhigirey LA, Hodgman TM. Critical care delivery: the importance of process of care and ICU structure to improve outcomes: an update from the American College of Critical Care Medicine task force on models of critical care. Crit Care Med, 2015, 43(7): 1520 – 1525.

［14］ Bekes CE, Dellinger RP, Brooks D. Critical care medicine as a distinct product line with substantial financial profitability: the role of business planning. Crit Care Med, 2004, 32(5): 1207 – 1214.

［15］ Irwin RS, Flaherty HM, French CT. Interdisciplinary collaboration. The slogan that must be achieved for models of delivering critical care to be suc cessful. Chest, 2012, 142(6), 1611 – 1619.

［16］ Gasperino J, Brilli R, Kvetan V. Teaching intensive care unit administration during critical care medicine training programs. J Crit Care, 2008, 23(2): 251 – 252.

［17］ St. Andre A. The formation, elements of success, and challenges in managing a critical care program: part 1. Crit Care Med, 2015, 43(4): 874 – 879.

［18］ Brilli RJ, Spevetz A, Branson RD. American College of Critical Care Medicine task force on models of critical care delivery: the American College of Critical Care Medicine guidelines for the definition of an intensivist and the practice of critical care medicine. Critical care delivery in the intensive care unit defining clinical roles and the best practice model. Crit Care Med, 2001, 29, 2007 – 2019.

33

[19] Ray B, Samaddar DP, Todi SK. Quality indicators for ICU: ISCCM guidelines for ICUs in India. Indian J Crit Care Med, 2009, 13(4): 173 – 206.

[20] Specifications Manual for National Hospital Quality Measures – ICU (2005). http://www.jcaho.org/pms/core + measures/icu + manual.htm.

第 3 章　ICU 病房的设计与作用

Neil A Halpern

Chief，Critical Care Medicine

Professor of Medicine in Clinical Anesthesiology

Department of Anesthesiology and Critical Care Medicine

Memorial Sloan-Kettering Cancer Centre，NY，USA

Professor of Clinical Medicine，Weill Cornell Medical College，

NY，USA

Diana C. Anderson

Architect，Royal Architectural Institute of Canada

要　点

1. 重症监护室(ICU)的具体设计是一个复杂的过程，需要一个多学科团队，包括临床专家和专业设计人员。

2. ICU 的布局可以说是最重要的设计特征，影响到重症监护的各个方面。

3. ICU 核心区域是病房，在概念上将其细分为病区、护理人员区域和家属/访客区域。

4. 重症监护室中心临床支持区的作用是将病区和其他支持区域有机结合在一起，总体目标是支持床边护理。

5. 将先进的信息技术部署到现代 ICU 中，将电子信息整合到患者各个方面的护理中。

重症专业领导有可能在职业生涯的某个时候被要求参与设计新的 ICU 或翻新旧 ICU。毕竟，在 2010 年，美国 3 100 家提供急诊服务的医院，拥有约 6 100 个 ICU，床位超过 104 000 张，[1] 这里边有许多设计问题值得关注，诸如从 ICU 设计到配置 ICU 空间，以及最终实施智能化等。

住　院

ICU——医院资源

ICU 为医院的危重病患者提供护理服务，因此 ICU 是医院急救的必要资源。在大医院里，通常有很高比例的专科——综合ICU、外科 ICU、冠心病 ICU、心胸 ICU、神经外科 ICU、烧伤ICU、儿科 ICU 和新生儿 ICU。[2] 相反，在许多较小的社区医院中，分配给危重护理的床位较少，ICU 也相应地较少。取而代之的是一个大型综合性成人重症监护室，可以处理所有类型的危重病患者。医疗中心的 ICU 根据患者类型和数量会有所不同，同样，一个医疗中心的 ICU 可能有标准化的设计、技术、地点以及人员配置等，但并不是所有的 ICU 有统一的标准。这些变化是基于设施的年龄、空间可用性、重症监护的进步，以及 ICU 设计和管理的整体方法等。

从医院的角度来看，ICU 可以被看作是对特定患者群体提供治疗的部门，而不是医院为所有危重病患者提供治疗的部门。[3]例如，心胸外科"负责并管理"心胸 ICU。该 ICU 的位置及其设计和功能可以针对该选择性患者组的具体情况以及手术量而定。心胸 ICU 宜位于手术室、麻醉后监护室和二级病房附近，而不是位于其他 ICU 附近。或者，ICU 可以在组织上"属于"医院管理或在重症监护组织（CCO）（例如重症医学部门、研究所或中心）下工作。在后面的这些情况中，所有 ICU 都可区域化，并且其设计、技术和功能也都标准化。通常，较新的 ICU 间彼此靠近，可以提供共享服务（例如候诊室、职员休息室、药房、实验室和物流）。

ICU 的设计原理

　　ICU 的具体设计遵循 4 项核心原则。首先，设计 ICU 是一个复杂且耗时的过程。其次，ICU 是一个半自治的小型医院。再次，设计需要在创新和功能、空间和物理限制、预期和成本之间取得平衡。最后，设计应该结合技术、安全和治疗效果。

　　这些原则应该遵循循证设计（EBD）的理念，EBD 是从循证医学工作中借鉴，观察、量化和分析人们使用建筑物的方式。EBD 是将建筑环境决策建立在可靠研究基础上的过程，以实现最佳结果。EBD 创新性地优化了患者的安全、质量和满意度，提高了劳动者的安全性、满意度和生产力，并能节省运营成本和提高能源效率。[4,5]

建立 ICU 设计团队

　　CCM 团队和医院管理层在 ICU 设计、场地供应和资金方面达成一致，这时 ICU 设计成功的前提。[6] ICU 设计项目最好由具有核心成员资格的设计团队来进行。此来医院项目通常设有一个项目经理，然而，成功的 ICU 设计要求委员会由 CCM 临床科主任和设施项目经理共同担任主席。理想情况下，应有 ICU 设计经验丰富的建筑师参与。

　　在开始 ICU 设计前，委员会应利用现在的指南、建议和专家意见来收集核心信息。[7-13] 初步知识来源是由设施指南研究所（FGI）出版的《医院和门诊设施设计和建造指南》。[14] 这些指南建议包括对临床及其配套区域的最低程序、空间、风险评估、感染预防、建筑细节、表面和家具需求以及管道、电气、加热、通风和空调（HVAC）系统等。FGI 文件旨在规范设计和施工的最低标准，已被美国大多数州所采用，并在其他国家使用。其次是重症医学协会（SCCM）关于 ICU 设计的指导原则，该指导原则描述了现代 ICU 需要适应的通用功能。SCCM 还保留了 ICU 设计奖获奖者的摘要，包括杰出的 ICU 建筑设计图纸、图片和视频。[15,16] 最后，ICU 团队可以选择"基准测试"或访问专科 ICU，与工作人员见面，并询得最有效的方法。

设计时间表

医院和 ICU 设计委员会都必须认识到 ICU 从设计到入住可能需要几年的时间，[6] 其间设计委员会会议应定期进行，由设计师提供不断更新的原理图和各种设计概念的计算化渲染图，加速设计过程。患者房间的全尺寸模型（包括设备和建筑材料）更有帮助，不仅可以观察，还可以直接体验。设计过程是迭代的，因此，委员会必须平衡找出最佳布局和设计所需的时间，以避免延误和成本超支。

ICU 建筑设计目标

在解决 ICU 的基本问题和明确新 ICU 的建设目标后，再开展具体的设计审议工作方能行之有效。[6,9] ICU 建设目标包括选址、用途，计划床位数量，病区与辅助区域之间的空间分配，病房的物流安排（集中式或分散式）以及二级病房是否与 ICU 相关联。新 ICU 的建设目标应该体现出大家关注的期望氛围和感受，对患者和家庭护理的方法、工作流程、技术、环境以及 ICU 与医院其余部门的实体联系及物流联系。

翻修或新建

翻修与新建不同，现有 ICU 的建筑面积通常决定了翻修范围，可以是简单的装修升级，也可以是全面翻修。由于在较旧的空间（即现有的地板到天花板的高度，结构深度以及电梯和楼梯的位置）的建筑限制，翻修通常比新建复杂。翻修还需要按当前施工规范对现有空间进行改造升级。而新建本身就是按现行施工规范进行施工的。设计委员会也可能一次同时看很多 ICU。如果多个 ICU 正在新医院建造，医院应仔细评估 ICU 的安置位置，以最大限度地改善工作流程和提高效率。

需要强调的是，ICU 一旦完成，长时期内不会发生重大的设计更改。因此，设计必须考虑到长期功能。由于未来的 ICU 升级主要发生在信息学或技术领域，因此 ICU 应该配备额外的网络和电气功能。

ICU 技术

当今的医疗设备实际上是信息学平台。[12] 例如，购买输液泵或呼吸机应包括软件许可和更新的成本。此外，应考虑与现有医院系统的连接和互动。购买和安装之前，应在模拟环境中测试新技术。测试应该包含设备联网，连通性和互操作性以及中间件功能。严格的测试方法将揭示当前和新系统之间的技术差距，从而指导购买并防止可避免的错误。理想的情况是，新 ICU 的技术应该与整个 CC 病床企业的技术相一致。标准化可以提高教育、分配、设备维护和采购的效率。

ICU 技术通常在 ICU 开放前的数月内购买和安装。尽早购买的话，虽然看起来更稳妥，但可能会导致安装时间过期。因此，这些采购应包括非废弃协议（用现有的旧平台替换旧平台），以防止使用过时的技术。

新 ICU 的影响和期望

必须评估新 ICU 的工作流程、人员配置、物流和信息等方面的运行情况。可能需要更多的人员、配备更多的床位和额外的培训来利用新技术。医院管理部门可能认为，新的 ICU 可以提供巨大的投资回报（ROI），并且可以改善患者预后、节约成本、预防感染并增强员工的凝聚力。这些预期可能是不现实的，因为这些结果依赖于许多超出 ICU 设计和技术本身。

施 工

ICU 施工现场参观对 ICU 设计团队和未来最终用户都非常有利。这些访问可能会发现意料之外的问题，从而进行早期修复。ICU 也应在整个施工过程中拍照，图像记录将提供一个详尽的维修和改造背景，以及向工作人员展示以获得良好的维护。

入住率、入住后评估和问题更正

包括移动模拟在内的预准备使搬迁日焦虑减少。为了尽量减少他们的焦虑，非 ICU 工作人员和现有 ICU 患者的家属也应该了解搬迁日期。应该制定入住后评估（POE）流程，以确定主要问题并规划短期和长期修复，这可以发现未预料到的问题。POE 的研究结果可以对患者和访问者的体验和满意度产生积极影响，为员工和护理人员创造支持性工作环境，并帮助实现组织目标。[17]

ICU 设计

ICU 的布局可以说是影响重症监护服务所有方面的最重要的设计特征，影响因素包括患者隐私、舒适性和安全性、员工工作条件、患者收入/转出量、后勤支持和资源整合等。布局确定 ICU 内不同空间和（或）功能的位置和配置，内部和外部空间的关系及其功能如何相关。在空间的物理限制内，设计师已经应用了各种类型的布局（正方形、圆形、三角形和矩形方案或任何组合）（图3.1），以解决患者、工作人员和访客的出入量挑战以及清洁用品和废弃物、设备和最终用户之间的流通问题（通常是灵活的物理布局和固定医院组件的位置，如窗户、楼梯、电梯和管道等）。[11,13,16] 不过，ICU 设计者可能在地面设计中考虑到其他因素，这些决策也可能以解决安全与效率、支持与功能环境、ICU 病房与中央供应和物流空间的考虑为指导。[19]

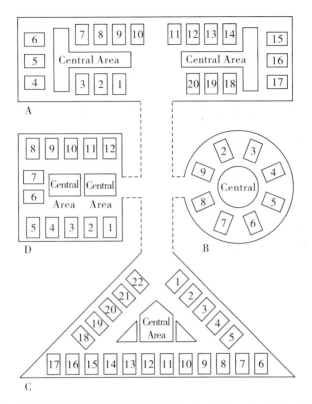

图 3.1 ICU 可以按照许多配置进行规划：A. 矩形，B. 圆形，C. 三角形，D. 正方形。经 CHEST 许可转载[11]

ICU 病房

ICU 的核心是病房。[8,9,11,13,18]根据各种指导原则，每个房间只能容纳一例患者。每个房间应提供隐私保护、感染预防和控制、治疗环境以及便于观察的窗户。每个房间都应该进行相似的设计和装备以用作独立运行的区域。但各个房间应该完全交织融合在 ICU 和医院整体结构中。

基础设施

大多数病房的基础设施都会涉及临床医生平常不太注意的部

分，这包括暖通空调系统、电气、管道、照明、地板、连接和通信、浴室和水槽等。设计团队的临床成员应具备足够的知识，以确定核心基础设施是否能够满足最终用户的需求。

房间的利用主要取决于医疗公用事业配送系统。这些选择分为固定式床头设备带或落地式立柱与安装在天花板或墙壁上的移动铰接柱(吊塔)(图3.2)。医疗公用事业配送系统为医院提供支持性基础设施(医疗气体、吸引、管道、电气和数据接口)给患者。此外，医疗公用事业配送系统提供安装的医疗设备(监护仪、呼吸机、输液泵)。固定系统比移动系统便宜;然而，移动吊塔提供了更大的灵活性，便于患者通道和床的移动。无论选择何种系统，都必须考虑到所有插座和医疗设备的位置。

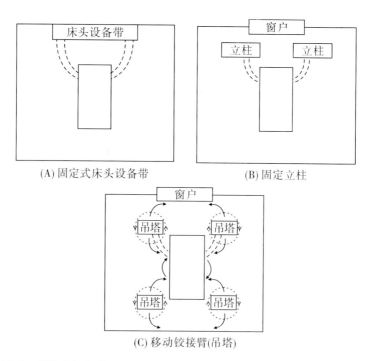

图3.2 ICU实用程序和设备安装在(A)静止的床头设备带上，(B)静止(左侧)或旋转(右侧)立柱或(C)移动铰接立柱(吊塔)。吊塔可以安装在墙壁或天花板上，在床的任何角落旋转并水平或垂直移动。经CHEST许可转载[11]

床边医疗技术

核心 ICU 病房医疗设备包括 ICU 病床、监护仪、呼吸机、输液和喂食泵、气动压缩装置、患者升降机、电脑、患者和来访者的椅子、床头桌、实验室标本打印机、护士呼叫对讲机、摄像头、存储区和垃圾处理箱。设计团队还应该提供床旁检测（POCT）和超声检查以及考虑这些设备是否应该放置在每个房间或集中存放。

区域划分

从概念上讲，每个 ICU 房间可以物理或虚拟地划分为三个整体区域：患者、医护人员和家人（访客）（图 3.3）。房间的焦点是病床。在医疗公用事业分配系统上安装所有医疗设备使布局整洁并便于家人和工作人员随时访问患者。护理区的要素包括用于药物准备的工作区域、工作台、计算机和显示器以及存储区域。家庭区应该包括电源插座、医院无线通信系统以及舒适的椅子，并且如果可能的话还有长期使用的家具（椅子、沙发床、桌子、灯、水槽、储物柜和冰箱）。

房间物流和废弃物管理系统

病房必须有足够的用品、药物、床单和废物管理系统的存储空间。存储是通过混合永久性安全抽屉、橱柜和（或）移动推车实现的。[14] 还应考虑永久的"护士服务站"（机柜内外双向安全访问的机柜）。从房间外访问护士服务站的能力改善了隐私和感染控制。

过去，厕所可能位于病房内。现在 ICU 病房必须具有可直接进入单独的封闭式浴室。这些浴室还应该具备可以重复清洁和使用的便盆。即使有浴室，便携式厕所仍然是必要的。应在每个病房内提供滚动推车或固定式容器，以收集垃圾（一般垃圾、传染性垃圾、锐器）和脏抹布。

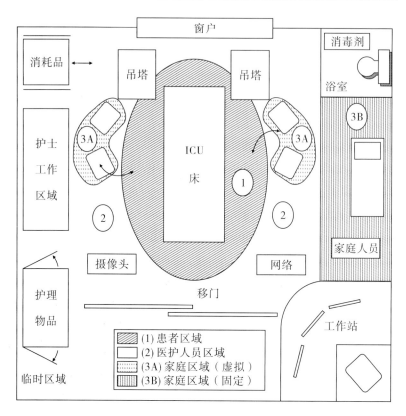

图 3.3 ICU 患者房间通常分为三个区域：患者(1)，医护人员(2)和虚拟 (3A)或固定(3B)家庭区域。这张图还展示了一个护理服务区(可以直接 在患者房间的前方双向访问)、工作区域、后勤支持空间、吊塔、浴室、 摄像头、Wi-Fi 天线以及工作站和临时区域。经 CHEST 许可转载[11]

房间环境

有证据表明，物理环境会影响人的生理、心理和社会行 为。[20]因此，病房环境必须安静，解决声音、光线、温度、视觉 和娱乐问题，能够促进患者的康复。

联合使用物理隔音及声音传输过程中弱化装置[吸音装饰和 天花板瓷砖，隔音墙内的隔音板，隔音窗和供热通风与空气调节 系统(Heating，Ventilation and Air Conditioning，HVAC)中的声衰减 器]来尽可能减小声音。病房中使用隔音耳塞或隔音面罩也能减小噪音。娱乐系统的声音可以通过娱乐显示器、护士呼叫器、定向扬声器或无线耳机进行投射。另外，应该控制好从设备发出的警报和来自通信系统的声音，以将刺耳的设备警报转化为平静的声音。

自然光对患者和工作人员的健康至关重要。因此，ICU 病房现在都需要有窗户。[7,14] 窗户应该是防眩光的并且有遮光板，最好是带有电子控制器。房间本身应该有多种照明装置以满足患者和工作人员的需求。

ICU 艺术品可以安装在 ICU 墙壁上、嵌入隐私窗帘和天花板或者电子投影在视频显示器上，或集成到电视或电脑中。娱乐也可以通过基于遮阳的视频显示器来提供。病房还应该有一个展示家庭照片的场地。

环境系统（例如灯光、阴影、温度以及艺术品）和娱乐系统的计算机化集成有助于患者和工作人员对房间进行高效的控制。可以根据昼夜调整环境配置文件和程序满足患者的个人需求。监测温度、湿度、光线、声音并提供警报的多参数传感器也有助于追踪和维持治疗环境。

ICU 房间的正面

ICU 病房的正面是房间与 ICU 走廊的接口。除了进入房间之外，这个空间还可以保护隐私，并控制声音、感染和吸烟以及允许观察和监测患者。房间前面布置的选项包括窗帘，框架玻璃门与集成的隐私解决方案（整体百叶窗，电子玻璃或玻璃门后面的窗帘）。窗帘比玻璃系统安装更经济，但窗帘在控制声音、感染或吸烟方面的功效是有限的。电子玻璃系统易于清洁，但应该购买长期保修服务；同时应考虑玻璃控制、颜色和不透明度调整的方案。房间前面的标志包括可擦白板或可编程电子显示器。

病房可直接通往走廊或房间后面通往走廊或采用混合设计。直接通往大厅提供了最大的可能空间。然而，将走廊设置于房间后面可能会提供一个集合了洗手系统、存储空间、衣架和识别系统的区域。混合设计则两全其美。

将临床工作站(分散式)安置在房间的前方，方便观察和监测患者。这些空间通常设计为每个房间一个或每两个房间一个，可以直视患者便于监测。这些工作站应该可以访问床边生理数据(镜像显示或基于网络)和电子病历。

中心区域

ICU 的中心区域将所有患者房间以及其他支持区域连接在一起，并帮助发展提高整体的凝聚力。中心区域的目标是支持床边护理、提供中心护士站、后勤支持区，并提供热情和温馨的氛围。核心设计通常由医院和 ICU 的集中或分散式护理和物流方法来控制。

中心(护理)站

行政、临床和社交通常发生在中心站。在小型重症监护室，有一个中心站就足够了；在一个有几个床位的大型重症监护室中，可能需要多个中心站。这些区域的布局受物理布局、空间可用性和整体床位配置的影响。

中心站应该有最佳的无障碍病床视野。然而事实上，ICU 布局通常不能满足此要求。无论布局如何，强烈建议使用床边摄像头和中央监护系统或其他数据显示器。中心站的组成包括来访台，安静的工作和会议区域，办公室和洗手间。其他技术包括护士呼叫通信站、电话机、计算机、高分辨率图像审查站、多模式打印机、实验室标本打印机、气传系统、营养站、紧急警报和控制 ICU 实用程序的开关等。

走　廊

ICU 走廊是 ICU 周围的过道。物理障碍(楼梯、电梯、支撑导管和壁橱）会限制最佳的走廊设计。如果可能的话，专用走廊（患者走廊和物流走廊分离）有助于患者隐私的保护和访客的分流。

走廊的装饰、艺术品、声音控制和照明为 ICU 提供了情感基调。考虑这些因素非常重要，因为走廊可用于进行访问、临床咨询和家庭会议，并为患者转运提供了一个通道。一些 ICU 还为走廊内的访客设备和推车设置了大型壁龛以及临时区域。

ICU 物流空间，物资和医疗设备

对 ICU 设计团队来说，设计贮藏物资、医疗设备和手术车的适当空间通常是具有挑战性的。对存储区域（中央和床边）进行调整，首先需要明确集中（医院和 ICU）和分散（床边）存储的方法，并正确估计 ICU 使用的耗材。存储空间可能包括固定式或轨道式搁架、封闭式供应柜或滚动式推车。作为实时定位系统和解决方案（RTLS）的一部分，存储单元和昂贵的耗材应配备电子库存管理系统。此外，中央储物空间必须能够存放额外的医疗设备（例如输液泵、呼吸机、专业监测或成像设备）。同样，将这些空间适当地规划在 ICU 中可能会遇到挑战。存放处应该可以通过运输或货运电梯进入，并且与患者护理区域相当接近。如果空间分配和存储位置处理不好，ICU 走廊则会显得非常混乱。

ICU 设计还可以解决为影像学检查设备及配套设施提供空间，而不是使用额外床位的空间。随着成像技术（如移动 CT）比以前更加便宜和便携，这种设计也在发生变化。

药　房

医院可能有集中式或分散式药房和药物分配系统以及人员配备模式。因此，与 ICU 物流一样，ICU 药房系统必须与医院的药房和 ICU 床位相协调。选项包括设备齐全的分布式 ICU 药房或占用资源最少的药房区。两种替代方案通常都采用分散自给式安全自动药物处置单元。此外药物也可以存放在 ICU 床边的安全柜内。

ICU 实验室检测和床旁检测（point-of-care testing，POCT）

ICU 通常需要结合 POCT 和集中式实验室检测。POCT 主要关注全血分析。POCT 平台要么很小，要么使用多个试剂盒，要么每个测试使用一个或多个试剂盒。较小的设备适合定位在每个 ICU 床边。较大的设备通常放置在指定的 ICU 位置（ICU 实验室或中心站）或推车上。根据 ICU 工作流程，必要的测试、可用空间和资源可以使用 POCT 模式和位置的组合。POCT 永远不会完全替代中央实验室；因此，仍然需要气动传输站将样本运送到 ICU 区域外的实验室。

员工休息室和值班室

除了以患者为中心的治疗，ICU 的设计必须解决空间对员工效率、工作满意度和多学科团队合作的影响，因为 ICU 临床医生经常面临极大压力。因此，ICU 内的员工休息室和值班室精心设计在一个靠近患者治疗的地方，员工可以在 ICU 护理休息期间放松并恢复精力。休息室应该能够容纳休息时间的平均员工人数，并进行雅致的装饰以提供温馨实用的环境。照明应该来自外面的窗户；另外需要舒适的座椅和带娱乐设备的桌子以及能够访问电子病历和 ICU 信息。浴室、更衣区、储物柜和洗手池、休息室和餐区构成了休息室。在 24 小时值班的 ICU 中，应配备联络通畅的值班室。值班室应配备电脑、护士呼叫站和娱乐系统以及浴室和淋浴装置。

家庭休息室（访客候诊室）

ICU 的来访者和工作人员一样，需要一个靠近 ICU 的缓冲环境，在与亲人的探视中放松身心。柔和的灯光、温暖的色彩、自然主题的艺术品（无论是真实的还是虚拟的），以及安静的背景，都能营造出一种宁静的气氛。大窗户和室外庭院通道也是有益的。应该使用分隔的一小组舒适椅子来提供一点隐私。信息支持可能包括无线上网、电脑和充电站。就餐区以及浴室、储物柜和衣架应该是常备的。咨询室和社会工作办公室有助于促进家庭会议和社会的支持。如果可能的话，可以为需要长期在医院附近滞留的家属提供住宿地。

会议室

通过在 ICU 环境中建造多功能会议室，可以进行工作人员会议、教育项目和家庭会议。这些房间的座位容量应基于预测的使用量。设备应包括舒适的座椅、带内置信息通道的会议桌、视听视频设备等。

通用支持服务

应将 ICU 支持服务纳入 ICU 和医院系统的各个方面。这种协调保持了整个单位的连续性，并避免了不必要的重复工作。

感染预防和控制

感染预防和控制策略依靠基础设施系统提供的清洁空气（空气清洁系统、房间空气交换和空气传染隔离）、纯净水（每个病房内外的水槽管道）和废弃物的封存以及清除等。此外，整个 ICU 应使用无孔、密封良好且易于处理的表面和装饰、洗手液和流体收集器。高级的模式包括电子感应洗手、与地面监测器结合使用的铜或银的"自清洁表面"，以及环境去污系统（如紫外线、过氧化氢喷雾器和连续空气消毒）等。

尽管如此，即使在设定最佳感染控制设计措施时，严重感染仍然是 ICU 的问题。有效的感染控制还需要 ICU 规范和工作流程。最终，ICU 甚至可能包括超级隔离区，将高度传染性的患者与 ICU 普通患者放置在一起。此外，ICU 可能必须制定规章来解决智能手机的带入和影响问题。

员工交流

通信技术(电话、智能手机、护士呼叫对讲系统、寻呼机和双向发射机)是 ICU 信息学环境不可或缺的组成部分。这些设备可以全部集成到一个通信平台中(例如在护士呼叫系统内，主要通信平台或报警系统内)，并提供点对点和全球消息、电话和报警通信以及实时查找工作人员的功能。即使在这些高级设置中，固定电话和头顶扬声器仍然有助于提供可靠的 ICU 通信。

标牌和路引

良好的标牌对于有效的寻路是必需的。方向标志应该清楚并容易看到。高效标牌对探视者和非 ICU 工作人员至关重要，特别是在具有多个病区的大型 ICU 中。重症监护室走廊的计算机效果图为开发有效的定向标志提供了核心框架。标志还提供相关信息，包括特定 ICU(例如外科重症监护室)、管理人员名称(如 ICU主任和护士长)和探视时间。先进的电子壁板系统信息亭可以集成到医院，提供从医院入口到 ICU 病房的路引。

消防和安全

ICU 设计必须解决防火安全问题。工作人员应使用电子身份卡通行所有安全门禁。临时电子访问卡也可以发给 ICU 访问者。最佳的 ICU"前门"应配备全职接待员。但是，人员配置限制与配备全职接待员相冲突；因此，其他访客识别系统(例如带电子蜂鸣器的闭路电视)也应安装在 ICU 入口处。总的来说，ICU 通过医院视频摄像机和本地网络摄像头混合进行最佳监控。ICU 还应该制定计划和配备必要的设备，以便在发生重大灾难时疏散患者。

　　除了基本的消防安全装置（烟雾探测器、自动喷水器、灭火器）以及火灾和烟雾报警系统（火警警报器、声音或光线警报以及头顶扬声器）之外，4 个设计元素有助于确保 ICU 的防火设置。一是选择不易着火和最小释放热量及有毒烟雾的产品。二是建造防烟雾防火的隔间。三是在暖通空调系统中使用保护技术，防止烟雾和其他燃烧产物从一个区域蔓延到另一个区域。最后是将有经验的消防安全人员整合到 ICU 设计过程中。

先进的信息

　　将先进的信息系统部署到现代 ICU 需要对细节和目标给予高度关注。[12]主要目标应该是以电子方式将患者整合到护理的各个方面中。第二个目标是使用智能技术将所有患者相关数据转换为可操作信息。这一手段中最大的挑战是将多个供应商的产品协调到一个平台，以满足 ICU 的需求并与医院信息系统完全同步。

创建智能 ICU

　　智能 ICU 基础设施需要在患者周围开发连接接口，包括患者、医疗设备、医护人员以及药事管理和其他护理元素。[12]这要求在每个床边安装稳固的电线和无线基础设施，在病房内连接硬件并与数据源通信，在数据源上放置自动识别标签以用于跟踪，在医疗设备上安装传输单元传输数据并提供医疗设备之间的互操作性。最后，在医疗设备和医院服务器之间放置中间件（将医疗设备与医院的操作系统连接并提供专用应用程序）。

　　食品药物监督管理局（FDA）将 ICU 中间件分为 1 类医疗设备数据系统（MDDS）或 2 类设备。MDDS 设备维护数据存储、管理、传输、显示以及将专有设备语言转换为互操作性标准化格式。2

级应用还提供积极的患者监护和警报，因此 FDA 审查更加严格。

ICU 中间件固有的应用包括（图 3.4）将基于医院和 ICU 的数据和警报转换为可操作的信息、设备管理、RTLS 应用，创建智能显示、提供决策支持以及促进远程医疗计划等（图 3.4）。所有 ICU 中间件都应与医院的病床管理系统连接，自动安装于中间件的应用程序应符合医院隐私协议并具有异地备份系统。

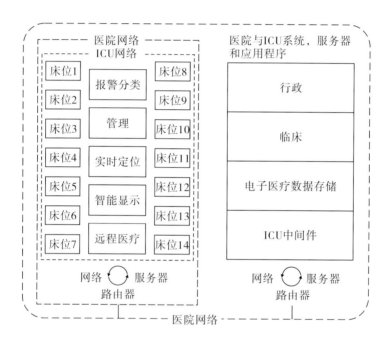

图 3.4 两个网络（ICU 和医院）相互关联。床边设备直接连接到任一网络，连接通过服务器、网关和路由器完成。ICU 和医院级别的中间件为 ICU 提供了高级应用程序。RTLS：实时定位解决方案。经 CHEST 许可转载[12]

高级 ICU 信息学概念

高级信息学不可或缺的 3 个概念：首先是患者与医疗设备的联系或关联以及这些设备被输入的数据。关联协议通常侧重于使用患者独特的医疗记录数据的"以患者为中心"的方法或使用患者位置的"以位置为中心"的方法。以位置为中心的解决方案似乎更受欢迎，因为其实施起来比以患者为中心的方法更简单。然而，对于后一种解决方案，不管患者在医院内如何移动，总是将数据与患者相关联。第二个概念是系统之间互操作性的应用。相互操作可被理解为接收设备生成的数据。这要求医疗设备的专有数据输出语言与接收方中间软件之间的数据对齐。没有互操作性，即使设备连接到医院网络，由医疗设备生成的数据也可能不会被集成到电子病历中。第三个概念解决了所有医疗设备，中间软件和医院网络之间的时间同步问题。时间同步为所有医疗记录数据提供正确的时间基准。

医疗设备是信息平台

医疗设备是信息平台。因此，ICU 系统的软件和硬件升级应该在模拟 ICU 信息基础设施的仿真实验室中仔细评估。应始终进行当前和理想功能之间的差距分析。系统预算还必须包括年度软件升级和许可协议。

ICU 应用程序

报警系统

警报中间软件捕获设备的警报后，按照医院协议对其进行过滤，并将其发送到手持设备或其他显示器。通过这些流程，设备生成的警报可以转化为实时提供给供应商的重要且可操作的信息，然后由他们对数据进行处理。这些系统中最先进的系统处理原始设备数据流并创建个性化患者警报。

虚拟设备社区

各个独立的医疗设备可以通过设备中间软件连接在一起从而生成虚拟设备社区。虚拟设备社区提供了全球同步监控所有设备的场所，并且还提供了数据存储，警报传输和报告生成的场所。该中间软件还允许临床医生实现远程查看功能（本地远程医疗），并允许供应商进行软件升级和设备监控。

实时定位系统（RTLS）

RTLS 中间软件为提高所有设备人员（工作人员、患者、设备、耗材和病房）的工作效率提供多种解决方案。RTLS 最常用的是定位标记设备（移动跟踪），可以在设备离开指定区域时提供通知。RTLS 还可以跟踪有标签耗材的使用情况并指导患者使用。在 ICU 内部，实时定位系统可以集成应用到护士呼叫系统中，用于监控患者和工作人员的移动，遵守洗手规定以及对环境和环境清洁的监控。

数据集成、智能显示器和决策支持

使用中间件应用程序，数据可以从大量数据源中集成，包括电子病历（EMR）、床边设备、病床管理系统、RTLS、图像服务器、网络摄像头和决策支持系统，并支持智能显示、实时智能算法和监视器以及数据嗅探器（搜索预选数据元素的自动化系统）。智能显示器为标准供应商提供的站点（例如生理监测中心站）提供了补充，使临床医生能够通过使用定制的图形和表格视图以及智能算法来监控和识别患者状况的变化。这些显示器有效地显示了预先选定的历史和当前数据，并最大限度地减少了临床医生从不同系统中检索数据并自行分类的需求。实时智能算法和数据嗅探器可对患者进行分析，并自动识别处于临床恶化风险中的患者，提醒工作人员并提供临床支持。决策支持系统可用于镇静、感染和抗生素管理、营养、胰岛素输注和预后预测的管理。

远程医疗

信息系统通过使用接口和双向通信为各种 ICU 区域(如病房和候诊室)和远程医疗供应商(例如专有 EMR、决策支持系统、危急值处理系统)之间传输数据(临床医嘱、视频和语音等)。这些解决方案适用于医院将远程医疗外包给第三方,或者医院自己组建远程医疗团队。医院可以安装与医院系统连接的基于网络的中间软件,并允许重症医学团队检查所有医院和 ICU 系统以及各种手持平台。

(毛燕飞　译　汪　伟　审校)

参考文献

[1] Halpern NA, Pastores SM. Critical care medicine beds, use, occupancy and costs in the United States: a methodological review. Crit Care Med, 2015, 43 (11): 2452 – 2459 [Epub ahead of print].

[2] Halpern NA, Pastores SM. Changes in critical care beds and occupancy in the United States 1985 – 2000: differences attributable to hospital size. Crit Care Med, 2006, 34: 2015 – 2112.

[3] Pastores SM, Halpern NA, Oropello JM, et al. Critical care organizations in academic medical centers in North America: a descriptive report. Crit Care Med, 2015, 43(10): 2239 – 2244 [Epub ahead of print].

[4] Ulrich RS, Zimring C, Barch XZ. A review of the research literature on evidence-based healthcare design. HERD, 2008, 1: 61 – 125.

[5] Sadler BL, DuBose J, Zimring C. The business case for building better hospitals through evidence-based design. HERD, 2008, 1: 22 – 39.

[6] Halpern NA. Innovative designs for the smart ICU: part 1: from initial thoughts to occupancy. Chest, 2014, 145, 399 – 403.

[7] Thompson DR, Hamilton DK, Cadenhead CD. Guidelines for intensive care unit design. Crit Care Med, 2012, 40, 1586 – 1600.

[8] Hamilton DK, Shepley MM. Design for Critical Care: An Evidence Based Approach. Burlington, MA: Elsevier Ltd, 2010.

[9] Kesecioglu J, Schneider MM, van der Kooi AW, et al. Structure and function: planning a new ICU to optimize patient care. Curr Opin Crit Care, 2012, 18: 688 – 692.

[10] Valentin A, Ferdinande P. ESICM working group on quality improvement. Recommendations on basic requirements for intensive care units: structural and organizational aspects. Intens Care Med, 2011, 37: 1575 – 1587.

[11] Halpern NA. Innovative designs for the smart ICU: part 2: the ICU. Chest, 2014, 145: 646 – 658.

[12] Halpern NA. Innovative designs for the smart ICU: part 3: advanced ICU informatics. Chest, 2014, 145: 903 – 912.

[13] Rashid M. Two decades (1993—2012) of adult intensive care unit comparative study of the physical design features of the best-practice examples. Crit Care Nurs Q, 2014, 37: 2 – 31.

[14] ASHE(American Society for Healthcare Engineering) of the American Hospital Association. Guidelines for Design and Construction of Hospitals and Outpatient Facilities. The Facilities Guidelines Institute. Chicago, IL, 2014.

[15] Award Winning ICU Designs. How to build a better facility for patients and caregivers. Society of Critical Care Medicine, 2016. [2015 – 09 – 01]. Available at: www. sccm. org.

[16] Cadenhead CD, Anderson DC. Critical care design: trends in award winning designs. World Health Design, 2015. [2016 – 09 – 16]. Availabe at: http:// www. world health design. com/critical-care-design-trends-in-award-winning-designs. aspx.

[17] Pati D, Pati S. Methodological issues in conducting post-occupancy evaluations to support design decisions. HERD, 2013, 6(3): 157 – 63.

[18] Evans J, Reyers E. Patient room consideration in the intensive care unit: caregiver, patient family. Crit Care Nurs Q, 2014, 37: 83 – 92.

[19] Stroupe JM. Design for safety in the critical care environment: an evidence-based approach. Crit Care Nurs Q, 2014, 37, 103 – 114.

[20] Drews FA. Human factors in critical care medical environments//Morrow DR. In Reviews of Human Factors and Ergonomics, Vol 8. CA, PP: SAGE Publications Thousand Oaks, 2013: 103 – 148.

第2部分

人力资源和职业发展

第4章 人力资源模型

Timothy G. Buchman

Director, Emory Critical Care Centre
Professor of Surgery and of Anesthesiology,
Emory University School of Medicine
Editor-in-Chief, Critical Care Medicine (2015 – 2020)

关键点

1. 最基本的专业知识技能是重症监护护理，其要求平均每两个重症患者在 24 小时内不少于一名护士。

2. 重症监护医生(重症医学专家)在地理和时间上分布不均。美国重症医生供应短缺，但在某些国家却较为充足。

3. 为危重患者配备重症监护顾问是有益处的，但重症医学专家顾问并不需要 24 小时出现在病房。

4. 高级技术支持的提供者(非医生)，包括重症监护室的实习护士和执业助理医师，在扩大重症医生覆盖率方面至少应与实习医生同样安全有效。

5. 远程医疗也可以扩大重症监护的覆盖面。虽然远程医疗安全且临床有效，但其成本和效益尚未完全确定。

引　言

为重症患者提供安全有效的监护是一项复杂的任务，涉及不同的临床、技术和管理专业人员。为了实现更好的预后、更好的护理体验和更低的成本这三大目标，必须将这些专业人员进行有效的组织和管理。

不同国家之间重症医学专业人员模式的演变及其潜在的未来有所不同。虽然人员配置的原则是全球性的，但应对重症监护人员配置的挑战策略必须符合当地实际情况，以利用最丰富的资源。量身定做，而不能一刀切。

历　史

重症监护被广泛认为起源于 20 世纪早期的手术后单元。1923年，在巴尔的摩的约翰·霍普金斯大学神经外科医生 Walter Dandy 决定将他的术后患者安排在一个共同场所，利用少量护士的经验和临床技能进行护理。该单元仅有三张床，但没有专门的技术，当时的设备只有听诊器和血压计。

5 年后出现了一项昂贵的技术：负压呼吸机（"铁肺"）。麻痹性脊髓灰质炎导致的呼吸衰竭得到了首次有效治疗。随着跨洋旅行变得司空见惯，小儿麻痹症在西方国家扎根。小儿麻痹症的主要易感人群是儿童。有报道称负压呼吸机至少可以挽救一些患者的生命，由此出现了大型病房的创建，临床专业人员专注于救护有单一系统衰竭的患者。然而，这些病房被定义为慢性护理设施，患者需要这些设备支持几个月，甚至几十年的时间。

以团队为基础的护理诞生于一场悲剧，即 1942 年 11 月 28 日马萨诸塞州波士顿的 Cocoanut Grove 夜总会火灾。当火灾爆发时，大约有 1000 名庆祝者在波士顿学院庆祝圣十字足球队的胜利。由于出口被封锁，超过 400 人当场死于烧伤和窒息。幸存者被送往两所当地医院：马萨诸塞州总医院和波士顿市医院。战时医院灾难委员会很快启动了紧急计划，并预先分配了空间和人员。与脊髓灰质炎患者相似，幸存的受害者一般都是既往身体健康的年轻人，他们也有共同的病因。而不同于小儿麻痹症的是，伤者是急性的，因此患者需要迅速、积极且持续的护理。很显然，清理和修复复杂的烧伤伤口需要医生与护士团队合作，团队的技能也随着经验进一步迅速提高。根据实际需要，医生和护士被分成以任务为中心的小组。以团队为基础的护理，使马萨诸塞州总医院10 分钟内存活下来的患者无一例在 12 小时内死亡，39 例伤者中有 32 例在第一周存活。这种以团队为基础的医疗服务的成功，引起了正在应对第二次世界大战中大量伤亡的军医们的注意。

随着战争结束和旅行的恢复，小儿麻痹症卷土重来。1952 年夏天，疫情的中心似乎已经转移到了斯堪的纳维亚半岛。哥本哈根的布利丹医院发现了 3000 多例病例，其中包括数百名呼吸系统衰竭的儿童。不幸的是，负压呼吸机在当地很少见，有呼吸道症状的儿童死亡率接近 85%。麻醉主任医师提出了另一种选择，即气管切开术和机械通气，用一罐碳酸氢钠石灰来吸收二氧化碳。数百名护士和医学生应要求提供类似机械通气措施来治疗数百名患儿，这种治疗方法被称作救命疗法。医生与护士团队护理实践再次证明是非常有效的。也许更重要的是，这种经验直接导致了呼吸机的发明。

早期呼吸机体积大、重量大、不易移动。通常是将患者带到机器旁，而不是把机器推到患者身边。重要的是，随着小儿麻痹症的流行（特别是在 1953 年引入了沙克疫苗），机械通气技术在呼吸衰竭中得到了更广泛的应用。20 世纪 50 年代末至 60 年代初，呼吸病房迅速增多，患者可以接受机械通气。新技能的使用和吸入药物的供应导致了一个新的角色的诞生——"呼吸治疗师"，随后其成为重症监护团队中不可或缺的成员之一。

由设备所带动的空间和人员的整合导致了其他类型的监护单元的产生，包括冠心病监护单元（起搏器和除颤器）和肾脏监护单元（透析机）。这些单元配备了受过专门训练的护士，但却缺少全职医生。

1956 年，在巴尔的摩市立医院工作的麻醉医生 Peter Safar 认为具备心脏和肺脏专业知识，具有特殊的急救技能，如气管插管和心肺复苏(cardiopulmonary resuscitation，CPR)的医生 24 小时在岗，能使患者受益。他组织了他的重症监护室(ICU)，使合格的医生和专科护士随时都能出现，并遵循规范的方案和流程，解决遇到的最常见的问题。[1]值得注意的是，重症监护的监护设备在 40 年前的 Dr. Waiter Dandy 之后几乎没有变化：那些早期的医生除了体格检查和利用他们医生包里的工具来做诊断之外，几乎没有什么设备。

接下来的 15 年经历了巨大的技术进步。由 Max Harry Weil 医生的倡导的床边监测仪的发明和推广，对休克单元的筹建产生了启发和推动。动脉和中央静脉通路置管技术出现并普遍应用，为血管活性药物的使用奠定了基础。在 1970 年，William Swan 和 Jeremy Ganz 介绍了气囊漂浮肺动脉导管，并用它通过热稀释法来评估心脏的输出功能。对床边设备的管理和对数据的解释成了重症监护护士的必备能力，而置入有创性设备和进行医疗决策，包括治疗剂量的滴定，都需要医生随时在岗。到 20 世纪 70 年代初，ICU 所需的能力——即对危重患者的安全监护所需要的知识、技能和理念，超出了一般临床，于是重症医学专业诞生了。

与此同时，一个专业协会诞生了。1970 年由 29 名医生成立了重症医学协会(SCCM)，Weil 医生为第一任主席，Safar 医生为第二任主席。与人员配置模型相关的是，重症医学协会是经过深思熟虑的(同时也是唯一的)组织，它不仅欢迎医生，而且也欢迎多学科专业团队的每一位成员的加入，共同为重症患者提供监测治疗。

护理专业组织发展相对较快。在美国，1971 年心血管护士协会发展成为美国重症监护护士协会(AACN)，5 年后又提供了第一次认证考试，并授予重症监护护士(CCRN)证书。该证书通过不同的渠道进行宣传，许多护理主任以及其所在的医院都提倡他们的临床工作人员进行学习并参加考试。重症监护优秀奖的评定通常将具备该证书的员工的百分比作为衡量标准。

虽然药房和营养支持服务在重症医学专业化和认可度方面落后于护理，但仍然存在跟踪和认证。在美国，药房有重症医学的住院医师，每年有将近 100 名的毕业生在重症医学中获得专业的认证。营养支持人员，典型的有注册营养师，可以利用实习机会转向重症医学。

美国医生协会计划成立一个联合认证机构——美国重症医学委员会（ABCCM）。在重症医学中本应该有一条通往认证的共同途径，如几个专业的基础培训后进行再次培训。然而，其中一个参与协会退出了协议，并取消共同认证途径的计划。因此，美国的重症医学与其说是一门专业，不如说是一种亚专业的汇总，例如麻醉重症监护、外科重症监护等。

人员配置的挑战

在这种众望所归、核心战略和长期趋势的背景下，重症监护领导人面临着一项关于专业人员配置战略决策的艰巨挑战（有执照的工作人员包括：医生、护士、治疗师、药剂师以及其他被聘任到医院的人员）。有资质的工作人员如秘书、医务助理、实习护士等，对重症监护室的运作都是非常重要的。然而，为了应对不断变化的需求，他们通常更多的招收技术和贸易学校的新生。

关于专业人员配备的决策是颇具挑战性的，因为他们接受的培训与目前或预计的服务需求不一致。一个典型的例子，COM-PACCS 工作组报道 15 年前的长期趋势（包括战后"婴儿潮"期人口老龄化以及第一代重症监护医生不可避免的退休）会导致重症监护医生在美国短缺。[2]预期的差距被随后的一项由联邦政府赞助并报道的研究所证实。[3]然而，培训项目在数量和规模上均不符合预期的需求。因此，即使是在理想城市中的大型的医疗中心，合格的重症监护医生也日益短缺。

重症监护护士在美国面临着 3 个方面的压力。第一，随着越来越少的年轻人加入并留在护理行业，美国临床护士的平均年龄逐渐增大。第二，与临床护理的其他领域相比，重症护理护士在临床进行的资质培训周期更长。大多数培训老师建议，新毕业的护士至少要花两年的时间才能单独处理病危患者问题。第三，重症护理经验是护理职业的先决条件，例如注册麻醉护士（cRNA）或急诊护理执业人员（acute care nurse practitioner，ACNP）。这三种压力使重症监护护士人员十分紧缺。

重症监护药剂师也存在供需失衡。大量的研究表明，重症监护药剂师对患者安全和重症监护室手术具有重要价值。然而在美国，对零售药剂师的经济补偿超过了在医院的药剂师。可想而知，重症监护药剂师人力资源短缺。

这些类似的资源短缺造成了关于人员配置的特定的和可预测的压力，所有这些在一定程度上都与有限的预算有关，而这些预算是用于满足为老龄化和日益复杂的患者提供持续的、安全有效的护理需求。随之各种各样专业的解决方案出现了。然而，所有的决议都有一些共同的主题，这些主题承载着意识和反思。

第一个主题为"重症监护"是一个连续的、全方位的活动，而专业人员的生活通常是围绕着工作日、周末、假日、晚上睡觉（不是白天）等更普通的日程安排的。所有的重症监护专业人员都必须解决分配难题来保证连续性，不仅仅要考虑工作人员的数量，同时还要兼顾其经验和专业知识，以及偶尔重症患者的需求突然增加。

第二个主题为培训几乎和护理本身一样具有持续性。在几乎所有的重症监护室中，总会有"新人"——无论是刚毕业的护士、实习医生，还是刚刚加入专科工作人员队伍的新员工，都需要适应环境。每一个重症监护室（无一例外）都有持续的学习和认证。护士和医生都有一定的技能培训日，并且有各种各样的"荣誉徽章"（如高级心脏生命支持证书，每两年需要重新认证）。每一项新的（或替换）技术的引入都需要对该技术的使用、解释和故障排除等方面进行培训。因此，培训必须作为人员编制的一部分进行规划，并将其明确列入在日程表和预算中。

第三个主题为运行至"执照的上限"。由于各种专业人员的长期短缺，以及雇用这些人的成本，雇主期望有直接临床医疗能力的人，能够从事被法律、工作章程及需资质认证的相关临床活动。事实上，压力是如此巨大，以至于"艰难前行"是很常见的：尤其是护士们发现自己被迫做出决定和行动，而这些决定和行动本应由他们的医生同事来做。

第四个主题为与管理和领导力之间的平衡有关，这可能是最重要的主题。重症监护室需要不同形式的管理措施，且需要不同时间段来自不同专业的管理，如任命的领导人——医疗主任，护理主任等，尽最大努力确保重症监护室领导层的持续发展。

护　士

在没有治疗师、药剂师甚至医生的情况下 ICU 依然可以运作，但如果没有合格护士的持续存在和工作，ICU 将无法运作。

护士工作量评估在重症监护中是很常见的，普遍应用的测量系统是治疗干预评分系统（TISS）。这个系统最初是在 1974 年左右制定的，目的是为平衡 ICU 不同患者之间的护理工作量提供参考。[4] 最初的 TISS 描述了 57 种活动，并对每个项目赋予相应的分数。目前的版本已经有一些不同程度的修改，项目或删减或增加。但无论版本如何，TISS 都得到了广泛的研究和验证。这些研究都得出了一致的结论。首先，护士在值班期间执行的任务数量是有限的。其次，一个患者需要医护提供的任务数量和他们的临床预后之间的关系非常紧密。因此 TISS 也可以作为第一个风险分层系统，这比我们所熟知的急性生理和慢性健康评分（APACHE）系统的出现早了 7 年。

简而言之，干预的数量反映了疾病的严重程度。因此，这反映了所需的护理强度与可能的预后之间的关系。微妙的是，虽然 TISS 是一种干预评分系统，但只有一些（但不是全部）干预措施必须由护士来完成，通常会进行任务分工。例如，TISS 包括肺部理疗、气管内吸痰，以及呼吸机管理方面。大多数或所有这些任务都可以（通常是）重新分配给一个呼吸治疗师，以便护士的时间可以分配到其他任务上。这样治疗师就可以为相对较多的患者提供特定的治疗。在其他专业和专业人员中也有类似情况：如具备相应权力、职责和资源的药剂师、理疗师、营养师等。

重症监护护士最重要的任务是了解患者的生理状况、监测患者的异常情况、与家属沟通、监护患者的安全和健康，适应日益增加的技术环境。这就导致了重症监护人员配置受到限制。如果缺少在上一段列出的各种专业人员（呼吸治疗师、物理治疗师等），需要持续监测和药物治疗的危重患者需要1∶1的护理，有了这些专业人员的帮助，危重患者一般要求每2例患者至少有1名护士。当然也有例外，例如对有特殊要求的患者（如有埃博拉病毒病的患者，护士必须穿着特殊防护服）的护理，每例患者可能需要6名护士进行必要的护理。[5]相反，对于需要间断（相对持续）监测来判断病情变化的患者，每3~4例患者由1名护士进行护理就可以保证患者安全。

世界范围内的数据表明，低于每2例患者与配备1名护士的比例，可能与（可预防的）伤害程度有关。[6]也有数据表明某些患者流动事件，例如在非正常时间内进行出院接收新入院患者，也与可预防的伤害有关。这样的患者流动事件明显增加了护理人员的额外工作（出院、房间清洁、入院）。当这种额外的工作发生在最薄弱的人员安排时（晚上），统计结果显示不良事件显著增加。[6]

总的来说，这些数据表明重症监护室护士的人员配置比例是最小的。鉴于重症监护护士的相对短缺，重症监护室护士管理人员面临的主要问题是找到足够的护士来满足这些比率。即使在单位花名册中的护理岗位被填满（这在美国很少见），仍会不可避免地出现空缺，因为每个单位都依赖于储备。为了更佳的选择，护士管理者会采取以下措施：①重症监护室护理人员进行"加班"轮班；②医院内其他重症监护室护士填补；③待安排岗位护士；④临时护士（"旅行"护士）。这个顺序反映了护士对重症监护室和医院特定过程的熟悉程度的降低。虽然大多数重症监护室护士领导更喜欢内部加班，但它的使用是有限制的。加班费通常是在"时间1.5倍"的情况下支付的；按照惯例（在某些地区按规定）限制在正常工作时间的一半。

医　生

与护理相比，世界各地的医生配置模式各不相同。一些国家规定了医生的人员配置模式，其精确度与护理人员配置模式相同。这些规范通常确定不同层次的重症监护室能力，护理和医生人员的配置与每一层患者的复杂性相适应。其他国家对在重症监护室所需的医生数量和培训未做明确规定。

从美国历史的角度来看，从重症监护的出现（1923 年，约翰斯·霍普金斯医院，由 Walter Dandy 医生管理）到第一批重症监护室专职医生（1956 年，巴尔的摩市立医院，由 Peter Safar 医生管理）之间一共经历了 30 年。又过了 30 年，才收集到足够的数据，以支持最低限度评估一个合格的医生的可用性标准。[8] 奇怪的是，标准不是由认证机构、专业团体或监管机构颁发的，相反，其出现在商业圆桌会议上。鉴于美国的医疗保健费用中有相当一部分是由美国公司在标准最初发布时支付的，医院必须注意到这一点。

很明显，这种高强度的人员配置标准很难与现有的重症监护医生相符，即使是对参加重症监护培训的医生人数最乐观的估计也难以实现。[9] 因此，美国医生和医院采取了 3 种措施：

- 声明可以在不伤害患者的情况下放宽严格的强化治疗标准。

- 培训和雇佣临床技术人员，以填补在照顾危重患者方面出现的空白。

- 开发和部署能够远程可视的技术，以便在更广的地理范围中分配稀缺的医生资源。

重症监护室人力资源可及性标准

很明显，急性、紧急和重要的疾病不同于"普通工作时间"。一些与重症监护职能重叠并依赖于重症监护的学科和专业团体已经建立并遵循了严格的人员配置标准和响应时间(三个常见的例子:创伤团队、心血管介入团队、卒中团队)。然而,关于重症监护室医生配置的标准是局部的、自愿的,而且在很大程度上根据实际情况决定,因为"必须有足够的业务来证明持续专业医生的存在"。很显然当重症监护室有患者时,必须有持续的存在的重症监护医生才能完善这个团队。[10]通常在大城市的医院里有多个重症监护室更容易。

专科医院(例如骨科医院、长期护理医院)和服务于农村人口的小型综合医院的患者可能会越来越少,病情越来越轻。这些医院管理患者有两种模式:一种是有全科医师,典型的医院雇佣医生(住院医生),他们熟悉并能完成基本的重症监护。另一种是依赖于与非现场医生的在线指导,由现场急诊医生提供紧急治疗(如气管插管或胸腔引流术)。

当重症监护主治医师可以通过在线指导时,教学医院让一名或几名规培医生在现场,这反映了一种变化,即有资质的重症医生和有限资格的非重症医生之间的持续存在。这些模型的结果已经进行了深入研究及广泛的讨论。

最一致的发现是,如果有高年资规培医生在场,并有权根据方案采取处理,或立即通过电话咨询意见,那么就不需要有资格的重症监护人员持续在场,以达到最佳的效果。例如,华莱士的研究发现,假如夜间主治医师在家提供技术支持,病房里的高年资规培医生又可以得到额外的规培医生的帮助,与主治医师可以在白天制定治疗方案,两者之间的医疗质量并无差异。[11]华莱士的 meta 分析发现一个合格的重症监护室医生与患者的接触,并制定治疗方案——无论是作为主治医师还是作为顾问医生——都是非常重要的,可以降低死亡率和住院时间。[12]

问题是,重症监护室人员的数量太少了。COMPACCS 的研究和 HRSA 的研究都预测了供需差距。[2,3]尽管在美国有资格提供重症监护医生的人数有了适度的提高,但需求仍然超过了这种供应,有以下两个原因:首先,人口结构是压倒性的。在过去的 5年里和在接下来的 15 年里,每天大约有 1 万美国人达到退休年龄；其次，重症医生的减少是相当大的。部分的减少表现在早期一代重症监护医生的退休，他们是在早些年前进行多器官支持时（清醒通气、肺动脉导管指导的血流动力学管理、床旁透析）加入重症监护的。大致推算下，这些医生现在已经七八十岁了。另一部分的减少反映了一个事实，即重症医学对于大多数美国重症监护医生来说是一种兼职的职业：最常见的是与呼吸科、手术麻醉和急诊外科相互补充，而这些职业通常有更充足的时间，更好的补偿和更低的"倦怠"风险。

虽然一些国家的重症医生资源短缺并不严重（如英国），在其他国家（如澳大利亚）有大量的合格的重症医生，但由于人员的分配不当，护理服务通常受到挑战。换句话说，重症医生往往集中在城市中心，在工作日的时间里他们的可用性是最高的。尽管如此，危重疾病并不按照地理、日历或普通的日夜周期发生，因此给负责维护重症监护质量、价值和可行性的医生群体带来了挑战。

在过去，通过授予规培人员更大的权力并承担更多的责任，重症监护室医生人力资源短缺及在时间和空间上的分配不均问题已经得到解决。这种解决办法在某些国家仍然可行，因为在一些国家，对重症医学医生的培训会延长几年。在某些情况下，这些医生甚至可能已经规培毕业，但仍被聘用为住院医生，等待一个顾问或教授职位空缺的出现。

在其他地方，特别是美国，依靠规培生来填补空缺的情况已经减少了。规培生越来越少，分配给重症监护室的规培生逐渐成为住院医生，他们的工作时间受到限制。对指导教师的期望越来越高。很明显，不管是充足的重症监护室医生及就业市场饱和，还是由于医生资源短缺对医生数量、资历或离开重症监护室工作时间进行重新限制，都导致类似的结果：填补工作空缺的规培生人数减少。

专科培训人员

在过去的 10 年里，越来越多的接受过重症监护培训和认证的高级医生(非内科医生)逐渐填补着重症监护人力资源空缺。一些助理医师在 20 世纪 80 年代就已经在专业的重症监护室(如心胸外科重症监护室)工作过。然而，直到大约 10 年前，在重症监护人员配置中使用专科培训人员仍然很少见。

也许对于专科培训人员的最强大的催化剂是 20 世纪 90 年代中期由美国危重病护理协会认证的急诊护理执业人员的发展。随之而来的是认证培训项目的发展，这些培训项目通常招募创伤、急诊和重症监护护士来培训和验证能力，并将其作为从业者返回到临床。

随着这些急诊护理执业人员项目的毕业生回到临床，显然需要对其进行额外的培训使之获得重症监护工作的能力。同样，助理医师项目的毕业生也需要额外的培训。这种补充训练有以下 3 种形式：简单的学徒制，结构化的"在职"培训(OJT)和正式在重症监护室工作。[13]

有大量的证据表明，这些专科培训人员提供的治疗与内科医生提供的治疗相比效果一致。在不同人员配置下进行的多项研究都一致证明了他们治疗的临床质量和有效性。[14]因此，专科培训人员可以有效替代内科医生。[15]这样的替代人员培训模式是很有吸引力的，这一点已经在美国的重症监测实践中根深蒂固。同时他们已经开始将这一理念向欧洲传播。

远程重症监护室

20 世纪 20 年代，通过闭合电路将两名参与者进行视听链接的视频电话被构想出来，并在 1964 年的纽约世界博览会上以"图片电话"的形式公开展示。快速的技术进步使更高分辨率的相机和更大的显示器得以实现，10 年后使用早期的音频视听系统进行重症监护咨询的初步试验已经完成。满足临床和经济效益的需要是显而易见的，但实现这一过程需要 25 年以上的时间。

早期美国重症监护采用的远程医疗占重症监护室床位总数的 8% 左右。[16]美国退伍军人管理局在远程医疗方面投入了大量资金，包括远程重症监护室医疗。与此形成对比的是，2015 年在伦敦开设第一个远程重症监护室中心。早期对远程重症监护室临床有用性的质疑已经减退：对临床团队的远程支持一直被证明可以减少不良事件，缩短住院时间，并常常提高医疗质量。[17]

然而，成本是主要争议。对重症监护远程医疗费用的估计因成本核算策略不一致而大不相同。但毫无疑问，这些费用在所有情况下都是相当大的，在某些情况下甚至是令人望而却步的。幸运的是，一种客观的估算策略正在出现，这将为平衡成本和收益提供一些理论依据。[18]新的策略着眼于提供远程重症监护室治疗的实际成本，并使用可调参数来检验临床效应模型的总体影响，这些参数可以确定一个盈亏平衡点。虽然远程重症监护室的硬件、软件、设备和许可成本都在增加，但这些成本与员工的成本相比显得微不足道。大多数远程重症监护室为每 30～50 张病床配备一名护士，每 100～150 例患者配备 1 名医生。对于考虑到疾病、休息时间等的 24×7 全年无休模型来说，150 个床位需要 15～25 名全职护士和 5 名全职重症医生。最近的一项研究表明，尽管远程重症监护室的实施成本巨大，但当应用强度高且患者病情危重时，这仍然可能是划算的。[19]

值得注意的是，关于远程重症监护的成本和效率的研究主要集中在重症医生的位置——要么是在床边要么是在远程设施中。有报道认为在远程设备中，仅仅由护士执行的监护可以改善住院天数（而非死亡率）。[20]目前，尚无关于远程重症医生对一个专科培训人员进行临床指导的效益研究，尽管这样的模型已经存在，并且从 2014 年 5 月开始在埃默里大学积累了数据。

领导者

重症监护系统依赖于对高成本的稀缺人员的培训、招募和部署。要确保每个为重症患者服务的职业的稳定，以满足老龄化和日益复杂的患者的需要，这面临着挑战。只要可能，他们的工作效率可以通过向其他专业人员（呼吸治疗师、药剂师、营养师、物理治疗师）分配在业务范围内的任务来提高。重症监护医生的短缺和分配不均问题往往通过使用大量规培医生来减轻，也通过来源于助理医师和护士等非医生从业者来弥补。这种新型工作人员的引入，使医疗质量得以持续。远程医疗虽然成本高昂，但有可能扩大重症医生的监管范围。

在不同的人员配置中进行选择需要非凡的管理技能，这需要对医院管理、医疗经济和劳动力的深刻理解。一旦做出人员选择，将需要卓越的领导能力才能确保安全执行。领导力的挑战不仅仅是重新分配任务和角色。领导角色需要重新思考重症监护的每一个方面的价值和执行，重塑劳动力以满足专业中的非常规患者的需求，并引导每个团队成员在保持沟通、凝聚力和共同愿景的同时，对责任和行动进行新的分配。

（陈志峰　译　汪伟　审校）

参考文献

［1］Safar P，Grenvik A. Critical care medicine. Organizing and staffing intensive care units. Chest，1971，59(5)：535 – 547.

［2］Angus DC，Kelley MA，Schmitz RJ. Current and projected workforce requirements for care of the critically ill and patients with pulmonary disease. we meet the requirements of an aging population. JAMA，2000，284(21)：2762 – 2770.

［3］Duke EM. US Department of Health and Human Services，Health Resoures& Services Administration(HRSA) report to Congress：The Critical Care Workforce. A study of the supply and demand for critical care physicians，2006. Available at http：//bhpr. hrsa. gov/healthworkforce/supplydemand/medicine/criticalcaresupply. pdf.

［4］Cullen DJ，Civetta IM，Briggs BA，et al. Therapeutic intervention scoring system：a method for quantitative comparison of patient care. Crit Care Med，

1974，2（2）：57 - 60.

［5］Johnson SS，Barranta N，Chertow D. Ebola at the National Institutes of Health：perspectives From Critical care nurses. AACN Adv Crit Care，2015，26（3）：262 - 267.

［6］Sakr Y，Moreira CL，Rhodes A. For the extended prevalence of infection in intensive care study investigators. The impact of hospital and ICU organizational factors on outcome in critically ill patients：results from the extended prevalence of infection in intensive care study. Crit Care Med，2015，43（3）：519 - 526.

［7］Neuraz A，Guérin C，Payet C. Patient mortality is associated with staff resources and workload in the ICU：a multicenter observational study. Crit Care Med，2015，43（8）：1587 - 1594.

［8］Pronovost PJ，Angus DC，Dorman T. Physician staffing patterns and clinical outcomes in critically ill patients：a systematic review. JAMA，2002，288（17）：2151 - 2162.

［9］Kahn JM，Matthews FA，Angus DC. Barriers to implementing the Leapfrog Group recommendations for intensivist physician staffing：a survey of intensive care unit directors. J Crit Care，2007，22（2）：97 - 103.

［10］Burchardi H，Moerer O. 24 hour presence of physicians in the ICU. Crit care，2001，5（3）：131 - 137.

［11］Wallace DJ，Angus DC，Barnato AE. Night-time intensivist staffing and mortality among critically ill patients. N Engl J Med，2012，366（22）：2093 - 2101.

［12］Wilcox ME，Chong CA，Niven DJ. Do intensivist staffing patterns influence hospital mortality following ICU admission？A systematic review and meta-analyses. Crit Care Med，2013，41（10）：2253 - 2274.

［13］Luckianow GM，Piper GL，Kaplan LJ. Bridging the gap between training and advanced practice provider critical care competency. JAAPA，2015，28（5）：1 - 5.

［14］Kleinpell RM，Ely EW，Grabenkort R. Nurse practitioners and physician assistants in the intensive care unit：an evidence-based review. Crit Care Med，2008，36（10）：2888 - 2897.

［15］Edkins RE，Cairns BA，Hultman CS. A systematic review of advance practice providers in acute care：options for a new model in a burn intensive care unit. Ann Plast Surg, 2014, 72(3): 285 – 288.

[16] Kahn JM, Cicero BD, Wallace DJ. Adoption of ICU telemedicine in the United States. Crit Care Med, 2014, 42(2): 362 – 368.

[17] Lilly CM, Cody S, Zhao H. Hospital mortality, length of stay, and preventable complications among critically ill patients before and after tele-ICU reengineering of critical care processes. JAMA, 201, 305(21): 2175 – 2183.

[18] Yoo BK, Kim M, Sasaki T, et al. Economic evaluation of telemedicine for patients in intensive care units. Crit Care Med, 2016, 44(2): 265 – 274.

[19] Venkataraman R, Ramakrishnan N. Outcomes related to telemedicine in the intensive care unit: what we know and would like to know. Crit Care Clin, 2015, 31(2): 225 – 237.

[20] Kahn JM, Gunn SR, Lorenz HL. Impact of nurse-led remote screening and prompting for evidence based practices in the ICU. Crit Care Med, 2014, 42(4): 896 – 904.

第 5 章　员工培训与发展

Graham R. Nimmo

*Consultant Physician in Intensive Care Medicine
and Clinical Education，Western General Hospital，
NHS Lothian，Edinburgh，UK*

Mike C. Clapham

*Honorary Consultant Intensive Care Medicine
and Education，Queen Elizabeth Medical Centre
B15 2TH，Birmingham，UK*

要　点

1. 培训和教育是所有重症监护（critical care，CC）的基础。

2. 学习需求应基于临床实践，即完成工作所需的内容。

3. 理论、操作技能和临床实践都是重症监护学习中的重要因素。

4. 所谓的软技能，包括沟通、团队合作和决策能力，可能是最难实践、学习、教导和评估的。临床模拟对此具有重要的教学意义。

5. 所有员工的持续专业发展可改善患者医疗、员工工作满意度和长期员工比率，但需要时间和资金方面的支持。

简 介

孟买医院的院训改编自圣雄甘地的一句话，他提醒我们"患者是我们医院最重要的人，他不是妨碍我们工作的人，他是我们工作的目的。他不是我们医院的局外人：他是我们医院的一部分。我们照顾他并不是做善事：是他让我们有机会这样做。[1]"

我们都知道教学和实践应该造福患者和他们的家庭。只有在培训和教育中采用这种理念，并将其付诸实践，医务人员和医学生才可以最大限度地获益。在重症监护中关于监护的规定、实践和质量方面有很大差异，但工作人员的培训、学习和教育对日常工作规章制度至关重要。在编写课程，开发教育材料和教学项目时，需要将重症监护 24h 不间断的、不可预测的特性在课程中得到体现。

医生在危重患者监护小组中只占很小的比例，绝大多数临床工作人员是护士。将所有员工作为一个团队去培训和教育对提供持续安全、有效和高质量的监护至关重要。所遇到的问题可以从普通教育理论的角度来解决，且在一个相对较小规模的团队更容易实施。英国重症监护医学(FICM)医生 IC 培训项目[2]的独立学院课程的设计和实施可提供可能的途径。这些想法并不是 FICM 的原创，他们来自适合世界各地需求的最佳想法。一个关键的问题是，课程必须在全国范围内由管理机构——总医学理事会(General Medical Council)进行认证，包括护士和物理治疗师在内的高级重症护理人员(ACCP)的非医学教学大纲和课程也得到了发展。[3]

IC 一词可用来表示重症监护的所有范围，核心的教育原则，明确的策略，教学过程，学习，非常重要的是如何评估学习，包括知识、技能和行为的挖掘，这就需要融合所有的学习方法。真实的、实用的、基于实践的培训和评估适用于每一位工作人员，并且希望对所有重症监护都将是有用和可用的。临床技能训练和拟真模拟相结合以及在临床培训中患者假装成道具相结合，以避免 100 多年前弗洛伦斯·南丁格尔所指出的缺陷："没有实践的理论对护士来说是灾难性的"。[4] 这个道理也适用于医生和其他医护人员。

重症监护培训

任何培训或教育的出发点都是指导学习者临床、重症监护的背景，以告知重症监护的发展和定义。要明确："谁是学习者？"了解他们工作的临床环境以及他们参与的积极性。认识到学习者来自不同的背景，有着不同的经验水平和不同的学习需求。由于重症监护的人员配备是多专业的，在整个团队中有不同的实践模式和专业职责，所以定义通用的和特定的预期学习成果是很自然的。医务人员可能会有专业课程或教学大纲如英国的重症监护医学（FICM），或基于能力的欧洲重症监护培训（CoBaTRICE）等国际开发指南。[5] 在护理培训中，各个国家都有不同的课程，这些课程通常是建立在个人高等教育基础上的。本科生和研究生也应该在监护室中学习，但本文涉及的是在临床实践中已经注册的专业人员。

课程体系模型

知道教学的目的和内容是关键，应该与学习者所需要知道的有关。需要明确界定教育目标和预期的学习成果。这些目标和结果必须是可评估的，并且对学习者和培训师都是完全透明的。这同样需要适应于当地的发展，在实践中，培训需要像当地的课程和教学大纲一样。学习成绩的评估机制、考核方法和实践情况也应明确。

应当将课程设置作为一种基于可评估的临床实践来确定学习需求的方法，即需要做什么工作，其可用于制定国家培训计划或为临床技能创建当地教学方法。这个课程模型可以被培训师和教师当作一个平台，在这个平台上，人们必须明确教育培训所需要的核心因素，将不同元素之间的关系可视化，并且可以为教育提供内容、传递和评估策略的表格。这个平台可以用来定义预期的学习结果。这个模型是基于在荷兰所有的研究生医学项目进行改革时使用的。[6]该模型涉及三个步骤的设计过程：内容的结构化；选择活动的信息丰富，以便于确定的可评价的专业活动（EPA）；创建了评估工具箱。将该模型与专业框架相匹配，在本例中是CanMEDS角色。[7]这种方法可用于任何专业背景下的课程发展。重症监护从业人员（ACCPs）[3]以英国FICM课程的（图5.1）为例，可以看到培训整体目标的顶层设计，即强调培养有能力的实践者。为了实现这一目标，教育诊断的过程是必要的，在此基础上，确定了满足学习者培训临床作用所需的操作能力。工作中所涉及的知识、技能、态度和行为都是由专业人士所决定的，培训材料、方法和学习活动都是基于学习的要求而发展起来的。

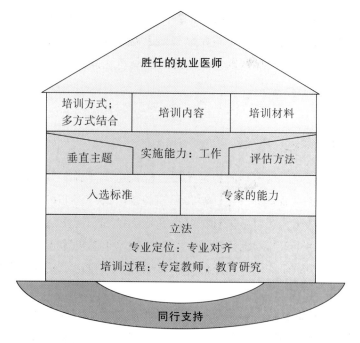

图5.1　为发展重症监护从业人员项目制定的国家或地区课程模型

英国重症监护医学高级重症从业人员[3]手册上说："本课程确定了研究生专业培训的目的、内容、经验、成果和过程，从而获得高级重症监护或同等学力的研究生学历/硕士学位。它定义了学习、教学、反馈和监督的结构和预期方法，也阐明了重症培训人员将得到的知识、技能、态度和行为。另一套评估系统用于评估参加培训人员在训练阶段的进展情况。该计划的目标是培养高素质的以患者为中心、具备适当的知识、技能和态度的从业人员，从而使他们能够胜任重症医学工作。"

重症从业人员培训课程的教学大纲就是根据这个课程模型发展而来的。这个培训项目采用了螺旋学习的方法，其基本原则为先学习、理解，再重温和深入浅出，然后随着时间的推移而进一步发展。

这种方法也适用于技能、态度和行为的获得，其结果是在培训结束的时候能自主从事临床专业工作的水平。知识、技能、态度和行为都是螺旋向上的。在资格认证之后，重症监护从业人员的持续专业发展遵循同样的模式，尽管不同的从业者会以不同的速度进步。加拿大皇家学院已经在 CanMEDS domains[7]（表 5.1）中诠释了医生的不同角色，这也可以为其他医护专业人员的类似系统的开发打下基础。

表 5.1　加拿大医学人员从业领域[7]

- 医学专家
- 沟通者
- 合作者
- 领导者
- 健康倡导者
- 学者
- 专业人员

学习方式

学习方法和学习地点有很多，其中一些列在表 5.2 中临床学员在有监督的临床实践中，用大量时间从实践经历中学习，学习需要密切监督的临床实践，直到能完全胜任工作。

表 5.2　学习的方式和地点

学习地点

床旁

手术室

诊所

教室

演讲会场

技能/模拟实验室

学习方式

针对性辅导

讲习班

研讨班

期刊

发病率和死亡率讨论会

基于学习的提问和查询

电子学习：讲座、在线教程

博弈

临床技能培训

模拟

从经验和实践中学习

临床学员在有监督的临床实践中，用大量时间从实践经历中学习，学习需要密切监督的临床实践，直到能完全胜任工作。

从反馈中学习

从经验中学习应该充分利用从员工、患者、家庭和护理人员那里提供的反馈，可以利用顾问培训老师和其他有经验的教师的更正式和结构化的反馈来促进经验的形成。这种反馈应该是快速、可靠、相关、准确和明确的。这种反馈不仅可以确认有良好的实践，还有发展和改进的领域，以及确定实现这些目标的方法，稍后将介绍提供反馈的方法。

与同行一起培训

学员们分组一起学习或工作可强化培训效果，部分是通过即时讨论，也可以是通过对相关个体的实践进行反思。一些使用这种方式的教育技术稍后会详细介绍。

在正式场合中学习

辅导课、讲座、区域或国家课程和会议仍然是培训和持续专业发展的重要资源。

个人自学

理想的学习时间应该是个人学习和自主学习的时间，然而，在许多国家，进修假期时间和预算是有限的或根本没有，医疗专业人员将在其自己的非临床时间学习。可以认为，这些独立的学习是职业生涯的一个自然组成部分，当然，对于那些参加高风险考试或写论文的临床医生来说，这是成功的一个先决条件。通过新的学习技术，如网络的资源和播客，以及通过社交媒体进行的讨论，可以使独立学习得到丰富和支持。

教师和培训老师

重症监护的培训应由具有临床培训、教学和教育专业知识的临床医学专家提供。理想情况下，他们也应该接受正规的教学和教育培训。

教育合同

学习协议的制定应该结合学员和培训老师两者的期望值，这样有助于专注于培训内容，为培训提供确切的目标。

利用临床技能学习

标准临床技能列表见表 5.3。图 5.2 展示了如何利用课程体系模型的方法来培养个人的临床技能训练：技能体系方法。[8] 麦克加奇和同事（表 5.3）对复杂技能模拟训练的掌握方法进行了详细的描述（图 5.3），并被推荐用于重症监护的临床技能培训。[9] 这种方法可以显著提高效率，当模拟训练在临床环境中进行时，可以给学习体验提供真实性、语言环境和意义。

表 5.3　直接遵守的程序和实践的技能

可评价的实际临床技能

常规技能

洗手

生命体征的测量：呼吸频率，脉搏，袖带血压，意识水平，体温

基本气道管理，基本生命支持

床边血糖监测

导尿术

插胃管

外周静脉穿刺，血培养，静脉输液，药物管理

动脉血气分析

胸膜穿刺，胸腔引流，腰椎穿刺

高级技能

气道管理：气管插管，机械通气

高级生命支持：电除颤，心脏起搏

有创监测：动脉穿刺，中心静脉穿刺

骨内穿刺输液

Nimmo 和 Shippey 撰写的重症监护临床技能[10]

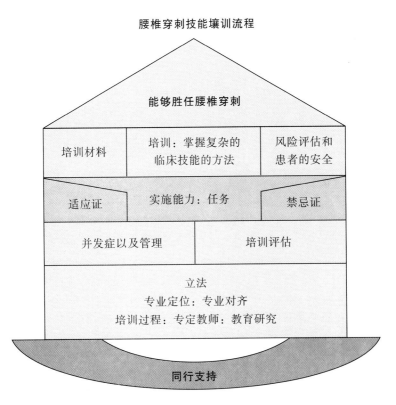

图 5.2　符合实际的临床技能教学包

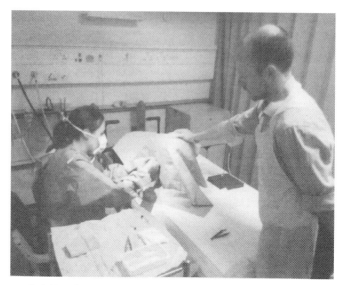

图 5.3　临床技能掌握项目：腰椎穿刺培训，South East Deanery，Scotland

利用模拟培训学习

模拟训练对经济的临床状况的培训和教育非常有效。这是一个很好的学习环境，可以探索团队工作、决策、交接班以及其他沟通要素，这些在紧急临床环境中非常重要（图 5.4）。

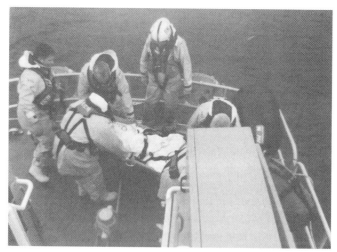

图 5.4　现场模拟示例（在一艘救生艇上）

重症监护的模拟培训可以将重点从容易获得的(尽管很重要)学习转移到那些非技术技能的实践技能，这些技能包括沟通、团队工作、决策和情境意识，事实上，他们比实际的技能更难学习、去教和评价。[10,11]

这些非技术技能在麻醉科、重症医学科和其他学科中都有很好的定义，[12,13]这些分类标准包括：

- 团队合作和行为
- 环境意识
- 临床决策
- 准备工作
- 沟通

越来越多的人认识到，高质量、安全、有效的重症监护不仅依赖于足够的知识和技能，而且还依赖于其他因素，如沟通、领导力和执行能力，这些都将影响临床结果。目前认为这些所谓的非技术技能是保证患者安全，防止临床失误和突发事件的基础。在模拟的临床环境中，可以很好地观察到这些技能(或者缺乏这些技能)，通过培训时的情况汇报，学员可以领会到以及采纳有可能改善临床结果的行为的变化。仿真的模拟培训有助于教学的发展和对于技能的学习。模拟装备技术的改进可以使更复杂的模拟条件得以建立，并促进了高保真模拟技术在重症医学培训中的应用。这就促成了模拟技术在重症监护中的发展。这包括从危急的成人的紧急气道管理到需要 ECMO 的新生儿、婴儿和儿童的管理。[14]

模拟的基本规则

明确你为什么要使用模拟教学(表 5.4)。强大的学习工具(表 5.5)。大多数时间学员希望从模拟中学习，而不是被评估，应该营造一种安全、有建设性的教育环境。

表 5.4　为什么需要模拟培训？

- 重复的练习
- 允许"安全"的失误可以随时暂停和开始
- 特殊情况
- 情况报告的时机
- 急性陈述的时间：计划的事件
- 积累经验
- 理论和经验的差距

表 5.5　模拟培训的基础

- 培训老师和教室
- 设计场景和课程
- 不断发展和传递
- 促进汇报
- 追随
- 准备
- 行动
- 汇报
- 反思

选择使用模拟装备的地方，这将影响你决定在这个空间需要什么支持设备，如音像录音机、投影仪和计算机，以及这台设备是否便携？

决定你什么时候去做：一个模拟的患者情景可以使用 1 小时，但是可能需要 10 倍的时间来准备，为了维持不间断的培训，这将需要专门的循环时间，最好是建立在培训师的工作计划中。在繁忙的 ICU 找到这样的空间也是一个巨大的挑战。

参与到当地、区域或国家模拟中心，这可以让从模拟培训的各个方面获得经验和专业知识，还将允许开发模拟教学网络来分享想法和资料，并将帮助您和您的同事在教育专业发展。从小做起，慢慢积累。

目前需要做更多的工作来阐明现场临床技能和模拟训练对患者预后的影响，从学员的角度来看，临床技能的停滞不前或者退后，就需要不断地学习和更新。

职业的持续发展

以下是医疗委员会（GMC）关于职业持续发展（CPD）[15] 指引的摘录，以及应包括的领域：

20. 你必须能够胜任你所在领域所有最新的专业能力。

21. 持续的职业发展内容是由评估师讨论决定的，这将影响许多学习目标。

22. 我们良好评估和再验证的医疗实践框架可以为在评估过程中讨论职业发展提供了一个有用的平台。你的职业发展应该考虑这个框架的领域和属性，但不需要把职业发展和这个框架的每个元素匹配，这些内容包括：

  a. 知识、技能和效率

  b. 安全和质量

  c. 沟通、合作关系和团队精神

  d. 保持信任

23. 你应该在这 4 个领域寻找发展机会，而不是把你的学习局限在你觉得最舒服的领域。

24. 除非因参与我们的健康活动而给予我们明确的承诺或条件，否则我们将不会提供关于你职业发展的具体建议。

25. 我们也会定时的探索和宣传我们认为与医务人员职业发展相关的问题，例如这些问题可能与医疗工作的特定发展相关，也可能涉及研究和管理相关的专业问题。与评估师讨论，这些问题是否与你的临床工作有关，以及是否应该用于你的职业发展，都将由你自己决定。

这些内容将决定评估讨论。这非常适用于护理和其他专职医疗专业人员的专业发展，此外，在高级实践中有职业发展和持续专业发展的模式，这可能有助于确定医疗专业人员个人发展计划

87

的各个方面。[16]这可能包括一些与临床工作并行的活动，具体如下：

- 研究和评审
- 高质量的进步和患者的安全
- 教学
- 管理和领导力

评 估

考试是由高等教育机构和国家机构(如专科学校、学院)设立的。在英国，最专业的医学考试是由皇家医学院开设和管理的。

工作场所评估

适用于重症监护培训和实践范围的系统，同样适用于大部分的职业评估，也就是工作场所评估。这些都可以纳入日常的临床工作中，并且在实际的临床工作中有一定的可行性(表5.6)。通过直接观察来评估就是来源于这种理念，专家通过观察操作整个过程来评价其操作的质量，这就像是机动车驾驶考试的方法论，使用观察评估法在实践中有着悠久的历史。

采用一种实用的评估方法，可以通过直接观察临床工作，并且对病例进行及时有效的讨论，形成随时可用的工具。

重症监护评估基地包括小型临床评估练习、直接观察程序化技能、病例讨论、重症监护临床评估工具等。可以根据经验选择上述中的评估方法，有一些客观的证据表明正确地应用上述评估方法则具有有效性和可靠性。多源反馈(MSF)是另一种有效的全球性能评估工具，特别是在很复杂的领域，例如团队工作。重要的是，为每个评估基地给学员提供集中的口头和书面反馈。评估基地提供了一个即时、结构化的反馈机会。

表 5.6　英国重症监护医学(FICM)评估方法[1]

评估项目	最小值
技能直接观察	8
重症监护临床评估工具	4
病例讨论	2
小型临床评估练习	2
多源(包括在指定的领域内进行自我评估)	1
特殊病例总结——最多 2000 字(以科室会议个人陈述为主)	1
日常总结——病例分析,患者情况,操作流程和危重事件	1
注解:不应该记录患者可识别信息	
对临床工作反思的记录——最多 500 字	2
所有教学活动的总结	1

多源反馈是一个客观、系统的反馈数据,采用结构式问卷,针对每个重症监护的学员。这是从许多利益相关者的表现中得出的,通常包括医疗专业人员和一些其他人员。

技能直接观察

评估员通过直接观察临床医生的实际操作过程对其实践技能和能力进行实时评估。详细内容可见表 5.3。性能评估并提供反馈。

重症监护临床评估工具

这个评估工具用来评估学员在一段特定的时间内管理工作的能力,例如临床轮班。评估内容可能集中于一些非技术技能,如优先次序和计划、任务管理、决策和团队工作,在重症监护室中,通常存在白夜班的轮换,所以评估应该集中于多个领域,包括病例的记录、时间管理、团队合作、有质量的交接班和团队领导力。

临床评估练习

这是用来评估学员在与患者的实际临床接触中的技能，其包括评估员直接观察学员的实际临床情况，例如对脓毒症患者进行初步的评估和治疗，目的是评估各种技能，比较病史的采集，体格检查，沟通技能和临床诊断。

病例讨论

病例讨论可用于各种培训和评估目的，就像本文中部分内容所说，其更加聚焦于患者管理。病例讨论还可以用于评估临床工作所需的知识和技能，例如循证实践、确保患者安全、团队合作、临床研究方法等。

选择合适的评估工具

在评价临床操作能力时，需要使用课程体系模型的方法，评判特定的知识、技能和行为。通过这些适当的认知，可以获得对特殊的评估场所心理活动和行为的学习结果。在一个培训项目中，学员将逐步形成循环的策略，去证明他已经掌握所需的技能。

需要多少工作场所评估和如何参与培训项目？

工作场所评估的目的不是为了让每个人都能胜任，而是通过监督学员的过程，提供一系列普通工作的缩影，从而推断出学员是否取得了必要的成长。不仅仅在具体的工作观察中，在其他相关领域的应用知识和技能，都应当对学员进行考察，但考虑到培训项目的时间限制，应该规定尽可能少的工作场所评估，但这个数量应该看成绝对最小值，实际需要的数量将根据个别学员的进度和他们的指导老师来定，应该鼓励学员尽可能参与他们觉得有需要的评估基地，以获得所需的能力。

必须强调的是，在对学员的进展作出结论之前，并不需要对能力进行单一、有效、可靠的测试，也不需对所有临床证据进行复审，也不需用不同工具对绩效进行测定。

观察评估心得

直接观察工作的评估方法是根据这样一种方法，即专家通过观察专业来判断整个过程的好与坏。就像机动车驾考考试方法一样，使用观察评估法在实践中已经有着悠久的历史。评估基地可以向学员提供即时的反馈。

总　结

培训和教育是高质量重症监护的保障。[17]上面已经介绍了对局部和系统教育的方法，也详细介绍了许多教育工具和评估策略，这些方法也同样适用于职业的持续发展，这将会在实践中得到验证。

（李白翎　译　汪　伟　审校）

参考文献

[1] Available at：www. bombayhospital. com/.

[2] Available at：http：//www. ficm. ac. uk/curriculum-and-assessment.

[3] Available at：http：//www. ficm. ac. uk/advanced-critical-care-practitioners-0.

[4] Vicinus M，Nergaard B. Ever Yours，Florence Nightingale. Selected Letters. Cambridge MA：Harvard University Press，1990：385 – 387.

[5] Available at：www. cobatrice. org/.

[6] Scheele F，Teunissen P，Van Luijk S. Introducing competency-based post-graduate medical education in the Netherlands. Med Teacher，2008，30：248 – 253.

[7] Available at：www. royalcollege. ca/canmeds/canmeds2015.

[8] Available at：www. csmen. scot. nhs. uk/resources. aspx.

[9] McGachie W, Issenberg S, Barsuk J, et al. A critical review of simulation based mastery learning with translational outcomes. Med Educ, 2014, 48：375 – 385.

[10] Nimmo G, Shippey B. Clinical Skills in Intensive Care//Webb A, Angus D, Finfer S, et al. Oxford Textbook of Critical Care. Oxford：Oxford University Press, 2016.

[11] Shippey B, Nimmo G. Simulation in Intensive Care//Webb A, Angus D, Finfer S, et al. Oxford Textbook of Critical Care. 2nd ed. Oxford：Oxford University Press, 2016.

[12] Available at：www. abdn. ac. uk/iprc/ants/.

[13] Reader T, Flin R, Lauche K, et al. Non-technical skills in the Intensive care unit. Brit J Anaesth, 2006, 96：551 – 559.

[14] Nimmo GR, Wyllie G, Scarth J. Critical events training for neonataland paediatric extracorporeal membrane oxygenation. J Intens Care Soc, 2008, 9 (1)：20 – 22.

[15] Available at：http：//www. gmc – uk. org/education/continuing_ professional_ development/26745. asp.

[16] Availableat：www. advancedpractice. scot. nhs. uk.

[17] Nimmo GR, Fox – Robichaud A. Education and simulation techniques for improving reliability(QI) of care. Curr Opin Crit Care, 2007, 13：737 – 741.

第6章 领导力和组织发展

Carlos Daniel Scheinkestel

Director Intensive Care & Hyperbaric Medicine, The Alfred Hospital adjunct Clinical Professor, School of Public Health and Preventive Medicine, Monash University

Debby King-Rowley

Director Burlington Group, Melbourne, Australia

要　点

1. 团队必须有方向和憧憬：明确的方向有助于更快到达目的地。

2. 建立一个团队成员互相信任、取长补短的优秀的团队，团队成员有高于个人目标的共同目标，因此能够产生卓越的成果。

3. 打破禁锢：ICU 必须很好地融合成整体并及时响应医院的需求、匹配组织目标、策略和业务目标。

4. 吸引、激励和培养充满活力且忠诚可靠的、对新思想和方法开放并期待持续提高的职业团队，同时确保对他们的期待是清晰的而团队每个成员都有相应的职责并对该职责负责。

5. 在工作量、工作环境和待遇方面创造一种公平和透明的文化，彻底、公开并及时处理各种问题，而不畏惧处理困难问题。创造一种在挑战、奖励和文化方面都能体现出职员受到激励、拥有工作热情并热衷于实现更高的部门成就的环境。

前　言

在 2005 年，墨尔本阿尔弗雷德医院的一些备受尊重和经验丰富的危重病学专家虽然在同一个大机构却各自单干。

虽然 ICU 声望很高，但作为一个科室其在组织内部或外部都没有受到重视，并且对科室未来发展没有憧憬。科室成就产生的收益仅与个别人有关而不是科室整体，其中临床操作没有一贯型、预算超标、培训和教育水平一般以及患者恢复结果也欠佳。危重病学专家们各自几乎不相干，而 ICU 也几乎不参与医院其他科室的事务，也没有人咨询 ICU 的意见。ICU 的医生和护士视自己为独立的实体，与医院的其他科室分开，而这种态度在医生护士的培训中被反复灌输。

基于 Katzenbach 和 Smith 在《团队的智慧》[1]中对团队表现曲线的讨论，危重病学专家是一个典型的"伪团队"的例子，即一群原本有需求或机会实现显著、增值表现的人，但他们没有关注集体表现也没有尝试去实现集体更佳的表现；他们没有兴趣形成一个共同目标或设置绩效目标，即便他们自称为一个团队。因此，ICU 无法发挥其最大潜能并且与医院的其他部门联系薄弱。

这种情况与今天许多 ICU 的情况类似。令人失望的是，2014 年末澳大利亚新西兰重症监护学会（ANZICS）和重症监护医学学院（CICM）举办了一场从业人员峰会，其主要观点之一发表于 ANZICS[2]的实时通讯栏目中，认可了"重症监护医生的目前角色不应该有重大改变"的观念。在峰会中有人表达了比较强烈的观点，声称 ICU 医生应该待在 ICU 病房，仅救治危重症患者，非高依赖病房（HDU）的患者，并拒绝 ICU 之外的职位。

我们 ICU 的情况相当严峻，因医院的高度专业化病例需要高效运行的 ICU。大约 30% 的医院经费都与 ICU 患者住院相关。在我们医院，ICU 欠佳的表现不仅成了患者在不同科室之间转移的瓶颈，也成了一个财务负担。

2007 年，ICU 医生集体行动，通过设立自我激发目标，干预行为方法，改变现状，其中大多数改变都和我们地区公认接受的实践趋势相悖，我们也是地区里做出如此改变的少数 ICU 之一。

通过协调努力和精心策划，我们的 ICU 现在成了一个具有凝聚力的团队，提供世界上最好的临床医疗服务和创新无缝的患者护理。同时，ICU 也与医院其他科室整体化，目前无论在医院还是在更广的医疗群体中都被认为是一个卓越的科室，成为组织发展和管理的典范。

基于我们曾经采用过的干预措施，我们 ICU 的变革被描述成了组织改变的一种实践途径。

实现文化改变和组织变革的方法不止一种，并不是说我们的方法是唯一的方法，也不是说我们的方法一定正确。虽然我们做出的尝试对我们有效，却并不一定对其他科室都适用。我们能够肯定的是我们所做的尝试中的一些方法可以被借鉴或调整后，推动其他组织发展。

挑　战

对我们来说，挑战就是组建一个负责任并可靠的积极性高、专业技术过硬、参与度高的杰出团队，他们愿意"以一种特殊的方式一起工作，作为一个'超级团队'，彼此相互信任、取长补短、有高于个人目标的共同目标，因此能够产生卓越的结果。"[3]

为了从一个"伪团队"变革成为一个杰出的团队，必须实现一系列的目标，包括：

• 培养对内对外均有效的沟通能力以改善专业人员间关系并打破禁锢。

• 与医院的其他科室建立桥梁，建立共同的组织、策略和业务目标。

• 建立完善临床操作流程，以实现患者预后最佳。

• 建立用于管理和汇报职员及财务表现情况的制度。

• 改进科室培训和教育方式，推进我们的 ICU 成为澳大利亚危重病救治的首选。

- 提高 ICU 的科研水平，有能力支持一系列的科研活动，以达到学术研究的国际顶尖水平。

- 通过定期总结临床医疗服务的各个方面以形成注重提高质量、持续改进表现的文化，在必要时改进策略。

我们希望有能力吸引、激励和培养多样化、高度投入的员工，并希望他们能够对新思想和方法保持开放的心态，愿意持续提高自身能力和知识水平，以创建一种能提供最好的临床实践、高效并负责任的重症救治的环境。这样人力和物质资源都能够以标准化的模式进行有效的管理。

在 ICU 主任的带领、激励和推动下，重症监护医生协作完成必需的改变，并制定相关策略来实现这些目标。总体上，下图展示了我们 ICU 实施的策略（图 6.1）。

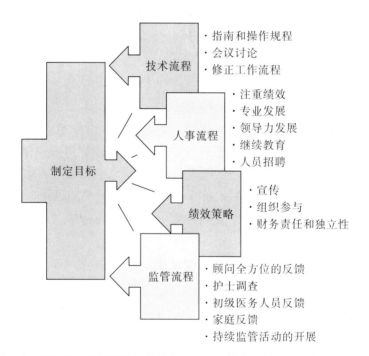

图 6.1　目标是各种干预措施的驱动力，干预措施的首要任务是实现目标。干预措施制定和执行中收集的信息在需要时也有助于更新/改变目标

目标和愿景

转换过程的第一步就是为 ICU 医生制定愿景目标——该目标能够为 ICU 清晰描述出一幅令人激动且光辉的前景，并且能够通过吸引其他同行共享并参与其中。[4] 虽然部门所有职员都需要参与该过程，ICU 医生应担任首要任务，因为他们将对科室的文化改变有最大的影响。ICU 医生共同制定了一个使命以清晰描述 ICU 的目标和愿景(图 6.2)。

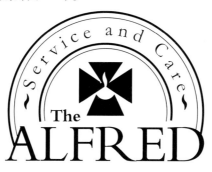

图 6.2　阿尔弗雷德医院 ICU 使命宣言

在目标得到大家认可后，ICU 医生利用他们各自的优势系统地弥补了流程缺陷。每个 ICU 医生都承担相应职责，并对其所在区域的进程负责。

重症医学科

使命宣言

作为 ICU 的专科医生，我们的首要任务是为阿尔弗雷德医院各种危重症患者提供安全、高质量的舒适医疗服务和支持。

* 临床护理：我们的目标是基于循证医学，通过重症医学(ICM)团队的卓越、富有同情心并始终如一的合作，实现患者的最佳预后。任何情况下，患者的愿望及亲属的希望都将用成功和生存的可能性得以平衡。我们的临床实践将包括治疗无效后的临

终关怀服务，保证患者的尊严。

● 沟通：目的是让我们的患者和他们的亲属能够充分知情，也为了有效和我们的同事及医院其他职员进行沟通。

● 支持：在部门内外建立积极的关系。在临床和学术追求中给予我们的同事大力支持，使我们能够吸引、激励并培养充满活力、忠诚可靠的职员，让其得以持续提高自身的知识技能。

● 教学：促进所有 ICU 和医院职员在重症医学方面的继续教育。我们希望阿尔弗雷德医院能够成为全澳大利亚重症医学培训最好的地方。

● 科研：使阿尔弗雷德医院重症监护室在学术研究方面始终作为国际卓越中心。鼓励和支持一系列学术研究活动，定期参加国内外重症医学会议，促进学术交流。

● 管理：提供可靠的人力和物质资源管理，实现最佳实践、成本效益的重症医学科。

● 质量保证：通过定期回顾，对各方面工作进行持续改进，不断改善我们的临床工作和服务，以便在需要时改变策略。建立长期和短期的年度目标，这也是我们通过共同努力以实现的目标。

● 价值观：为了将以下价值观——同情心、真诚、承诺、尊重个人信仰及差异体现在我们工作的各个方面，愿意接受新的想法和方法。

ICU 医生们因为强烈支持目标并希望 ICU 始终处于最先进技术的前沿，所以在经济上支持 ICU，捐献出个人收入的一部分给科室，这部分费用将按特定方式使用。有了这些可用的经费，就能发起和执行一系列的干预措施，让我们离实现目标更进一步，并让我们进一步思考未来。

愿景的实现：干预措施

我们制定了 4 种干预措施，以帮助我们将目标与 ICU 医生的技术、指导员工选择和发展的人事流程、绩效策略以及持续监管和改进联系起来。

技术流程

指南和技术规程

依据患者的轻重缓急提供最好的临床治疗、高质量临床护理以降低死亡率和发病率，团队制定、审核并确保符合循证医学的指南，以及一系列的关键核查清单。在最初版本的指南和技术规程取得成功结果的基础上，团队近期将删除不必要的有差异的临床操作，作为一项科室目标。

我们的临床预后结果，不仅包括标准死亡比（SMR）以及不良反应，还包括我们所有的关键绩效指标（KPI）——手卫生、中心静脉导管相关血流感染（CLABSI）、坠床跌倒、压疮、用药差错，这些全都是持续监管的目标，我们的流程也会定期更改以实现最好的临床结局。

会议讨论

建立工作流程和体系以彻底、公开和及时地处理各种问题，以确保我们不必担心处理棘手问题，同样的问题不会重复发生，且临床实践尽可能好。这需要每周科室会议内容的增加，不仅为了对死亡率和发病率进行详细回顾，更是为了讨论其他的问题。有必要时，重症监护医生会自愿地为一个问题负责，起草解决方案并提交给团队以寻求意见后执行。起初，会议由 ICU 主任主持，但现在则由部门资历深的科室医生主持会议。

该会议优先于其他会议，所有 ICU 医生和护士长都必须参加，并且鼓励高年级实习生参加。这样的部门是充满活力的，而持续的改善也逐渐形成了一种文化，ICU 护理管理层习惯性将 ICU 称为密集改革单元。

部门充满活力的特征无意间成了 ICU 取消医疗休假的原因。实际上，这样的改变挺让人不安的。我们已经通过制定休假期间规则来处理这个问题。ICU 医生需要与部门保持定期联系，接收和阅读咨询顾问会议的记录，并安排远程会议来讨论重大事项，通知科室其休假的时间安排以及其既定目标的实现情况。

工作流程修改

对工作量进行仔细分析，重新安排值班表，根据工作量匹配合适的劳动力以改善对患者的监护。以前，工作日 ICU 医生按日值班，白天上班晚上都仍要值班。随着我们的床位使用率和患者复杂度的增加，这就不是最优方案了。为了实现对危重患者治疗的连续性，白天被分成了 7 个时段，而夜晚则分成了 2 到 3 个时段。有时，工作日也可被分成 3 或 4 个时段，但不能少于此。起初周末 2 位医生值班，但现在有 5 位医生值班，晚上则由第 6 位医生值班。这样，自愿值夜班以及周末值班医生的人数增加，延长了内部会诊的时长的同时，也改善了医生工作—生活的平衡。我们在下午 6 点到第二天早上 6 点之间接收的患者多于早上 6 点到下午 6 点接收的患者，因此，之前值班意味着全天工作，经常是夜间工作、接下来一天继续工作的连轴转。引入新的夜班制度以后，意味着夜间被分给了团队各个成员，当你值夜班时，你就不用值白班，让白班和夜班都更加容易被接受。

在周末，我们曾经是减少了上班医生的人数，但是工作量太大导致医生需要休息数日。在周末增加了医生以后，工作量得到控制，疲惫便不会成为一个问题，也降低了医疗差错的风险。

此外，我们正式安排了额外的 ICU 医生作为后备值班人员。随着我们的体外膜肺氧合（ECMO）工作量的增加（ICU 医生经皮进行插管）以及更多需要 ECMO 的患者的出现，现在的值班人员已经无法承受额外的工作量，所以再安排一名医生值班以应对这些紧急情况。该 ICU 医生也能够替代临时请假或在工作量变得过大时进行协助。该额外值班人员是在没有额外经费的情况下工作的，也是利用自己的非工作时间。团队觉得为了改善患者救治提供这样的支援是重要的，同时也改善了医生的工作状态。

今年随着患者数量的进一步增加，工作量再次成了一个问题。我们将科室分为 4 部分而不是 3 部分，以更好地管理工作。这个改变添加了额外 1 年的病房服务，但增加的工作量通过增加少量医生就解决了。

这些改变被团队视为不仅是 ICU 医生对患者救治能力的提高，也是 ICU 医生自身的改善，并在没有向医院申请额外经费的情况下自愿执行的。

初级医护职员也进行了类似的值班改变，但符合"安全劳动时间"。

通过这一系列改变，团队培养了一种在工作量、工作条件和收益方面均公平和透明的文化，所有私人工作收入均由一个公司发放并平均分配给团队成员。

人事流程

注重绩效

团队成长并受益于职责和责任清晰化以及团队每个成员对特定事项负责。ICU 重新安排了 5 个副主任以关注其关键绩效领域以及利益相关者，分别是创伤、综合、心胸（我们的主要患者群体）、质量改善、科研及教育。

进一步的重组的目的是确保所有的医生每年设置最小工作量。预约人数最少的咨询顾问可以选择显著增加其对部门的职责或者离职，而预约量大一些但仍然低于 0.6EFT 的医生则逐渐转为全职。

团队建立相关流程通过定期回顾和反馈工作内容的各个方面来持续评估和提高绩效。利用团队内部的优势，团队建立了新的医疗模式，并开展新的业务，例如从当地或偏远地区收治需要 ECMO 的患者。

学术休假则合并到部门投入中以确保他们能够匹配部门目标和需求。

在团队的积极参与下，部门设计并实施了一个 360°全方位的年度绩效回顾方案（表6.1）来评估 ICU 医生。所有初级医护人员、护士管理层、同事以及超过 100 名经常与 ICU 有接触的其他部门医生被邀请参与并对所有 ICU 医生进行反馈。通常来说，这意味着每年有 80 到 100 人给每个 ICU 医生提供反馈。每个绩效等级都有清晰的期望值（前 33%，次 25%），任何不足都得到了积极管理和指导，有时是来自内部，有必要时则来自其他非医疗部门的顾问。万不得已时，如果绩效没有提高到设定的标准，合同不会更新。

表 6.1 　年度重症监护医生 360°全方位绩效评估问卷

在我需要 ICU 时，我愿意受到该医生管理

专业知识基础扎实

对患者管理有详细而系统的方法

能够高效应对患者家属

在面对复杂的患者管理问题时善于与其他医生的直接沟通（包括其他单位、部门）合作，并高效处理

能够有效监督初级职员

与护士团队相处融洽

在不同工作区域建立高效工作关系和合作关系

在他人需要帮助时能够及时给予建议，或在必要时亲力亲为

能够处理困难但必须解决的问题

有效帮助他人发展和实现其潜能

有主观能动性、自我激励、关注问题解决方案

是一个有效的老师

善于并及时处理非临床工作

是部门的优质资产

能够完成部门的目标设定

献身和忠于部门

拥护持续改善和文化改变

为部门展示憧憬和目标

能够激励他人实现设定的部门目标

在部门内创造一种环境让所有人都能高效工作

在医院里承担对 ICU 和或医院有积极作用的角色

给部门带来新思想并有助于实现变革

为改善和变革寻求机会

- 最后 6 个问题只适用于部门主任
- 并不是每个小组得到的问题都是一样的——即同事、外部咨询顾问、
护士管理层以及初级医护人员，每个组得到以下问题的不同组合

　　按照这种方式，ICU 医生能够持续改善绩效，外部团体也会感激他们的意见得到了尊重（部分原因是所有问题都能够得到妥善处理），ICU 和机构其他部门的互动也得到了进一步增强。年度团队概况如图 6.3 所示。

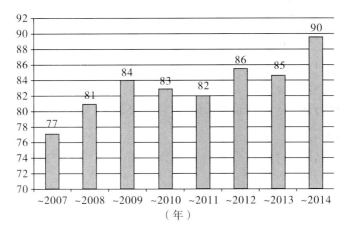

图 6.3　团队绩效回顾结果显示多年以来的改善

专业发展

　　能够实现机构变革的最大因素是激励团队定位越来越高的成就。这绝非易事，因为其需要努力工作，不仅在我们熟悉的技术领域，而是涉及非技术能力。除了有实现此目标的愿望，还需要实施的相应能力和技能，这里的关键就是提供所需的工具和技能组合，许多内容对团队来说是全新的而且通常在医学或专科培训中都是未涉及的。

组织的持续性专业发展如果没有比个人方面更重视的话，至少应得到同样的重视。我们邀请了一个机构变革专家团队参与，同时也计划了团队的年度发展战略，这些通常都是通过每年一系列的专题研讨会来制定的。

发展工作的基础基于数个评价工具的运用，包括 Myers – Briggs 性格类型指标（MBTI）、Thomas – kilmann 冲突模式测试工具（TKI）以及 Belbin 团队角色理论。考虑到团队的背景，在最初阶段我们把关注点放在提供沟通能力、管理自我、平衡团队多样性以及实现可持续的出色状态。我们也学会了一些技巧来增强领导、管理改变、提出和接收反馈并熟练掌握系统性思维。在我们的互动中，团队趋于成熟，我们进入到更深的认知层次：在个人层面对改变产生免疫力、个人价值系统的组成和他们的潜意识对行为模式的影响以及自我批评在对我们进一步发展的限制中的作用。今年，我们关注的是"重症监护医生 +"的概念、复杂适应系统以及商业理念，例如为什么有些机构发展繁荣而有些则不然。

随着针对 ICU 医生的发展项目的成功实施，一个针对高年资医生的项目也发展了起来，主要涉及培训、临床领导力、带教、指导、团队合作以及谈判技巧。该项目与他们的角色拓展到医院夜间重新排班产生的创新角色"医院临床领袖"相结合，这个角色是独立于 ICU 产生的。

随后，护士领导团队也建立了类似的项目，主要关注沟通能力、给予和接收反馈、领导力、冲突管理和职责以及责任。

在一系列专题研讨会中学习到的技能将通过正式化的导师与教练关系植入到以下群体：

- 副主任与新委任的医生
- 所有医生和高年资实习生
- 高年资实习生和低年资实习生
- 高级助理护士长和初级助理护士长
- 高年资护士和新入职护士

这些关系让医护团队在担任新角色时能够得到指引，确保他们能明确目标，并帮助他们实现这些目标。

通过模拟会议进一步促进护士和医生的合作，包括计划和即兴会议来提高技术能力，更重要的是增强非技术能力，包括团队合作、决策以及执行效能。

领导力发展

最近，基于采用领导力圈（Leadership Circle）的评估得到的启示，所有的主任的领导力都得到了进一步的发展。领导力圈是一项 360°全方位的评估方法，它与其他评估方法的不同之处在于它不仅测量领导力同时评估驱动行为的内在假设。该评估方法被用于提示主任们他们正在做的事，为什么他们会这样做，以及发展的关键机会。通过 6 场一对一高强度指导，主任们意识到他们之前没有意识到的细节问题，在领导力和影响力方面获得明显的提升。

两个副主任也参加了大学进修并获得了"卫生系统管理专业证书"，该证书是由墨尔本大学和维多利亚州医疗卫生重建项目部共同颁发。

继续教育

所有的 ICU 医生都有正式的 ICU 资质，而某些有第二专业包括内科、麻醉和急诊医学。正式亚专业资质包括肾脏、呼吸、临床药理、毒理学、心脏病学以及感染病学。他们全部都在莫纳什大学有学术职位。

保持多技能处于高水平是在 ICU 工作的激励部分，这就要求夜班医生必须能独立应对各种患者，鼓励所有医生在他们感兴趣的领域进一步提高他们的能力。

多样性增强了团队的总体效能，过去几年在他们所关注的领域尤为明显。9 名医生在心脏超声方面有正式的资质，2 名在教学方面有大学资质，1 名有临床超声资质，1 名获得生物信息学硕士，5 名取得临床模拟教学资质，1 名获得公共卫生硕士，还有 9 名是高级生命支持（ALS）指导员。

团队现在学习的新技能包括信息技术、社交媒体、精益思想以及质量管理(Six Sigma)。

人员招聘

根据组织变革大师 John Kotter 的观点,[5] 巩固组织变革改善内容的关键之一就是招聘那些能够执行并实现目标憧憬的新人。按照这种原则以及建立在以团队的方式实现目标的基础上,新 ICU 医生的招募需要重新定位。候选人的筛选标准是拥有实现目标而需要的特殊技能,并且能够弥补现有团队成员技能不足部分的候选人,尤其是那些已经表现出对部门至关重要能力的人。此外,在热心于高效能团队工作以及乐于协助目标实现方面制定清晰的招聘标准。

因此,一些传统的面试问题被剔除,取而代之的是那些能够探查文化适应能力以及在团队环境能够发挥良好的能力。在面试非重症监护医生时,这些标准需要做一些调整。

利益相关者策略

知识传播:教育和课程

我们首先对内部教育系统进行了全面修订。我们增加了临床模拟的引进,并开发了一个用于帮助夜班、外出或过于忙碌的职员学习的在线教育和知识转化资源的博客。[6] 该博客与我们现存的网站链接,并每周 7d 全天开放。[7] 尽管最初设置该博客是为了服务本土,但目前博客的访客中超过 2/3 的是来自海外的 130 个国家,每周平均 1000 次点击访问。

在显著改善我们的患者死亡率和所有关键 KPI 之后,同时受到我们活动兴趣的刺激,以及我们提升自身教学技能之后,我们现在应该义不容辞地与更广泛的 ICU 群体分享我们的知识。

从最初只有小部分内容到现在已经发展到外部课程每年超过

30 个单独案例。这些课程也能够作为一个推动力，让我们教课程的重症医生们能够不断了解他们亚专业领域的最前沿技术，促使他们也成了更加好的临床医生。为了运作这些课程，重症医学的医生们需要彼此配合而这将在部门进一步提高团队的活力和效能。另一个附带好处是因此为部门带来的经费，这些经费将会被 100% 用于 ICU 的科研、教育、项目和设备。

从医疗的角度看，很多这些课程并不局限于 ICU，同时也适合其他的学科，因此也进一步增强了与利益相关方的互动。

ICU 医生都透彻地理解我们该项非临床工作的重要性，也清楚所有的 ICU 医生都被期望参与和协助。每个课程在结束后都会进行正式的评估，而我们的课程分数一直都是在 80 多分甚至更高。因此，我们强化了我们的"品牌"，而我们也能够进一步将我们的 ICU 和医院建设成一个在教育、研究和患者护理方面都卓越的中心。

组织参与

我们为团队和个人在参与医院活动、参与医院其他部门以及在内外部委员会的参与设定清晰的期望值。

这项举措让 ICU 在实现全院目标中成为一个积极的参与者，这在此前是被视为次要于部门优先事务的。团队的孤岛思维的削弱，让 ICU 实现了跨部门的共同目标。

目前 ICU 团队成员列席了 30 个院内委员会和 67 个院外委员会。这有力地证明我们队环境有感知力，积极参与并知晓所有涉及或部分涉及 ICU 的计划和活动，并能够去影响它们，当有机会出现时，ICU 能够主动地最大程度利用这些机会。

此外，这种程度的组织参与度意味着 ICU 能够跨部门提供无缝的患者救治。与此相关的例子如下：

1. "夜间医院"，ICU 担任着重要的一个角色。为 ICU 高级专业医生设置的除了他们本身 ICU 职责以外的项目"临床领袖"，是医院夜间初级医疗团队的领导，主要负责初级员工的团队协作、工作负荷的协调、管理、教学等等。ICU 已经建立了一个培训课程来培训该职位所需的能力，包括领导力、导师能力、谈判技巧、统筹方法等。

2. ICU 已经超过 100% 床位使用率运行了数年。ICU 的病床压力比较大，而患者一旦不需要使用血管活性药物或有创通气就应尽早转入普通病房。这种情况，再加上医院特殊的病例，使得医院的床位变得非常紧张。因此 ICU 建立了一个新的团队，他们无须承担 ICU 内部的职责，而是单独处理 ICU 外部事宜。包括：随访转出 SICU 24 小时内的所有患者并在必要时继续随访、参与急诊科（ED）的所有创伤患者的救治、参与所有医疗应急组（MET）等。这让 ICU 能够高度参与医院的事务，促使有更多部门将新的患者收治到 ICU，并增加 ICU 与其他科室的互动，进一步打破孤岛。这个团队在白天由一个 ICU 医生、高年资执业医师和 ICU 联络护士组成，而夜晚则由一个独立的高年资执业医师当班与 ICU 专科医生备班。这几乎可以确保该 ICU 能够让在澳大利亚和新西兰工作时间出院的不同患者得以生存。无论是在工作时间还是非工作时间死亡率都是 2% 左右，然而澳大利亚新西兰的数据显示非工作时间出院的患者死亡率为 6.4%，与工作时间出院的患者死亡率 3.6% 相比，要增加 78%。[8]

3. 澳大利亚有一个 KPI 要求，即到达急诊科的患者必须在 4 小时内住院或出院。如果没有达到这个要求则会需要承担财务结果。在以往，从急诊科转院到 ICU 只有不到 50% 的患者是在这个目标时间之内的。ICU 主动与急诊科合作来解决这个问题，采取了一系列的行动。包括每天晚上 9：30 安排一轮"ICU 快速住院团队（RIAT）"，主要由夜班 ICU 医生带领，评估急诊科所有急重症患者并加快他们的住院速度。我们的 4 小时 KPI 现在持续稳定在 75% 以上，为患者和医院带来了良好的结果。

财务责任和独立性

医院经费的严格审查制度意味着，在无法控制患者的病情时，我们尽可能收治更多的患者。不但病床数增加了（8 年增加 36%），更重要的是提高了效率，每年每个病床收治更多的患者（8 年提高 27%），并控制费用在预算之内。

后者的实现主要是因为改善了操作和流程，也意味着我们减少了因为 ICU 床位不足导致的择期手术的取消、降低了由于床位不足导致的非营业时间出院患者数、避免了提前出院和院内转移。这也意味着此前患者是无法入住 ICU 的，例如食管切除术、半肝切除术、Whipple 术和复杂血管手术现在也能够入住了。

在护士方面，我们也实施数项改变来让财务优化。我们取消了使用成本高达每月 18EFT 的代理员工。我们取消了成本较高的值班，如两档班制并将我们的加班时间从每周 300 小时降低到了少于每周 25 小时。我们也把请假时间从超过 10 000 小时降低到了少于 750 小时。医院对此高度赞赏，因为实现了在预算内完成工作的目的。最后，ICU 护士长将此成功经验推广到医院其他科室。

采用类似的严格方法来处理我们的耗材预算，减少不必要的变动，为科室省下了一大笔钱，也就是为医院省钱。

软资产和课程产生的利润让科室得以购买此前买不起的最新技术。

监督过程

我们积极从所有员工获取反馈。为了 ICU 团队能够实现最佳效能，给予和接收反馈必须是逐渐自发形成，成为一种例行程序以及文化的一部分。

除了每年 360° 全方位的回顾，每次轮转末期我们都会从所有低年资医护人员处收集反馈，采用的是 NASA 任务量指数（图 6.4）。

	职务	日期

对于所有问题，请在垂直线上打X来描述你的反馈。

1.脑力需求　　　　你在ICU的工作量需要脑力的程度有多高？

非常低　　　　　　　　　　非常高

2.体力需求　你在ICU的工作量需要体力的程度有多高？

非常低　　　　　　　　　　非常高

3.时间需求　你在ICU的工作节奏快慢程度有多高？

非常低　　　　　　　　　　非常高

4.绩效　　　你在完成指定任务时有多成功？

完美　　　　　　　　　　　失败

5.努力　　　要实现你这种程度的绩效你的努力程度需要多高？

非常低　　　　　　　　　　非常高

6.挫折　　　你有多不安、泄气、恼怒、紧张和烦恼？

非常低　　　　　　　　　　非常高

7.教育　　　你在ICU学到的东西多吗？你觉得你在ICU期间是否值得？

非常低　　　　　　　　　　非常高

8.愉悦　　　你享受在ICU的工作期间吗？

非常低　　　　　　　　　　非常高

9.推荐　　　你愿意推荐其他人来ICU工作吗？

非常低　　　　　　　　　　非常高

10.你是否还有其他建议？

图 6.4　NASA 任务量指数

　　此外，所有护理员工（＞400 人）每年都会受邀参与一个问卷调查，以评估影响护士工作积极性、去留和幸福感的关键问题，并制定和实施相应的策略来应对这些问题。

　　正是从这些调查中得到的反馈让我们得以开展相关的项目来提高护士管理团队的能力。调查结果促成了护士团队的重组，以及值班和患者安排的重置。

　　年度的调查确保了关键问题能够得到持续的处理，部门内的团队协作和沟通也能够得到改善。

　　为了完成反馈闭环，我们也建立了一些机制（海报、邮件、谣言档案、质量报告、网站、博客、会议、屏保），让员工在临床和财务单元绩效、KPI、任务进展和其他"好消息"方面提供反馈。我们取得的成绩也和其他区域的更多机构进行分享以在条件合适的情况下复制。

　　我们也从我们的危重症患者的家属处获取定期反馈，他们可以在接待区通过 iPad 上的 app 进行反馈，每天有超过 1500 次的阅读量。该 app 大大改善了我们与患者家属的沟通，目前状况，他们在 98％ 的时间会持续为我们评分为良好/优秀。

　　我们工作的各个方面的表现都被监督，以确保我们的改善能够延续，任何新出现的问题都能够及早被发现并针对性改善。

　　ICU 医生在参与各种委员会、学术交流和海外会议时产生的与医院内外多方面的交流，让他们对 ICU 的形势有更清晰的认识，这些问题会定期在会议上进行讨论，并助力和指导团队未来的活动和努力方向。

　　大量的工作让我们产出了卓越的患者治愈服务效果，并使我们在 ICU 在同行中处于领先地位。我们对所取得的成就很自豪，而团队也非常清楚，革命尚未成功——我们必须不断改善我们的表现。

　　回报时间很长，用了 8 年时间，但是现在我们在"收获奖励"。[9]

展　望

ICU 的一位医生最近评论说，到达山顶后，只有一条路可走：下山。我说，山外有山，在山顶，我们将寻找另一座更高的山。

（瞿昌晶　译　罗哲　审校）

参考文献

［1］Katzenbach JR，Smith DK. The Wisdom of Teams，Creating a High Perform-ance Organization. New York：Harper Collins，2006.

［2］The Intensivist：ANZICS December，2014.

［3］Senge PM，Roberts C，Ross RB. The Fifth Discipline Field book，Strategies for Building a Learning Organization. New York：Bantam Doubleday Dell Publishing GI，1998.

［4］Kouzes JM，Posner BZ. The Leadership Challenge，How to Make Extraordi-nary Things Happen in Organizations. 5th ed. San Francisco，CA：Jossey Bass，2012.

［5］Kotter J. Leading Change. Boston，MA：HBR Press，2012.

［6］Available at：http：//intensiveblog. com（2014）（Accessed28 July 2015）.

［7］Available at：http：//www. alfredicu. org. au（2010）（Accessed21 July 2015）.

［8］Gantner D，Farley K，Bailey M. Mortality related to after-hours discharge from intensive care in Australia and New Zealand，2005 - 2012. Intens Care med，2014，40：1528 - 1535.

［9］Available at：http：//www. alfredicu. org. au/about/awards-and-accomplishments/.

第3部分

决策与沟通

第7章 伦理规范

Thomas Woodcock

Clinical Ethics and Law at Southampton,
University of Southampton

要 点

1. 关于重症监护中的许多伦理问题的认识对所有医生都是至关重要的。

2. 能够完成伦理咨询的能力是一种常常可以避免法律干预的技能。

3. 重症监护的患者通常因病情太重而无法对他们的治疗方案或是否参加研究表达意愿或进行判断。

4. 即使在机体功能不可能恢复至脱机生存的情况下，重症监护仍然可以帮助医生维持患者的机体代谢和生存。因此我们有必要重新定义死亡和无效治疗。

5. 流行病造成了需要为濒临死亡的患者分配相对稀少的重症监护病床的道德困境，并引发了关于如何选择一名患者而不是另外一名患者的道德问题的大量讨论。

做出艰难的选择

我应该怎么做？之前只要回想一下在以前在类似情况下怎么做的，或者其他德高望重的同事们怎么做的就足够了。这种基于案例的推理（决疑论）可能是现代实践中大多数无争议的伦理选择的方式。近年来，哲学家、伦理学家和政治家对医学伦理学产生了浓厚的兴趣，越来越多的专业标准、指南、国家法律和人权立法试图告诉我们必须做什么。即便如此，仍有足够多的困难案例，使我们必需对此应用一套我们相信是公平、客观和一致的认知系统。我们必须知道一些决策者可以运用的伦理策略。

道德推理

考虑以下情况：

你只剩下 5g 复苏剂，打算给 A 先生救他的命，这时候护士指出病房里还有其他 5 位患者，且每位只需要 1g 复苏剂就可以救他们的命。1g 复苏剂救不了 A 先生的命，这种情况下，你仍然把 5g 复苏剂给 A 先生？还是给其他 5 位患者呢？

功能性磁共振成像研究为生物学行为中的道德推理提供了显著的图像。[1]当我们思考令人厌恶的行为时，与情绪有关的大脑区域就会被激活，但解决个人道德困境的是抽象推理和认知控制相关的区域（包括背外侧前额叶皮质和扣带前皮质），在这种困境中，功利主义价值观需要"个人"违反道德。哈佛大学心理学家 Joshua Greene 称这是双重过程理论；道德判断既受自动情感反应的影响，又受自律地、自觉推理的影响。以上情况是 Phillippa Foot 于 1967 年提出的"电车难题"的变体并被 Greene 使用。[1]

原则主义：西方道德哲学的一种主流进路

Belmont 报告[2]是在 Tuskegee 梅毒实验丑闻后由国家生物医学和行为研究保护委员会委托编写，用以确定核心生物伦理原则。提出的 3 个原则是尊重个人、善行和公正。一系列生物伦理委员会来而复往，直到目前的负责研究生物伦理问题的巴拉克·奥巴马总统委员会。肯尼迪伦理研究所成立于 1971 年，位于华盛顿乔治敦大学，是美国历史悠久的学术伦理中心之一。在英国，诺菲尔德生物伦理学委员会成立于 1991 年，是一个独立的机构，并负责审查和报告生物学和医学方面的伦理问题。世界卫生组织保存着一份国家伦理委员会名单。

最常被引用的现代伦理原则是美国乔治城大学的 Beauchamp 和 Childress 提出的。在 Belmont 报告的尊重个人自主权、善行和公正的原则中，加入了不伤害原则，这让我们想起了拉丁语格言"primum non nocere"（首先，不要伤害）。它们被称为乔治敦圣歌而被广泛引用。还有其他伦理学家、其他教科书和其他原则，特别强调尊重自主权或自我决定权，是现代[西方、受教育程度高、工业化程度高、富有、民主社会的人（WEIRD）]道德观的特征。在现代道德观中，患者常常被认为是消费者。

多元主义

据说，相对于个人和消费者的权利，传统的"东方"文化更尊重家庭和社区。女权主义者声称，女性的价值观没有得到标准伦理方法的充分体现，而且与男性伦理学家相比，女性伦理学家更看重关怀、同情心和关系维护。因此公平伦理受到关怀伦理的挑战。信仰和法律倾向于包含关于生命，至少是人类生命神圣性的规则。因此，在任何临床情况下应用的伦理标准将取决于患者及其医护专业人员的宗教和道德信念，以及提供医疗服务的机构文化。

117

问题构建：象限法

任何伦理分析都必须从分析实际出发，因此四象限法是一个非常好的模型。在第一象限中，我们写诊断、治疗方案和预后等临床事实。第二象限着眼于患者的状况：如果患者有行为能力，其是否充分了解情况，是否可以自由选择？如果患者缺乏行为能力，我们知道哪些其曾经表达过的愿望或其价值观是什么？第三象限是根据患者的精神状态、身体状况和社会福利情况来评估患者的生活质量。最后，第四象限考虑了情境影响和伦理观点的折中组合；患者朋友和家属的观点和倾向，患者医疗顾问和护理人员可能的偏见和歧视，文化和宗教信仰以及制度传统可能都是相关的。

保持开放的对话

如果对应该做的事情产生分歧，会导致交流失败，并可能导致双方诉诸法律。尽量向患者和家属提供信息，使他们尽可能多的理解诊断、治疗和预后。不同的信息提供者应注意避免给人留下专业治疗人员之间存在意见分歧的印象。在不幸的情况时，应充分落实相关支持机构的介入工作，如邀请心理指导、社工和宗教或家庭社区的文化领袖等。在患方存在怀疑的情况下，应提供更正式的第三方伦理咨询。家属可能认为涉事机构雇员联合起来和他作对，在这种情况下，应向他们提供机会寻求第二/独立意见，并应向家属提供患者的病历资料，以促进这一过程。如果没有告知患者或家属他们有放弃治疗的权利，就剥夺了他们获得第二意见的机会，这违反了《欧洲人权公约》中的第8条。如果所有这些途径都已用尽，应向家庭提供合理的治疗意向（或撤销治疗），除非法院提出干预措施。如果患者的行为能力受限或存疑，可能存在特定的法律途径，例如英国的保护法庭和安大略省的行为能力委员会。如果患方没有提出这样的申请，团队应继续让家庭参与这一进程并提供支持。

伦理实践教学

鉴于重症监护伦理和沟通的极端敏感性，使用模拟情境进行教学和提高必要的技能是有意义的。

同意问题

《欧洲人权公约》中第 8 条要求国家法律保护每个人的私人和家庭生活的权利，[3]而《奥维耶多公约》(关于人权和生物医学)第 9 条则涉及患者不再能够表达其意愿的情况。[4]公约规定，在患者对医疗干预已无法表达意愿时"应予以考虑"其之前表达过的与医疗干预相关的意愿。

紧急情况下的非自愿治疗：治疗的必要性

同意权的法律目的是保护医生免受非法侵犯的刑事指控。Cardozo 法官在 1914 年纽约州审判中的言论(Carozo 的箴言)已成为经典："每一个成年和心智健全的人都有权决定如何处置自己的身体；未经患者同意而进行手术的外科医生将承担一定的侵权责任，并有义务进行赔偿。[5]"道德和法律恰当地规定了紧急医疗的例外情况，在无法获得同意的情况下，恢复和保持其健康是"必要的"理由。事实上，可以更进一步说，在紧急情况下，我们有伦理和法律责任进行某些治疗，因为我们有充分的理由相信这些治疗对患者的最终康复是必要的。然而，必要性并不是无视患者明确表达拒绝治疗的理由。

拒绝治疗

从逻辑上讲，如果患者没有拒绝治疗的权利，那么知情同意权就没有任何意义。在实践中，我们很少质疑患者的同意能力，但当患者拒绝接受对维持生命和健康至关重要的治疗时，他就会考虑患者是否心智健全。决定患者是否有有能力做决定的责任在于医生。

决策能力

Gardozo 法官提到了"心智健全"，今天我们这么说是什么意思呢？在整个西方世界，已经满"成年"年龄的人被认为有能力接受或拒绝医生提议的医疗方案，但这种推测有时可能会被推翻。当一个医生有理由怀疑一个人的决策能力时，他应该确定此人是否能够理解关于治疗的信息，是否有能力在作出自由选择之前权衡这些信息。重要的是，医生不应该仅根据患有精神病、正在接受影响精神的药物、精神上痛苦患者、先前改变了主意或者做出的选择是不合逻辑的或自我伤害的而判定患者缺乏决策能力。对于最终决定患者是否有行为能力，精神科医生被认为是最专业的医学专家。

非自愿治疗

当有行为能力的人拒绝应当接受的医学治疗时，实施"非自愿"治疗是不合伦理的和非法的。法律规定，对导致不妥或危险行为的精神疾病进行非自愿治疗，在极少数情况下，对传染性疾病患者进行非自愿住院治疗。

预立遗嘱（生前遗嘱）

据估计，在欧盟的 8 亿公民中只有一小部分预先立有遗嘱、生前遗嘱和（或）持续授权书——这使这件事变得非常困难，即将他们此前清楚表达过的愿望纳入考虑范围。欧盟于 2012 年通过了第 1859 号决议，将"考虑患者此前清楚表达的愿望以保护人权和尊严"[6] 纳入国家法律。尽可能提倡预立遗嘱、生前遗嘱和

（或）授权书。应以书面形式制定这些文件，并予以登记注册，最好是在国家登记处注册。如果它们有效且适用，应当被遵守；违反法律或良好医疗惯例的生前指示将不予沿用。应避免复杂的形式或昂贵的手续，以免妨碍人们注册预立遗嘱。应鼓励他们定期审查其预立遗嘱、生前遗嘱和（或）持续授权书，以确保它们是最新的，人们也应能随时撤销和（或）改变他们的遗嘱。应建立一种监督制度，使系统授权一个有能力的主管部门调查，并在必要时进行干预，特别是当被授权人并没有按照持续授权书，或为授权人的利益行事。如果根据授权书做出的代理人决定，是根据一般价值而非个人价值来判断，那么该决定不应该被接受。如有疑问，决定必须永远是生命优先和延长寿命的。

如果成年人代表儿童作出的遗嘱是舍弃生命，法院不能接受该遗嘱，法院必须对儿童的福利负责。虽然稍年长的儿童有时会被授权是否同意治疗，但允许未成年人拒绝接受挽救生命的输血，却是罕见的。

缺乏决策能力的成人非自愿治疗

关于缺乏行为能力的成人的非自愿治疗有两种方法：第一个（在北美常见）是确定一个代理人代表患者表示同意。

代理人是在患者的预立遗嘱中指定的人，或者是了解患者，并被期望行使"替代判断"的人。"替代判断"是指代理人相信患者如果有行为能力则必定会做出的决策。第二种（在英国常见）是为了患者的"最大利益"而治疗。患者的家属不应被排除在这一过程之外，在医生作出决定之前应考虑到他们对患者意愿的看法。预立遗嘱可以帮助医生判断患者想要什么，并确定谁最能代表患者的意愿。在当事人无法达成共识的情况下，法院可以根据国家的法律行使其权力，确定代理决策者或代表无行为能力患者作出决定。必须谨慎行事，确定代理人真实代表了患者的价值观和可能的决策。

决策：儿童

对儿童来说，我们认为其同意权取决于父母，特别是母亲。人们普遍认为，父母应该有责任根据孩子的最佳利益进行决定，而不是视自己有凌驾于孩子之上的权利。当父母看起来不是为了孩子的最大利益而采取行动时（例如拒绝医疗建议），法院可请求干预，考虑孩子相关的福利。在美国，父母对孩子有一定的权威，除非他们的决定明显是虐待或忽视孩子。在英国，当父母的选择受到质疑时，法院将权衡最大利益，并为孩子选择现有的最佳方案。

年龄较大的孩子智力足够成熟，即使他们仍然是未成年人，也可以为自己做出一些不那么重要的决定。法律倾向于允许未成年人同意某些医疗措施，但可能不太允许未成年人拒绝推荐的医疗措施。

未出生的孩子：对孕妇的态度

很多人认为在孕妇的身体里，应考虑两条生命的生存和利益。AC 怀孕了 27 周，生命状态极差。她拒绝了给她的胎儿 50% 的存活机会的剖宫产手术，因此医院权威部门请求法官作出决定。法官指令违背 AC 的意愿而进行了剖宫产。她的女儿在分娩后几个小时内死亡，AC 于第二天去世了。

自从 AC 的悲惨案件[7]发生以来，法院通常不会因为妇女怀孕而损害其自决权。有行为能力的妇女可以拒绝任何治疗，包括旨在保护胎儿或安全分娩胎儿的治疗。但是，如果住在重症监护室（ICU）的孕妇没有能力对治疗做出决定怎么办？如果没有理由认为该孕妇不希望继续保留胎儿或保护胎儿，你可以合理做出判断，你将为她的最佳利益采取必要的合理干预措施。然而，当患者的利益与胎儿的利益发生严重冲突时，世界上大多数国家的法律都要求必须将患者的利益放在第一位。在欧洲，爱尔兰显然是一个例外。2014 年 12 月，医生向高等法院申请就一例怀有 15 周胎儿的脑死亡妇女案件进行裁决。事实上，他们发现胎儿的未来"只有痛苦和死亡"，而继续进行生命支持则是对她的家庭成员强加"难以想象的痛苦"。

临床研究

患者从大型随机对照试验获得的知识中受益，如急性呼吸窘迫综合征网络计划（ARDSNET），但他们要接受伦理审查和监督，特别是在是否同意参与的问题上。[8]在 2008 年，美国食品和药物管理局正式拒绝了世界卫生组织的"赫尔辛基宣言"，该宣言已被药品临床试验管理规范（Good Clinical Practice，GCP）所取代，这是国际协调会议（ICH）制定的一项国际质量标准，国家当局可以根据这一标准为包括非自愿研究在内的临床研究制定国家规范。

科研的本质不是研究对象从他参与的项目中受益，而是为了获取科学信息。尽管科学进步无疑是公众利益所在，但如果研究对象同意参与项目，那么他就是无私的。在此基础上，纽伦堡原则要求在参与研究前必须先签署知情同意书。根据危重患者的定义，危重患者几乎都缺乏决策能力，那么如何才能对危重症进行研究呢？最显而易见的方法是寻求并获得国家法律认可的代理人或代理决策者的同意，但有证据表明，代理人并不总是根据被代理人的意愿进行选择。即使在代理"同意权"没有合法地位的英国，这种方法也可能会得到伦理审查委员会的批准。

在时间紧迫的紧急情况下，获得患者或其代理人的同意是非常困难的。法国的研究人员发现，大多数给予同意意见的人对他们所同意的研究性质有"治疗上的误解"，最重要的是未能理解随机化的目的。所研究的疾病病情进展越快越严重，对治疗的误解发生率越高。[9]

若对之前关于危重儿童和成人临床研究的知情同意程序进行检查，可能会危及研究人员的声誉和公众对临床医生的信心。一项经伦理批准的成人通气潮气量随机对照试验，因其在对照组的

861 例患者中死亡率太高而停止。当时对照组使用的潮气量是 12ml/kg，而评论者指出，当时真实的医疗标准是使用 10ml/kg，因此知情同意书所给的信息具有误导性。[10] 2010 年，在新英格兰医学杂志上发表了一项经伦理批准的随机对照氧疗试验，研究对象为 1 300 例婴儿。在 2013 年，美国卫生及公众服务部的人类研究保护办公室(OHRP)判定，在该研究的知情同意文件中，未能充分向患者父母说明可预见的死亡风险。[11]

对于部分特殊的研究，如"心搏骤停"的抢救，则没有时间取任何形式的知情同意。在这种情况下，伦理审查委员会可授权免除同意书。使这类研究更容易被接受的一种方法是提供社区咨询活动，并提供腕带，从而识别佩戴者是否同意参加研究。

临终时的治疗目标

维持生命

不要对严重伤残、临终患者的愿望作出臆断是十分重要的。因为这样的行为说明了臆断者没有充分认识到生存质量的重要性。及时仅维持一段、或十分短暂的生命，患者的舒适、满足和尊严也应该得到重视。

无效：治疗的适当性和可取性

医护人员不应向患者提供无效的治疗。[12] 但是，只有微弱有效性的治疗也算是无效的吗？如果治疗可以延长生命，但在其他方面被认为是无益的，那算是不合适的吗？基于 2013 年的 Aintree v James 案例，[13] 英国法律进行了一些说明。如果一个患者"在生命支持治疗下，不可能恢复健康状况但又可以避免死亡"，那么此时的重症生命支持手段就被认为是"过度负担"。在美国和加拿大，对无效治疗的上诉可能很少成功。2013 年在加拿大，最高法院在 Cuthbertson v Rasouli 案中裁定，只有在患者或其代理决策者同意的情况下，停止生命支持治疗才是合法的。[14] 医生反对这点，认为是一种破坏临床专业职责的原则，只愿意提供那些有效和有益的治疗方法，但遭到驳回。关于 Ruben Betancourt 的悲惨故事，Arthur Caplan 写道：

"医生不是服务员，治疗重病和垂死之人的选择并不在菜单上。真正实现自主权需要忠告和交流。患者或代理人说什么医生就做什么，并不是尊重自主权，而是用偏见、恐惧、内疚和幻想取代了真正的自主权。"[15]

对患者来说，接受死亡的结果是非常困难的。预测死亡的技术是不精确的，放弃生命支持治疗后的患者存活率可能高达 5%。事实证明，能够充满信心地熟知患者的倾向是很难的；思想和意见是经常变化的。我们经常认为，工作人员、患者和代理者之间更好地沟通会增加达成共识的可能性，但却没有证据证明这一点。根据加利福尼亚州一项对照试验的实践，我们发现与训练有素的生物伦理学家进行积极的伦理咨询并没有减少无效治疗。[16] 无论是在国家内部还是在国家间，临终时的医疗实践都有很大的差异，因此我们无法责怪精通网络的患者家属们有时对我们的判断缺乏信心。

最佳医疗：治疗是为了活着还是为了舒适？

思考与生命终末期决策相关的因素是很重要的，以确保我们在对每一个患者进行治疗时将其纳入考虑，从而使其得到公平对待。放弃治疗的决定在老年患者、存在并发症的患者和生命能力差的患者中更为常见。医生和患者的民族、种族、宗教和国籍都影响到临终生命支持"技术强度"的程度。和南欧相比，美国和北欧的临床实践中通常更能接受较少的临终重症监护治疗，但这可能正在改变。随着临床经验的增加，在临终时患者和代理人推荐和提供较低技术密集重症监护治疗的信心会增强，而这在危重病专家中更明显。[17] 为了让患者和代理人接受从积极治疗到姑息治疗的转变，医生通常采取一种过渡方案，即设定某些治疗的上限，例如设定升压药的最大剂量，称为"不升级治疗"。

2005年，法国的"患者权利和临终关怀"法案生效。[18]其使拒绝/撤销生命支持治疗合法化，并允许合法地"增强"可能加速死亡的药物（双重效应）。一项全国调查中显示，人们普遍对医院内死亡的过程不满。[18]

保留和撤离

为了鼓励在对生命支持治疗是否合适没有定论的情况下进行治疗，我们经常被告知，一旦发现治疗不当，就可以而且应该撤离这种治疗。拒绝和撤离治疗在法律上和伦理上应被视为等同于放弃。现实情况是，从情感上、实践上和法律上来说，撤离生命支持治疗（被视为导致死亡的行为）要比保留治疗（被认为是自然过程）要难得多。

拒绝尝试心肺复苏

医生有决定是否在紧急情况下进行心肺复苏（CPR）的责任，这种决定必须是临终时，在"过度治疗的恶性循环"趋势与"尊重人类"的观点之间取得平衡。我们必须铭记，成功的复苏往往依靠复苏后的重症监护治疗。如果心肺复苏术的几乎不可能奏效，或者如果患者不能从中获益，或者可能是有益的但不符合患者的意愿，则不应进行，医生应认真进行检查以确认死亡。如非上述情况，则应该尝试复苏。

撤离机械通气

撤离机械通气后患者会迅速死亡，这让人们产生了顾虑，因为这一过程十分接近于主动安乐死，而主动安乐死在任何地区都是非法的。在如何以及何时进行撤机的问题上存在许多不同的观点。也许最常用的方法是"终末的"或"单向的"撤机，这是一种渐进的撤机方案，在此过程中如果患者的指标提示其需要继续机械通气支持，撤机的进程也不会停止。理由是我们不可能完全确定患者是否呼吸机依赖，除非停止使用呼吸机支持后患者不可避免的死亡；但是如果不能用阿片类药物很好地治疗呼吸困难所带来的痛苦，我们必须考虑到这个过程对患者的潜在伤害。

另一种观点是承认在呼吸机依赖问题上可能仍然存在不确定性，但重点是对明确预期死亡的患者做出撤机的决定是正确的。支持这一观点的人，会在做出撤离机械通气的决定以及患者和家属做好心理准备后立刻撤机。即使在支持撤机者中，对于是否应该使用麻醉剂、撤机之前是否使用肌肉松弛剂以及是否应该拔除气管导管等问题，也没有达成共识。

在生命临终时的作为和不作为：双重效应学说

天主教的双重效应学说在法律和伦理学中经常被提倡。以梵蒂冈宣言为例，"在死亡来临时"可以使用麻醉品来"抑制疼痛和意识，即使人们预见到它会缩短生命"；其意图必须是"有效地减轻疼痛，并为此目的使用可用的止痛药"。至关重要的是，死亡必须"不是故意或谋求的，即使它的风险是合理的"。这种旨在减轻痛苦的意图与缩短生命的意图之间的区别是至关重要的。[19]

公共机构入院和出院政策

伦理、医疗和法律观念认为，在某些情况下，有必要限制对诸如重症监护这样的服务的使用权。卫生保健出资人（政府、医疗机构）每年的资金是有限的，某些资源（如合格的人员或可供移植的器官）还受到经济因素以外的因素限制。宏观分配决定先于医生日常进行的定量配给或按需配给（微观分配）。建议采用协议规范，使程序透明化，尤其要注意确保这些标准是公平和非歧视性的。

重症监护治疗应主要针对那些有希望从积极治疗中受益的人，因此需要对预后做出判断。有时候在医院内没有 ICU 床位能提供给有需要的患者。一种解决办法是把患者转移到另一家有空余床位的医院。

大范围流行疾病在一个世纪里只出现几次，但当它们到来时，可能受到生命威胁的患者人数超出了 ICU 的收治上限，并迫使我们将本来可以挽救的患者拒之门外。这打击了我们想从可避免的死亡中拯救患者的热忱：救援规则。

只提供最有效的治疗——那些资源消耗最少而获益最大的治疗——是一种基于功利主义的方法。另一种方法是使用一种选择策略，让每个等待治疗的人都有平等的机会被选中而接受治疗，例如随机抽取的方法，或者是先到先得。企图通过社会贡献的大小来选择患者的行为一般都会遭到反对；对于最后一张床位的分配，无论患者是一名敬业的护士还是已被定罪的谋杀犯，都应该得到平等的对待。然而，有一种叫作"优先主义"的思想流派承认某些在道德上可接受的差别待遇。例如，年轻人可能比老年人更容易得到医疗资源，因为在板球的说法中，他们应该得到公平的一局；另外，和那些从来没有处于不利地位的人相比，社会弱势的/易受伤害的群体可能被优先考虑——穷人可能会比富人优先。骑士精神的传统会让女士优先，尽管女权主义者可能会拒绝这一观念。

一项针对流行病的所谓"符合伦理"的应对方式是舍弃临床判断，授权对重病患者根据任意一个器官衰竭评分来决定撤销支持治疗。希望这被视为客观、公平的，为尽可能多的人实现更大的利益，并将减少任何决策者的压力。一个尚未解决的问题是，欧洲的后纽伦堡伦理和法律原则不允许为了另一个人或为了更广泛的社会利益而牺牲患者的生命。Tillyard 的建议是从更广阔的视角看待组织和治疗筛选，以实现治疗供应的最大化，同时尊重每个患者的最大利益。[20]

来自非洲的埃博拉病毒威胁引发了以下思考：由于患者对卫生工作者构成了太大的风险，是否可以拒绝对被感染的患者进行重症监护治疗。有能力的救援人员没有道德上或法律上义务将自己置于生命或健康风险之中，这个观点是被大众接受的，但当救援人员选择冒着风险进行救治时，我们会称赞他们为英雄。当患者接受静脉液体复苏和抗生素治疗时，死亡率似乎降低了。

脑死亡

自从首次对脑死亡者仍在跳动的心脏进行移植标本采集提出了合法解决方案以来，已经有 3 个关于脑死亡的概念受到了争论。虽然在英国，将脑干死亡归属为脑死亡的观念被固执地保留下来，但将全脑死亡作为脑死亡标准的观点却被更加广泛地接受和应用。将更高的中枢或皮层死亡作为脑死亡标准的提议（永久植物状态的患者用作心脏跳动的器官捐献者）被立刻拒绝。将全脑死亡视为人的死亡的概念基础是整个机体的功能丧失。

脑死亡的诊断需要全面细致的临床确诊，常常是由不止一名有资质的临床医生进行诊断。在必需的检查无法被全部实施或者被正确解读时，验证脑电活动停止或脑血流停止的检查项目是可以使用的。验证性实验也可以打消患者家属对于在如此重大的诊断中，存在人为错误的顾虑。这也是一个审查临床专业技术的方法，从而能提高公众对于临床实践过程的信心。

在某些种族或宗教信仰的人群中，仍然存在接受脑死亡概念的问题，这种观念有时与一个人在去天堂时应保持所有器官完整的愿望同时存在。脑死亡概念的逻辑缺陷引发了激烈的哲学辩论，但怀疑论者并没有说服任何司法管辖区放弃脑死亡法规，也基本上未能改变临床实践指南。有人呼吁放弃将脑死亡作为心脏跳动者器官获取的合法要求，但"死者捐献"规则迄今为止在这样的挑战中仍被坚持。脑死亡已被人们所接受，并已成为世界各地不同社会成功实施脑死亡后供体（DBD）公共政策的基础。

循环死亡后捐赠(DCD)

传统的死亡三联征是无反应、无呼吸和无心输出量。众所周知，一旦循环停止超过1分钟，其自行恢复的可能性极小。循环停止2分钟后，尽管努力复苏仍可能重新启动循环和脑功能，但自行恢复的可能性几乎为零。在"死亡"5分钟之后，即使是努力复苏也很可能不会成功，而在循环停止10分钟后(在正常体温下)，我们通常认为死亡已不可逆转。那么在什么时候可以诊断死亡并进行移植器官呢？匹兹堡协议中最初要求只有2分钟。在欧洲的实践中，所谓的"无接触期"至少为5分钟，或者长达15~20分钟。

近年来重症监护实践中最大的变化之一是促进了心脏死亡后的器官捐赠。在西班牙、奥地利、比利时和意大利，医务人员倾向于从突然发生"无法控制的"心脏骤停的人身上采集器官，心搏骤停常常发生在院外。而在美国、英国和荷兰，医务人员倾向于从重症监护室中识别出将要撤销生命支持的患者，以便进行"控制性"心脏骤停。德国、芬兰和波兰不使用循环停止后的供体(DCD)。2006修订的《统一遗体捐赠法》被美国许多州采纳。它允许在配型成功时，即使患者有明确的预立遗嘱反对维持生命治疗，依然可以未经同意实施干预措施，以保持重要器官的存活。欧洲也出现了类似的进展。令人关切的是，公共政策为了达成增加捐赠器官供应的目标，在假定潜在捐助者的同意意向方面过于极端，有人呼吁进一步修订政策以保护患者对临终决定真正的知情权和自主权。对临终患者具有法律和伦理诚信义务的医生，他们的专业诚信度可能受到影响。

据报道，在加拿大"脑死亡率正在下降"，因为神经外科治疗技术的进步正在减少因为急性脑损伤而死亡的人数。

(章守琴 译 罗哲 审校)

参考文献

［1］ Green J. Research: Moral Cognition. ［2015 - 07 - 08］. Available at http: // www. joshua-greene. net research/moral-cognition.

［2］ Office for Human Research Protections (OHRP). US Department of Health Human Services Ethical Principles and Guidelines for the Protection of Human Subjectsofre Search, 1979. ［2015 - 07 - 14］. Available at: http: //www. hhs. gov/ ohrp/humansubjects/guidance/Belmont. html.

［3］ European Conventionon Human Rights, 1950. ［2015 - 09 - 06］Available at: http: //www. echr. coe. int/Documents/Convention_ ENG. pdf.

［4］ Convention for the Protection of Human Rights and Dignity of the Human Being with regard to the Application of Biology and Medicine: Convention on HumanRightsandBiomedicine, 1997［2015 - 09 - 06］. Available at http: // conventions. coe. int/Treaty/en/Treaties/Html/ 164. htm.

［5］ Schloendorff V. Society of NY Hospital, 1914［2018 - 09 - 06］. Available at: http: //biotech. law. lsu. edu/cases/consent/Schoendorff. htm.

［6］ Council of Europe Parliamentary Assembly(2012). Resolution 1859 Protecting Human Rights and Dignity by Taking into Account Previously Expressed Wishes of PatientsAVailableat: http: //assembly. coe. int/nw/xml/xref/xref-xml2html en. asp? fileid = 18064&lang = en(Accessed 6 September 2015).

［7］ In re A C, 533 A. 2d 611(App D C 1989); In re A C, 573 A. 2d 1235(App D C 1990).

［8］ Woodcock TE. Research in intensive care. In Law and Ethics in Intensive are, Danbury C, Newdick C, Lawson A and Waldmann C. Oxford: Oxford University Press, 2010.

［9］ Durand-Zaleski IS, Alberti C, Durieux P. Informed consent in clinical research in France: assessment and factors associated with therapeutic misconception. J Med Ethics, 2008, 34: 16.

［10］ Mann H. Controversial choice of a control intervention in a trial of ventilator therapy in ARDS: standard of care arguments in a randomized controlled trial. J Med Ethics, 2005, 31, 548 - 553.

［11］ Drazen JM, Solomon CG, Greene MF. Informed consent and support. N Eng

Med, 2013, 368: 1929 – 1931.

[12] Bosslet GT, Pope TM, Rubenfeld GD. An Official ATS/AACN/ACCP/ES-ICM/SCCM policy statement: responding to requests for potentially inappropriate treatments in intensive care units. Am J Respir Crit Care Med, 2015, 191: 1318 – 1330.

[13] Aintree University Hospitals NHS Foundation Trust v James, 2013. [2015 – 09 – 06] Available at: https://www.supremecourt.uk/decided-cases/docs/UKSC_2013_0134_Judgment.pd.

[14] CuthbertsonvRasouli, 2013. [2015 – 09 – 06]. Available at: https://scc-csc.lexum.com/scc-csc/scc-csc/en/item/13290/index.do.

[15] Caplan AL. Little hope for medical futility. Mayo Clin Proc, 2012, 87: 1040 – 1041.

[16] Andereck WS, McGaughey JW, Schneiderman LJ, et al. Seeking to reduce non-beneficial treatment in the ICU: an exploratory trial of proactive ethics intervention. Crit Care Med, 2014, 42: 824 – 830.

[17] Frost DW, Cook DJ, Heyland DK, et al. Patient and healthcare professional factors influencing end-of-life decision-making during critical illness: a systematic review. Crit Care Med, 2011, 39: 1174 – 1189.

[18] Pennec S, Monnier A, Pontone S. End-of-life medical decisions in France: a death certificate follow-up survey 5 years after the 2005 act of parliament on patients'rights and end of life. BMC Palliative Care, 2012, 11: 25.

[19] Lindblad A, Lynoe N, Juth N. End-of-life decisions and the reinvented Rule of Double Effect: a critical analysis. Bioethics, 2014, 28: 368 – 377.

[20] Tillyard A. Reorganizing the pandemic triage processes to ethically maximizes individuals' best interests. Intens Care Med, 2010, 36: 1966 – 1971.

第8章 沟 通

Peter G. Brindley

Division of Critical Care Medicine, *Adjunct Professor*
Anesthesiology and Pain Medicine Adjunct Professor,
Dossetor Ethics Centre University of Alberta,
Edmonton, *Alberta*, *Canada*

要 点

1. 应把沟通提升为重症医学（Intensive Care Medicine，ICM）最重要的一项技能之一。

2. 应有意识地提高沟通的熟练程度。

3. 沟通，包含语言、副语言及非语言多个方面，是一门微妙的学问。

4. 我们应熟悉（和应用）适用于医疗危机、交接以及与患者/家属/代理人交谈的沟通方式。

5. 强烈建议进行沟通的模拟练习和审核。

引　言

　　记者 Peter Findlay Dunne 将重症监护（Critical Care，CC）工作描述为"安慰受折磨的人，折磨舒服的人"。越来越多的证据表明，专业的临床医生需要成为多领域的沟通专家。[1-4] 突发的临床危机、医务人员的签字交接以及非紧急且不甚重要的医患谈话时欠佳的沟通是导致（本可避免的）医疗差错的主要原因。[1-7] 因此，沟通可能是"优质医疗服务中最重要但最不完善的部分"。[6,7] 乐观地看，这是我们减少"医疗服务落差"（理想的治疗与常规治疗之间的差距），"期望落差"（患者期望和现实的差距）和"偶有不足"（医疗工作所需技能和实际教授的技能之间的差异）最好的契机。[3-8] 总之，沟通可能成为是我们最大的财富，抑或是我们最沉重的责任。

　　如果将沟通定义为"倾诉，合作和增进理解"，那更好地沟通就是建立一个更可靠、灵活的以患者为中心的系统的关键一步。[1-4] 之前，重症医学虽然更侧重于科学发现和新技术，但随着认识的深入，现在人们更把其视为一个复杂的社会系统。[5] 因此，重症医学也应成为"减少复杂度"和"处理不确定性"的科学。[5] 上诉目标能否实现，取决于我们将沟通这一核心的非技术的能力置于怎样的地位。我们应当认识到患者住进重症治疗室（ITU）的原因不仅在于严重疾病本身，而更在于糟糕的疾病预后与治疗决定。因此，我们认为 ITU 也应该是一个关系修复的单元（RRU）。因为，沟通是我们最有潜力一种治疗方法，也是我们协调（或中断）当前治疗，增强（或削弱）团队合作以及增加（或减少）信任的手段。[1-8]

　　因为沟通是个极其庞大的课题，本章内容主要着眼于以下 3 个方面：①医疗危机中的沟通；②医务工作者之间的交接；③和患者及其代理人之间的沟通。文中也包括如何与由于知识、疾病或者语言障碍而无法交流的患者沟通的方法。这些想法很少源于医学（或本文作者），而是来自其他高风险或者以沟通为中心的专业：特别是航空学和心理学。由于存在夸大的可能，沟通现在可能是现代医疗中最危险的一道"程序"。不管怎样，现在是将我们的"口才"与手艺和知识匹配起来的时候了。

背　景

沟通技巧很少是与生俱来的，而更多的非结构化的经验也不一定能增强沟通的能力。[1-4] 幸运的是，与其他的医疗技能一样，沟通是可以学习和掌握的。与其他医疗干预类似，沟通不是一刀切，更不是万能药。然而，刻意的训练可以增加信心，改善患者满意度，减少焦虑、抑郁，从而减轻创伤后的压力。[1,9,10] 我们的言语表达、沟通方式、理解方法可以作为一剂安慰剂（良好的沟通可以减轻痛苦和焦虑）或是反安慰剂（糟糕的沟通可以增加痛苦和焦虑）。[1] 良好的沟通也可以减少诉讼，提高医院的声誉。[1] 因此，沟通是我们每个人的职责：我们应该接受相关培训，最终成为优秀的沟通者。[1-4]

正如 St Pierre 等人所述，[2] 沟通不仅仅是我们说了什么（即口头沟通）。这意味着我们也需重视副语言在沟通中的作用，即我们说话的方式（音高，音量，节奏和重音）。然而，沟通还包括如何理解词汇和想法。[1-4] 因此，虽然本文侧重于语言沟通，但非语言沟通可能会越来越普遍，包括确保临床医生能适当地使用肢体语言，使用适当的眼神交流，管理情绪反应，如何积极的倾听，以及何时保持沉默。毕竟，我们不可能不交流沟通：不做出回应也是一种回应。[1-4]

沟通方式

1949 年，Shannon and Weaver（贝尔实验室的工作人员）开发了一种电话通信的技术模型。[2] 他们的模型在 60 多年后仍然和医务人员息息相关。传达者（如说话人）必须对信息进行编码，接收者（如听话人）必须解码他们。要想成功做到这一点，两者应该在同一频道上（如对处境要有相似的认识），应该要有最小的干扰或者噪音（如混乱，压力或认知偏见）。他们还研究了"通道过载"的问题：即噪音不多，但交流负载过大（类似于认知超载）。除非接收者将数据过滤成有用的和具有优先级的信息（如接收数据，但需要提取可用的信息），否则就会发生负载。[2]

但香农模型也有局限性。复杂的沟通需要领会意图，故更难编码，传输和解码。此外，该模型将沟通描述为单向的过程（从传达者到接收者），而医疗沟通往往是多方向、多学科、多层次的。[2-4]尽管沟通者所处位置一般不会影响数据传输，但对沟通质量、效果和效率有不同的影响。当传达者和接收者不是面对面交流（或面部表情被面具所遮蔽）时，他们的沟通可能会失去非语言暗示和对处境相似的认识。[2]这就是为什么医疗电话（以及带防护装备的复苏）是练习的重点。非可视的沟通（包括院内和院间）只依赖于语言和副语言的线索。通过日常总结和复述来确认是否理解其含义成了沟通中的重要一环。[1-4]

心理学模型可以为医疗沟通者提供更多的信息，尤其因为其关注的是人际关系而不仅仅是医疗任务。"四口、四耳模型"[2]包括发送者和接收者，二者被4个关联度相等的信息所分隔：①内容；②关系；③自我表露；④请求。[2]内容指的是客观事实和文字。然而，关系意味着发送者会（自觉或不自觉地）通过具体的词语、语调和非语言信号表露出他们是怎样看待接收者的。发送者也能洞察他们对自己的感受，即"自我表露"。第四点，恳求（或请求）是指每个消息都会促使接收者做（或不做）某事。这四个方面既适用于传达者，也适用于接收者，即我们用四个嘴巴说话，用四个耳朵倾听。所有这些都依赖于心理状态、期望和先前的互动，在有意识和无意识中完成的。[2]显而易见的是，是发送者不能将想法完全强加于接收者（反之亦然）。一个具体的例子详见以下：

一个外科医生对麻醉师说："你在做什么？患者血压都低了。"外科医生觉得他是在陈述客观事实并要求简单的回复。然而，他的语调可能表达更深层次的意思。比如说，他可能表露出缺乏对麻醉师的信任（例如"我为什么要一边做手术、一边管理患者的血流动力学状态"）。此外，外科医生所表露可能只是对患者的关注或对自己能力的过度担忧（例如"我不想再做砸一台的手术了"）。他的请求或恳求（虽然是不成文的）可能是客观的描述："请考虑给点液体负荷或用点强心药用"或是对麻醉师的指责："喂，你多关注一下患者"。若麻醉师也用"四耳"去倾听，大家可以自己想象后面可能发生的事情。例如，以内容为基础的回答会传递客观事实（例如"我正在补液，已经加过去甲肾上腺素了"）。然而，如果麻醉师听到的是外科医生的自我表露，他可能会回答："我来管血压，你安心做手术就好"。如果麻醉师对关系方面比较敏感，或者误解了他的请求（例如"他暗示我忽视患者"），那他可能会回答得更加无礼（例如"这是我的活，不关你的事"）。该模型很好地展示了沟通是如何形成一个良性循环，从而增强团队合作，或形成一个恶性循环，进而破坏整个团队。[2,3]

　　沟通可以通过副语言（音量、音调、音高、节奏）和非语言（皱眉、怒目）表达的意思和做出的解释来调整。[1-3] 反过来说，这些也会显著地受我们潜意识力量如情感和态度等影响。如果语言和非语言沟通不一致（说的是一件事；音量或表达的是另一件事），那我们通常会不太重视语言交流。[2] 换句话说，比起词汇，我们更依赖声调和肢体语言。如果存在两者不一致的话，我们会默认为我们所期望看到的画面（例如"他说 X，但我认为他通常意味着 Y"或是"他听起来很平静，但实际上他很紧张"）。总之，因为容易引起误解，应避免语言与非语言沟通不一致的情况。[1-3] 因此，如果有人问你是否需要帮助，不要用暗示情况恰恰相反的语气回答："我还好"。当涉及不熟悉或是新的医疗状况时，要实现一致的沟通更加困难。因此，成熟的沟通意味着传达者可以足够巧妙地重新表达，而接受者也可以足够灵活地重新解读。[1-4] 成熟的沟通还包括主动倾听（有意识地努力倾听和理解）。如果沟通是不完整的（例如压力下的沟通）或是一维的（例如发音和非语言的表现都被掩盖了），那么倾听就显得尤为重要。

　　一项类似的讨论表明，医学既可以被理解为"艺术"，也可以被当作"科学"。然而，一些作者认为，医学也应该被解读为"工程学"。[5]这是因为现代医疗的复杂性远超任何一个人所能掌握的技能。团队合作的首要原则之一是，一组专家并不会自动的形成一个专业的团队小组。[2]工程学上通过故障保险装置和标准操作程序来降低工作的复杂性和不可预测性。现在，同样严谨的方法，以及(合理的)核查清单和全面分级评分也可应用于沟通。[11]可以用来自 Gaba 和 Rall 的一句话来概括减少沟通差错的方法："所言非所思，所听非所言，所知非所听，所行非所知。"[3]下面介绍的是一个运用来自高风险行业的方法来减少沟通的不足，并应用到我们的临床实践中的例子。

改善医疗危机中的沟通

建立"共享心智模型(shared mental model)"(达成共同的认识；即"每个人都在同一层次上")是一项关键的沟通方法。[2]它有助于形成以任务为中心(而不是以精力为中心或以自我为中心)的沟通模式。"共享心智模型"提供了一个适用于分清主次、管理信息、设立角色、稳定情绪和建立信心的路线图。[2]如果时间允许，领导者应该邀请成员们共同建立一个心智模型("你们怎么看?"我们该怎么办?")。毕竟，输入内容的多样性可以形成一个更全面的认识。[1-3]如时间紧迫，领导者必须尽快给出一个能得到大家支持的合理的心智模型(我认为是感染性休克，请进行一下处理)。[2,3]最佳的形势判断和最娴熟的沟通技能可能来自个人实践的经历和之前的经验。[5]所以说，定期模拟训练是一个重要的"免疫强化"，从而提高团队反应的速度和强度。

成员间共享心智模型重叠部分越多，团队成员就越能够预测和适应这种情形，甚至是在处理压力或没有经验的情况下。[2]因此，训练有素的团队经常能在相对沉默的状态下工作[即隐性协调(implicit coordination)]。然而，沉默不一定是金[2]，没经过训练的团队通常需要更明确(如语言)的协调。当协调成熟的团队时，任务分配通常是由个人的专业所决定(例如麻醉师插管，外科医生操作）。这种情况下，领导者可以把他们语言沟通的重点放在其他任务上。然而，如果遇到潜在分工不明确的情况时（如麻醉师和外科医生都可行中心静脉置管），熟练的沟通者清楚如何使事情变得更明确（如"Smith 医生插管，Jones 医生穿刺置管"）。同样重要的是需定期加强或更新心智模型（"气道现在是畅通的，我们下一个需完成的是……"；"现在患者 ST 段抬高了：我们应改变优先处理顺序了"）。

　　在航空业，机组人员之间不良的驾驶室沟通是无机械故障的飞机坠毁最常见原因之一。[3,5,9,11]因此，航班调查员会权力等级扁平化作为优先考量。[7]这种"横向沟通（horizontal communication）"意味着授权给团队的所有成员（实际上是义务）发表意见。[1-3,6,7]此外，航空业还强制要求进行"传达者导向（transmitter orientated）"的沟通方式（说话人有责任让大家理解所表达的意思），而非"接收者导向（receiver orientated）的"（听者有责任去猜测所表达的意思）。深思熟虑的沟通也就意味着主动倾听的增加。[2]这需要团队成员确实理解所表达的意思或是要求对其做出解释。[1-3]所有团队成员对于信息的传递、接收、理解和实施都负有责任，[1-3]毕竟，沟通是一项团队活动。

　　航空失事调查中经常会发现在灾难发生前黑匣子记录里会有几分钟的沉积时间。[2-3]类似询问护士关于最后一次糟糕的复苏情况一样，尽管灾难即将来临，但大家仍有可能保持沉默。医生不说话可能是因为压力或没把握［军方称之为"头盔头（helmet head）"］，或是因为我们时间紧迫时来不及思考该说什么。[1-3]因此，团队成员应该学会如何用标准化回答来回应："仍然没有脉搏：我还应该做些什么？"或者"我对这个患者不太了解，能大致描述一下情况吗？"[2,3]其他成员需要回答来帮助他们迅速融入一个团队（如"我是外科医生，我能做些什么？"）。

　　军方通过情形、背景、评价、建议（SBAR）这四个方面为沟通搭建了一个可供识别的结构。[1-3]虽然该结构过于正式，特别是当团队成员彼此熟悉或问题比较常规的时候，但它可以为初级工作人员和不熟悉的情况提供了一个框架。举一个简单的例子，

139

情况："这是 X 医生，我需要你的帮助"；背景："一个 35 岁的钝性脾损伤的男性患者"；评估："尽管在输血，他血压仍低"，建议："应该马上行开腹手术"。[1-3]

除了让飞行员能开口说出来，也要教他们如何使别人明白他们所想的。这可以通过教授他们如何提高沟通能力（从最少见到最危急）和通过自信等级来实现。[1-3,9-13]例如，CUS 的三步包括：我关心（concerned），我不舒服（uncomfortable），这是一个安全问题（safety issue）……所以不能这么做。罗伯特·贝斯科（Robert Besco）的四步 P. A. C. E 表示了从调查、警戒、考验到紧急情况时所使用的语言。其他结构包括以下 6 个步骤。包括了"提示"（例如"事情应该是这样的吗？"）"偏好"（如"我建议……"）"质疑"（例如"你认为怎么样？"）"分享建议"（例如"你和我应该……"）；"陈述"（例如"我们需要……"）和"命令"（例如"现在就做"）。那些主动倾听的人应该会察觉到一种不断升级的紧迫感，并且同样以越来越高的专注程度做出反应。再一次强调，该模型表明了沟通中倾听和表达同样重要。

没有收到指示的话，初级团队成员间只能通过暗示交流，但假如这些暗示被忽视的话，这种紧迫感就不会升级。[1-4,6,7,12,13]另一方面，高级团队成员可能过分依赖较为明确的命令。[1-3]既然命令是明确的，这也能够解释为什么有时团队成员一而再再而三的不做出回应。然而，如果作为最初的或唯一的沟通方式，整个团队的工作都可能被破坏。[7]航空行业中有一种被倡导和证实有效的 5 步模式。[13]以下包括航空的例子和医疗的推论："引人注目"（机长/医生）；"描述你的担忧"（"我们燃油量不够了/患者血压低"）；"你认为现在的问题是什么"（"我不认为我们可以着陆/我想现在需要进行手术"）；"解决方案"（"改道到一个就近的机场/联系手术室"）；"获得同意"（如"好的，机长/医生？"）。[13]

应用"C 沟通"意味着我们必须使用名称（cite names）（为了明确角色）；保持语言清晰和简明（clear and concise）（为了避免混淆）；最重要的是，封闭循环（close the loop）（确认事情已经完成）。[1-4]闭环沟通（closed-loop communication）的另一个结果是命令首先被验证，然后被放大。例如，我们指定一个人去插管，但也告诉整个团队何时完成插管（观察呼气末二氧化碳：这是一个确认闭环形成的另一种方式）。同样地，我们不仅仅下输血的命令，相反我们会说："护士，两包血……告诉我输血时的血压"或"做个动脉血气分析……把结果带给我"。虽然有很多方式来"封闭循环"：这种方法可以确认指令是否被听到、理解及执行。第四 C 是"人群控制（crowd control）"，包括了确保有足够的人在场（"我需要一个人插管，一个穿刺，一个注射药物"），确保合适的人在场（"我可能需要手术建立一个气道，叫 X 医生"），并不需要太多的人在场（"谢谢，但是除了以下的人其他都离开"）。

"大声呼喊（call out）"意味着提醒团队有重要的改变发生（如"他又变回室颤了"）。[2] "后退法（step back method）"意味着通过语音强制"暂停（time out）"并迫使团队重新评估他们的假设（如"停止胸外按压，仍然没有心跳吗？"）"重复法（repeat back method）"[2] 提供一个安全的检查手段：反复确认直至逐渐相互理解（如"那么，用 1mg 肾上腺素？"）。"回读法（read back method）"[2] 用来在实施之前行口头确认（如"那么，你想要 2U 血浆？然后复查血红蛋白？然后告诉你结果？"）

必须鼓励团队成员说出自己想法，同时也需要教他们如何专注及时地完成工作。如果做不到这点会使场面更混乱。[1-3] 在航空行业中，被无意义的内容打断是一个严重的安全隐患，为针对此问题制定了标准的操作规程来避免这样的问题。这种"无菌舱规则（sterile cockpit rule）"[14,15] 意味着非操作性的谈话在关键时刻是被禁止的，如滑行、起飞和着陆的时候。是否强制执行取决于驾驶舱内的所有人，而不仅仅是那些正在说话的人。[2,14,15] 我们知道在手术中要保持无菌，这就是为什么要执行"沟通中的无菌"。

"无菌舱规则"[14,15] 也适用于医学。在非紧急情况下，我们应该确认其他人是否能够集中注意力（如"我想要听听你的意见，我们能花 2 分钟谈谈吗？"）。更重要的情况下可以要求得到他人的重视（如"请你不要说话，重点是患者"）。[1-3] 正如一个聪明的实习生所指出的，和麻醉师相关的重要时刻是在患者的诱导和苏醒阶段。因此，在这段时间外科医生必须避免不必要的噪音或干扰。一旦手术开始，就是外科医生的关键时期了，而不再是麻醉师。所以，麻醉师这时应该避免对外科医生不必要的干扰。再次强调，所有成员都应对沟通负责。[1-5]

模棱两可的或不表态的发言(又名"逃避式发言")在航空事故发生之前很常见，医疗危机中可能也是如此。[1-3]这就是为什么我们必须将"也许我们需要帮助"或"我们应该考虑做手术"这样的言论替换成"给我找个外科医生"和"我们现在需要一间手术室"。低级成员(或是那些分享他们意见会感到不安全的成员)无论是在尴尬还是不确定的时候，可能会用逃避式发言来表示顺从。[1-3]如果时间允许的话，"逃避性语言"没有什么害处，甚至是团队建设所需要的(如"如果你有空的话能帮我管管这个病情稳定的患者吗?")。然而，危机期间错误的沟通方式可能比在复苏过程中错误的用药更加危险。

在危机中过于谨慎的发言是不合适的，就像过于尖刻的语句的在非关键时刻也是不合适的一样。危机沟通中还是应该讲究礼貌，但观点要明确(如"Jones 请马上插管")。沟通也必须针对特定的人，以避免责任分散。[1-3]这就是为什么像"某人"和"任何人"这样的词在危机中使用是不合适的。然而，正如我们需要控制危机中的沟通一样，危机过去之后，我们就应该有所放松。自由讨论式沟通在情感交流中是必不可少的。因此，在冲突管理，压力释放，任务报告中这样做是恰当的，甚至是比较好的选择。换句话说，沟通也是我们如何保持大家面对下一次危机的适应力。

改善交接时的沟通

交接(即切换或转交)是医生和医疗团队如何转移信息和责任的过程。[15,16]就像接力赛中的接力棒一样，也是我们成功或失败的关键因素之一。医生、护士和专职医疗人员，所有人都要和工作交接打交道。事实上，在大型教学医院中，日常大约有 4000

项的工作交接(对于所有的医疗服务提供者),即平均每年约 150
万项。减少工作时间会使交接次数增加约 40%,这意味着我们可
能仅仅是用是'误传'代替了'疲劳'。[15,16]交接班时信息的丢失会
导致诊断和治疗的延误,从而构成了一个潜在的错误关系链。因
此,交接沟通培训是个很好的机会,可以增加患者安全和系统可
靠性。

大多数的交接错误是内容的遗漏,即重要信息没有交代。遗
漏发生概率约为 1%。[15-16]与所有沟通一样,交接沟通也适应接
收者和交接目的。一般来说,常规的交接应优先考虑最重要的问
题(否则会产生认知超载)。对于夜班的交接通常只关注会立即发
生的危险("如果 5 床病情恶化了请插管")或确保不超过限制
("如果 5 床加重了不要插管")。对于日班团队的交接(他们对患
者已经有所了解)不需要赘述个人信息,而是简要回顾一晚上的
重点以及关注新的入院患者。当上级医生接管患者后需进行更详
细的检查,包括从头审查医疗问题,讨论家庭问题,列出所有疑
问的地方。上级主管护士交接的重点主要集中于那些做好转运准
备的患者,或是那些需要专门技能护士(如透析)的患者。

有些人喜欢在患者床边交接班(为了将事实与看得见的患者
联系起来),而另一些人更喜欢待在一个地方,尽量减少外界的
干扰。无论如何,交接应该有个可供识别的方式(以帮助回忆)并
在指定时间进行(最大限度地提高参与率)。这些措施有助于那些
接手的人重复他们分配的工作,并留出时间进行讨论。打印交接
表以补充口头交接的不足。这使接收者可以更集中精神,并且可
提供更为全面的信息,完善共享心智模型,以及提供一个备忘
录。为了使这件事有意义,这些交接表格需要定期更新和实行上
级监督。

虽然沟通方法看起来只不过是常识的一部分,但它们有像核
查单一样直观的依据支持。支持者认为,核查单可以提供框架、
保险和一种快速解决"简单的事情"的方法。做对了,会使大脑从
复杂的认知中解放。反对者认为,核查单所起到的作用正好相
反:降低我们解决问题的能力(当核查单不再适用时),降低我们

提供个性化医疗的能力，并且鼓励使用"药物菜单"。可能问题不仅仅是有一个沟通核查单，而是要有一个好的核查单，并且需要进行定期检查以经受住各种考验。

下面是几个助记的交接班口诀。[12,16,17]预测模型（anticipate model），A：管理信息准确；N：新信息（包括简要病史和诊断，最新的用药情况，问题列表，当前基础状态，最近的治疗手段，重大事件）；T：任务或"待办事项"清单；I：病情：病情的提供者对于疾病严重程度的主观评价；C：应急计划（帮助解决预期问题）。识别、现状、背景、评估和建议（Identify, situation, background, assessment and recommendation, ISBAR）和SBAR类似（见上文），但多了更具概括性的介绍（什么人，做什么，在哪里）和结束时增加的反应部分，包括了目前的计划和突发事件的信息。

适当命名（并且非常全面）的缩写，IPASS BATON包括了：介绍（你的工作/角色）患者（姓名，年龄，性别，住址）；评估（主诉，生命体征，症状，诊断）；现状（现在的情况，代码的状态，不确定性，最近的变化，对治疗的反应）；安全（实验室临界值/报告，过敏史）；背景（合并症，既往病史，目前使用的药物，家族史）；活动（做什么和为什么）；时限（紧急程度，优先级和时间）；所有权（谁负责，包括家庭成员）；最后，下一步（计划，意外情况，接下来的情况）。较短的IPASS交接的缩写包括：I：病情严重程度（稳定，观察，不稳定）；P：患者的总结（人口特征，入院前情况，医疗过程，计划）；A：行动清单（做什么，时间线和所有权）；S：情况认识和应急计划（知道现在正在发生什么；对于未来可能发生的事件的计划）；S：综合（由接收者完成，包括总结；问题；重新描述关键步骤）。IPASS将患者分为稳定型（类似于绿色交通灯）、观察型（橙色灯）和不稳定型（红灯），也是总结患者和行动优先级的一种特别有用的方法。

改善和患者及家属的沟通

就像Theodore Roosevelt所说的："人们不在乎你知道多少，

除非他们知道你有多在乎。"无论如何，这提醒我们到底什么对患者最重要：我们是否传递了信息、提供了安慰、降低了敌意并减少了质疑与否定。[1,4]患者和家属经常声称对临床医生沟通技巧的重视与临床技能同等或更加重要，对此我们不应该感到惊讶。[4,18]多种沟通工具和相关的打包方案，我们在下面会简单介绍一下。希望能为复杂的沟通提供构架和可靠性，但不能把这些当成稿子直接使用或与患者的情况脱轨。

卡尔加里剑桥（Calgary-Cambridge）旅游指南将医患之间交谈分为：①开始；②收集资料；③提供框架；④建立关系；⑤解释和计划；⑥停止会话。缩写 GREAT 由①问候/目标；②关系；③评价/期望/调查/解释；④提问/回答/感谢；⑤默许/感谢组成。缩写 LAURS 包括了：①倾听；②赞同；③利用（恰当的话语）；④克制；⑤建议。而把沟通分为 VALUE 这 5 个部分：①来自家庭的价值观；②感谢的心情；③倾听；④尊重患者；⑤引导性提问可以促进达成共同决策。在传达坏消息时，推荐才用缩写为 SPIKES 的方法，其将沟通分为：①设置；②患者的看法；③一起分担；④传播知识；⑤情感和移情；⑥总结与制定对策。[2,4]

我们也有工具来审视与患者和代理人的沟通。[19-20]例如 Black 等[19]改良并提出了一个包含 10 项要求的沟通方案（作为一个多方面质量改进过程的一部分）。其中 6 项是预计 24h 内完成：确定①代理决策者；②法律地位；③先前的指示；④疼痛；⑤呼吸困难；⑥分发小册子。4 个额外的目标将在 72 小时内完成：①见家属；②讨论预后；③评估患者具体的目标；④提供精神安慰。这种方法强调沟通不仅仅是医生向患者传达事实。患者不仅是一个有信仰和价值观的人，并且还是一个更加庞大的"生命支持系统"的一部分，包括家庭、朋友和社区。[1,4,19,20]

患者和家属通常只在感到安全时才开口说话。Pincince 等人认为，患者和其家属需要熟悉的环境（我们可能因为太频繁的更换员工而未能达到这一点）；有预见性（我们可能因为让家属等候时间太长而未能做到这一点）；支持系统（当家人不在时支持系统的作用会逐渐被削弱）和控制感（当面对疾病和不熟悉的环境时患者会感到受到威胁)。感到安全的家庭，不太可能会对愤怒或不妥协做出反应(又名"神经劫持的理性大脑")并且他们的迷走神经也参与其中，而不是反抗(又名 Stephen Porges 多层迷走神经理论)。特别是在传达坏消息时，提供信息的人应该记住，虽然这对我们来说是例行公事，但对家庭来说这些都是难以忘却的重要时刻。[1,4]结合"主动倾听"，在沟通中植入一种我们会尽力的情感，是我们表示不放弃的关键方式。[1,4]多花点时间去构建最初的"密切关系"(通常定义为"共同希望"；"同步"或"在同一时期")可以为将来的沟通提供便利。[1,2,4]良好的沟通还可以加强患者的心理储备能力和恢复力。[1-3]

这些观点适用于那些不能说话的人(气管插管、气管造口术、舌切除术)和那些不说话的人(恐惧、迷茫、对权威的尊重)。[1,4]对患者来说，他们既要忍受着疾病的痛苦，也不能言语、不被理解，通过以上的方法可以帮助他们排除这些阴影。而且当医护人员说话时，我们的表达方式可能与患者并不相同。[1]例如，医生经常使用专业术语交谈，主要集中于收集信息和传递新信息。患者和家属的语言更多地与信念、恐惧和希望有关。同样的，患者和家属的应对方式包括了拒绝或是挑衅，而医疗提供者会理智地保护自己情绪不受影响。沟通是敏感的，但也是客观的，在"自然世界"的患者和"科学世界"的医疗提供者中作为一座桥梁发挥自己的作用。[1,4]

当医疗提供者与受者说的不仅仅是不同的词语而是不同的语言时，沟通会变得更加复杂。[1,4]即使有足够的时间，对于语言不通的患者，医生也不太可能去讨论心理问题，或提供生活指导。同样患者也不太可能提出疑问，并且可能难以信任医生。[1,4]跨越文化障碍(不仅仅跨越语言障碍)的沟通超出了本章的讨论范围，但这种情况可能会进一步加剧。如果有关于自治和公开是否应该进行或者反对的问题有不同看法，那以上的情况就很有可能会进一步恶化。

在必要时使用翻译人员通常有益，但翻译人员也可能会犯许多潜在的错误。[1,4]首先，使用经验不足的翻译人员、家人、朋友或工作人员可能比使用专业翻译人员有更多的错误。当朋友或家人担任翻译人员时会涉及隐私问题，这会在短期内增加双方的忧虑，并影响到以后两者的关系。然而，即使有专业的翻译人员，沟通错误的情况也是很常见的。在一个小规模的 CC 家庭会议研究（N = 10）中，使用专业翻译人员可使沟通内容的改变超过一半，其中 3/4 以上的内容和临床密切相关。[1,4]

急诊医学也意味着时间上的不便和紧迫。这也意味着翻译人员并不总是在场。现在许多医院都提供电话翻译服务。此外，临床医生还长期使用语音卡（包含常用文字或图画）。如技术改变了其他类型的沟通方式一样，医疗沟通也是如此：便携式智能手机（如谷歌翻译™）和平板电脑的应用程序（如 vidatak™）都可以作为翻译的一种方式，其他新型设备也在研发中（"eye-writer"是为重度中风患者开发的沟通设备）。翻译的前途一片光明，然而，目前使用的翻译工具都会破坏自然对话的感觉，并且占用更多时间。这意味着提供的信息更少，解决问题的时间也更少，并且提供更少的情感支持。因此，需要翻译的患者满意度会降低，知情同意时了解的更少，不能够像门诊患者一样配合治疗。[1,4]

翻译错误的原因是多种多样的，包括了对医学理解不充分或对保护患者的错误渴望[有些译者认为自己是"文化缓冲器"，即不只是口译员，而是"转译员（re-interpreters）"]。为了减少这类问题，临床医生应进行简单的预翻译总结，并强调需要精确，而不仅仅追求速度。简介应包括诊断、确定性及其严重性。在之后的汇报中，这也是个可取的办法。这篇简介回顾了什么应该如何做好以及后期如何衔接，同时维持翻译人员的情感状态。[1,4]

对于翻译人员和接受他们的人来说，我们可以通过像医疗翻译网和国际医学口译协会这样的团体那获得相关资源。医护人员还应该熟悉当地的翻译服务，需要进行练习。模拟翻译过程（与演员，标准化患者或实际译者）不仅零风险，而且可以使人身临其境，深入思考，并且允许重复进行，直到成功为止。尽管口语模拟看上去较为简单(所需要的只是电话和椅子)他们可能比急诊医疗模拟更为真实(需要昂贵的计算机人体模型和运营商)。语言模拟(通过电话或面对面)应该受到支持,因为他们可提供高保真的模拟并且没有日常开支或后勤费用。[5]

结　论

　　沟通逐渐被认为是急诊医学最重要的非技术技能。一旦我们接受沟通是使我们如何交换想法、减少复杂程度、处理不确定性、管理情绪、告知、鼓励、安慰和挑战的观念,那沟通就变得有意义了。沟通是与疾病相关人类经验的核心,因此也是医疗保健的核心。但沟通也是微妙的、复杂的、容易出错的。我们在源源不断的压力和紧急状态下工作。因此,患者、家属、代理人和同事可能会认为没有人愿意花时间与其交谈或倾听他们的想法。要建立一个以患者为中心、以家庭为中心、以团队为基础的强有力的系统,我们应该抓住一切机会来沟通我们所关心的问题,并确保我们"适合这项工作"。

(田　锐　译　罗　哲　审校)

参考文献

[1] Cyna AM, Andrew MI, Tan SGM, et al. Handbook of Communication in Anaesthesia Critical Care: A Practical Guide to Exploring the Art. Oxford, New York: Oxford University Press, 2011.

[2] St Pierre M, Hofinger G, Buerschaper C. Crisis Management in Acute Care Settings: Human Factors and Team Psychology in a High Stakes Environment. New York: Springer, 2008.

[3] Brindley PG, Reynolds SF. Improving verbal communication in critical care medicine. J Crit Care, 2011, 26(2): 155-159.

[4] Brindley PG, Smith KE, Cardinal P, et al. Improving medical communica-tion: skills for a complex (and multilingual) world. Can Respir J, 2014, 21(2): 89-91.

［5］Brindley PG. Patient safety and acute care medicine: lessons for the future, insights from the past. Crit Care, 2010, 14(2): 217 – 222.

［6］Aron D, Headrick L. Educating physicians prepared to improve care and safety is no accident: it requires a systematic approach. Qual Saf Health Care, 2002, 11: 168 – 173.

［7］Azoulay E, Spring CL. Family-physician interactions in the intensive care unit. Crit Care Med, 2004, 32(11): 2323 – 2328.

［8］Azoulay E, Chevret S, Leleu G. Half the families of ICU patients experience inadequate communication with physicians. Crit Care Med, 2000, 8: 3044 – 3049.

［9］Dunn EJ, Mills PD, Neily J. Medical team training: applying crew resource management in the veterans health administration. J Comm J Qual Patient Saf, 2007, 33(6): 317 – 325.

［10］Leonard M, Graham S and Bonacum D. The human factor: the importance of effective communication in providing safe care. Qual Saf Health Care. 2004, 13, 85 – 90.

［11］Kim J, Neilipovitz D, Cardinal P, et al. A comparison of global rating scale and checklist scores in the validation of an evaluation tool to assess performance in the resuscitation of critically ill patients during simulated emergencies Sim Healthcare, 2009, 4: 6 – 16.

［12］US Department of Health and Human Services. Agency for Healthcare Research and Quality(AHRQ). Pocket Guide Team STEPPS. ［2015 – 01 – 01］. Available at: http: //www. ahrq. gov/professionals/education/curriculum-tools/teamstepps/instructor/essentials/pocketguide. html.

［13］Canadian Pilot Resource Centre(CanPRC). ［2015 – 01 – 01］. Available at: http: //www. canprc. cal crm-toolbbox/communication.

［14］Airbus Flight Operations Briefing Notes. Human performance: Managing Interruption and Distractions. ［2015 – 01 – 01］. Available at: http: //www. airbus. com/fileadmin/media_ gallery/files/safety_ library_ items/AirbusSafetyLib_ – FLT_ OPS – HUM_ PER – SEQ03. pdf.

［15］The Sterile Cockpit Rule Aviation Safety Reporting System(ASRS), 1993. ［2015 – 01 – 01］. Available at: http: //asrs. arc. nasa. gov/publications/directline/dl4_ sterile. htm.

［16］Starmer AJ, Sectish TC, Simon DW. Rates of medical errors and preventable

adverse events among hospitalized children following implementation of a resi-
dent handoff bundle. JAMA, 2013, 310(21): 2262 - 2270.

[17] Gordon M, Findley R. Educational interventions to improve handover in
health care: a systematic review. Med Educ, 2011, 45(11): 1081 - 1089.

[18] Heyland DK, Rocker GM, Dodek PM. Family satisfaction with care in the
intensive care unit: results of a multiple centre study. Crit Care Med, 2002,
30(7): 1413 - 1418.

[19] Black MD, Vigorito MC, Curtis JR. A multifaceted intervention to improve
compliance with process measures for ICU clinician communication with ICU
patients and families. Crit Care Med, 2013, 41: 2275 - 283.

[20] Davidson JE, Powers K, Hedayat KM. Clinical practice guidelines for sup-
port of the family in the patient centred intensive care unit: American College
of Critical Care Medicine task force 2004 - 2005. Crit Care Med, 2007, 35
(2): 605 - 622.

第4部分

质量控制

第9章 质量标准及测量尺度

Andre Carlos Kajdacsy-Balla Amaral and
Brian H. Cuthbertson

Chief of Critical Care Medicine,
Interdepartmental Division of Critical Care Medicine,
University of Toronto, Sunnybrook Health Sciences Centre

要 点

1. 医疗的质量标准应以改善结果为目的，并依据证据说话。
2. 理想的标准应该具有相关性、可靠性和可操作性。
3. 度量标准应该用最严谨的方法论概念进行详细的解释。
4. 改善当地的医疗质量应该从医疗过程着手。
5. 公开的质量标准可能会带来重要的意外结果。

什么是质量标准？

近年来，对提高医疗质量的关注度有所增加。在过去的几十年中，我们借鉴了工业界和其他行业的一些观点，并根据我们的需要加以改造利用。我们已经欣然接受了衡量产品质量的工业理念，并将其与某一固定标准相比较。在工业界，这些可操作的标准和因素都容易发现，例如提供无缺陷的鞋或制造特定数量的微处理器所需的成本。然而在医疗行业里这并不那么简单，因为产品和流程的数据可利用性下降，以及我们控制之外存在大量的不确定性。例如，虽然汽车行业能够测量出生产的每一辆汽车的缺陷，但我们却很难就医疗行业中的一个重要缺陷达成一致。因此，我们仍然在学习如何选择、获取和解释医疗行业的质量标准。

国际标准化组织将质量定为"使一个产品或服务能够满足明确或隐含要求的特征和特性的总和"（ISO 8402：1986 标准）。[1]医疗行业将质量定义为"遵循当前专业知识，增进个人及群体获得理想医疗结局的可能性的程度。"[2]因此遵守质量标准（当前的专业知识）应增加预期结果发生的概率。这一定义虽然模糊，但强调了衡量医疗行业质量标准的两个基本方面：①改善结果的必要性；②证据的重要性。在本章将集中讨论这两个概念，通过关注循证的过程讨论衡量质量标准，最终目的是改善预后。

为什么要衡量质量标准

"数其可数，测其可测，化不可测为可测"通常被认为是伽利略的名言。[3]改善预后或医疗流程的能力与衡量它的能力相关。这并不是说所有重要的决定质量的因素都可以被测量，或者那些不能测量的因素应该被忽略。质量标准理论的奠基人戴明说过："仅凭可视的图表运营一家公司"是管理的七大死罪之一，[4]而一个好的管理者将不断地从调查中或与利益相关者的非正式谈话中寻找质量化的信息，以进一步改进他们的组织。然而，我们需要证明标准与期望值相比是否得到改善或检测其偏离程度。因此，质量标准只能包括那些可测量的过程或成果，然而医疗质量整体也可能包括其他不太具象但同样重要的过程和结果。

政府、监管机构、临床医生、保险公司和患者可能对不同的质量标准感兴趣，这也反映出其对每个利益相关者的相关性和有效性。不幸的是，质量指标往往是基于方便性、可行性或政治性而不是有效性来选择的。在本章中，我们将试图定义到底什么是质量指标的理想特征，并将这些原则应用到当前的重症医学（ICM）中。

理想度量的特征

理想的质量标准应具备 3 个关键特征：①理想的质量标准需与利益相关者有关；②在不同时间和机构中的测量应该是可靠的；③临床医生和组织必须能够通过改变行为或改进医疗流程及时地按标准采取行动。

相关性

质量标准应测量与某些或所有利益相关者相关的结果，或与这些结果相关的医疗过程及医疗结构。医疗提供者常常不基于现有的科学证据就怀疑这些标准。利益相关者认为不相关的标准是通过有意或无意的方式遭到抵制、忽视或数据篡改的。

虽然对于大多数结果，例如病死率，其关联是不明显的，而对于医疗过程和组织结构，在提出新的质量标准之前，必须先判断证据可靠性。例如，一项研究表明 ICU 病死率和夜间出院的关系，[5] 外部有效性是由医疗系统之间的差异所形成的，而内部有效性是由于缺乏对出院时疾病严重程度的风险调整，这个事实在随后的一个多中心研究中被证实。[6] 在这种情况下，很难使利益相关者相信夜间出院是一个很好的质量指标。另一个需要注意的地方是使用"有意义"的质量标准，而不是经验性数据。非 ICU 的一个例子是建议选择熟练医疗设施的质量措施。而"有意义"需要考虑诸如"员工星级评定"系统的质量指标，独立的检验评定以及新发或恶化的应激性溃疡占入住者的比例，根据这些标准比较了超过一百万"好"或"坏"的护理设施中的入住者，研究人员发现其再住院率或病死率并无差异。[7]

稳定性

一个好的质量标准应该是重复测量都能得出同样的结果。这叫做测试的可靠性。不应该使用一个不可靠的质量标准来评估医疗质量。可靠标准的一个例子是心搏骤停后达到目标冷却温度所需时间的长短。时间零点（医院到达）和目标温度的时间是明确定义的，并可从医疗表格中提取出来。另一方面，呼吸机相关性肺炎（VAP）的发病率就不太可靠。一项研究显示，由两位有经验的医生使用旧的疾病控制中心（CDC）VAP 定义诊断的 VAP，其 VAP 数量的差异可高达两倍。基于这些数据，VAP 发病率的增减可能仅仅是对 CDC 的 VAP 定义的解释不同所致。[8]因此，新的定义强调稳定性；[9]然而，明显散失相关性后这些都可得到补偿，似乎许多临床上定义的事件都有了新的度量标准。

另一个重要的度量标准是通过相关性检验，但在死亡率风险调整的稳定性上却表现得不够准确。虽然管理者和临床医生将死亡率视为高度相关的指标，但他们也知道，由于疾病的严重程度或病例组合的不同，不同单位之间难以进行比较。最不能实现的是风险调整并没有解决基准测试的问题，原因包括①残余混杂和②数据取样的差异。残余混杂现象是观察性研究中经常使用的一个术语，指的是没有完全调整与病死率和感兴趣单位相关联的变量，但也没有测量。由于缺乏对这些混杂因素的调整，使得各单元无法进行比较。一个有趣的例子是，当多个风险调整系统在一组不同的 ICU 中被使用，一些单位可能在一个标准中被评为优秀的执行者，而在另一个标准中却被评为一个差劲的执行者。[10] 这显然没有任何意义，它涉及每个系统中用于风险调整的不同变量。此外，许多单位直接从监护仪收集风险调整数据，而其他单位则依赖于表格数据。由于电子数据更加精细，更极端的生理数据的变化可以被捕捉到，与人工采集的数据相比，会显得患者更"虚弱"，[11] 进而导致标化死亡比降低 10%。

可执行性

用户和管理人员必须能够直接并及时地根据利益相关的质量指标进行操作。例如，虽然 ICU 幸存者的长期生活质量与预后相关，但其决定因素尚未完全了解，可能并不主要由 ICU 医疗流程所决定，因此这是一项执行性较差的质量指标。另外，不受供应商直接控制的指标也难以得到改善。例如，一些专家建议将延迟 ICU 出院作为质量标准之一。[12] 然而，导致出院延迟的主要因素以及病房床位的可利用性，都不在 ICU 团队的控制之下，不能进行即时管理。

另一方面，衡量基于证据的最佳做法的指标是 ICU 管理者可使用的工具，因为质量上的差距可以立即为团队所解决。例子包括对深静脉血栓的预防，对急性呼吸窘迫综合征患者使用肺保护性通气，运用最低剂量镇静方法和自主呼吸试验。

相关的流行病学概念

利益相关者根据一组不同的质量标准得到相关的医疗质量。实质上，从观察到的数据中可以得出一个因果推论，特别是所选择的质量标准和"医疗质量"之间。因此，用户应该用与解决研究数据中因果关系相同的严格性来处理这个问题，包括评估偶然性、偏差、趋均数回归、混杂因素和长期变化的趋势，如果忽略这些，可能会得到关于医疗质量的错误结论。

偶然性

比较两个不同 ICU 的 VAP 发病率。假设实际上 VAP 发生率在各单位之间是相同的。在任何给定的时间段内，A 单位的 VAP 发生率为 10/1 000 机械通气日是个合理的数据，而 B 单位的 VAP 发生率为 4/1 000 机械通气日。这可能就是个偶然情况。为了避免这种随机误差，应将质量指标与统计检验进行正式比较，以量化单独偶发情况可能导致这种相关性的概率。通常用 P 值或置信区间来表示，这让我们可以用概率论的思想来解释所发生的结果。在上面的例子中，一个单位可以有超过 500 个机械通气日的5 个 VAP 患者，另一个单位可以有一个超过 250 天的。尽管 ICU 治疗效果似乎高出 2.5 倍，但这种情况下的 P 值为 0.12，而相对风险的 95% 置信区间为 0.39 ~ 16。因此预期会发生的这些结果每8 次测量中只有 1 次是偶然发生的，VAP 发生率增加 2.5 倍也与VAP 实际降低 60% 相符。在研究短期内发生的罕见事件时，单一事件可能会导致比率上显著的差异，比率分析尤为不稳定。

减少偶然性的策略包括选取更多的患者，选择更常发生的过程和结果，以及提高测量精度。例如测量抗生素输送时间的连续变化是比在 1 小时内接受抗生素治疗患者的比例更为精确，并且只需更少的患者来证明差异性。

偏　倚

误差是对事实的系统性偏离。误差的来源有许多种，但基本上可以分为两种类型：非差异型和差异型。非差异型误差会引入噪声，但不会引起测量偏差。例如，由于医生个人因素复杂多变，依靠医生确诊作为 VAP 的衡量标准可能会导致 VAP 的过度诊断和漏诊。非差异型误差的主要问题是引入误差会掩盖实际结果的差异。为了解决这个问题，应该使用客观性的指标来识别 VAP。

以不同方式衡量质量标准也是难以解决的问题，因为可能引入差异型误差。这比非差异型误差更难解决，因为其导致质量标准产生的误差是与医疗质量毫无关系的。差异型误差更为微妙。如果一个标准化定义需要检测痰中的细菌，那么由于定植的存在，对于每位发热患者均规定行痰培养的 ICU 将比选择性行痰培养的 ICU VAP 发病率更高。

趋均数回归

趋均数回归是一种统计现象，对解释质量标准的变化具有重要意义。[13] 一个典型的例子是筛查患者的高血压后为那些血压测量值高的患者提供治疗。无论所采取治疗是否有疗效，患者下一次所测得的血压值都会更低（这也是我们进行安慰剂对照研究的原因）。在质量管理工作中也会出现同样的现象，然而，我们不可能设置一个安慰剂组来控制干扰因素，因为无论是在选择改善预后方面甚至是关系到医院的名声时，这都会造成一种两难的局面。由于标注的异常值可能不是真正的异常值，因此无论是否存在工作问题或是否改进工作有成效，他们的评分都会在下一次测量中得到改善。许多前、后的质量改进项目都会碰到这种潜在的错误。解决这个问题的办法之一是连续对质量标准做出评判，而不是随机的抽选。因为通过连续的测量，可以观察到一些随着时间的推移的趋势，进而发现在干预之前就存在的一系列不良表现，或在实施之后带来的持续的改善。

混杂因素

混杂因素是与 ICU 和质量标准利益相关的变量。例如，在知道心血管外科手术患者与休克插管患者相比不易发生 VAP 的前提下，不同 ICU 间患者的人口学特征差异会对结果产生影响（心血管患者多的 ICU 发生 VAP 的概率小于休克患者多的 ICU 单位）。显然，随时间进行随访，这就不是什么大问题了，但 ICU 患者患病组合随时间的变化也可能导致相同的问题。有几种方法可以处理混杂因素的问题。在质量方面最常用的方法是：①限制，排除或多或少存在同样的质量测量的某些患者亚群；②调整，使用数学模型来"平衡"混杂因素。最常用的方法是在分析 ICU 之间的死亡率差异时使用疾病严重程度来调整死亡风险。但是正如我们之前所讨论的那样，总会存在残余混杂因素的可能性，使对风险调整后的质量标准的解释依旧非常困难。

长期趋势

质量标准除了受项目质量影响外，也会随着其他因素而发生改变。当试图证明质量随着时间的推移正在改善时，这些长期变化趋势并不是什么问题；但如果把这些改善都归因于特定的某种干预时，可能会产生误导。关于这个问题很好的一个例子可在中心静脉导管集束化方案可以减少中心静脉导管感染（CLI）的原始描述中看到。[14]该研究显示 CLI 发病率显著下降，从每 1000 导管日 2.7 降至 0。这些数据很可能是正确的，但与此同时，CLI 的发病率在未使用该集束化方案的其他 ICU 中也在下降。[15]因此，随着时间的推移 CLI 发病率实际上是有所下降的，由于发病率也会随长期趋势下降，干预措施可能不是导致其下降的真正原因。为了在试图推断因果关系时解决这个问题，需要使用超出本章讨论范围的不同的分析模型，例如中断时间序列或受控中断时间序列等。

改善医疗的质量标准

标准可用于监控和提高单个组织或多个组织的质量，如综合医疗保健系统，其报告可能是区域性或是国家性的。

本地的质量标准

个人组织应该关注医疗的流程。这些项目与本地是相互关联并且是可操作。我们应基于组织的使命和愿景，目标人群以及与利益相关方未正式确定的差距来做出监测、测量和改进的决定。组织应该将重点放在每个时期有限的相关医疗流程上，以避免信息冲突和白费精力。个人组织可以根据数据的可用性为其流程定义最佳的测量指标。可改善预后的医疗流程的例子包括使用肺保护性通气，最低程度的镇静，心脏骤停后目标温度的管理，早期肢体活动，深静脉血栓形成（DVT）的预防，疼痛评估和管理，启动对终末期患者的讨论等。

质量标准的系统报告

人们越来越关注使用质量标准在一系统化水平来识别高质量和低质量员工，从而促使大家采取行动帮助低质量者进行改进。然而，公共报告与改善预后之间的联系并不十分紧密。自 1991 年纽约州公共报告系统引入以来，就有了心脏手术后死亡率下降的报告。[16] 然而，没有公共报告系统的其他州的同期数据也表明了类似的预后改善，所以有人开始质疑全州报告系统是否能够为社会带来好处。[17]

公共报告可能会创造激励措施来提高质量，但并不一定会直接指导人们如何进行改进。通过实行以循证证据为依据，进行数据操纵或避免收入高风险患者，这些标准都可以得到改善。

其他意想不到的后果包括使用不恰当的诊断和治疗患者以提高标准。例如，美国感染性疾病学会建议在肺炎患者入院后 4 小时内使用抗生素，这是美国公开报道的标准。但是这个推荐和报告导致了一些奇怪的结果，如抗菌药物会在获得影像报告前使用，[18] 增加了没有肺炎的患者的抗菌药物使用率。[19]

此外，标准也可以看作是对系统"健康"程度的诊断测试。在这个框架中，标准是用于判断 ICU 是否具有高质量的"测试"。我们可以应用相同的有效性、可靠性、偶然性、混杂性和偏移的标准来评判质量标准的应用是否可以用来确定质量的程度。不幸的是，使用霍费尔模拟表明其标准的敏感度和阳性预测值都不达标。根据病例组合的不同，敏感度为 8% ~ 10%（即大约 90% 的低表现者不会被检测到），阳性预测值为 16% ~ 24%（这意味着 76% ~ 84% 的分类为低质量者的组实际上是平均或高质量者）。[20]

目前还不清楚公共报告的质量标准在推动市场使用以高质量为中心或推动质量改进方面是否存在价值。然而很明显的是，付款者、政府和消费者很可能在未来会要求得到这些报告。

（田　锐　译　罗　哲　审校）

参考文献

[1] Quality management and quality assurance Vocabulary. ISO 8402：1994，2015. [2015 - 07 - 17] Available at：http：//www. iso. org/iso/catalogue_detail. htm？csnumber = 20115.

[2] Lohr KN, Schroeder SA. A strategy for quality assurance in medicare. N Engl J Med, 1990, 32(10)：707 - 712.

[3] Kaydos WJ. Operational Performance Measurement：Increasing Total Productivity. Boca Raton, FL：St Lucile Press, 1999.

[4] Deming WE. Out of the Crisis, 1st ed. Cambridge, MA：MIT Press, 2000.

[5] Laupland KB, Shahpori R, Kirkpatrick AW, et al. Hospital mortality among adults admitted to and discharged from intensive care on weekends and evenings. J Crit Care, 2008, 23(3)：317 - 324.

[6] Santamaria JD, Duke GJ, Pilcher DV. The timing of discharge from the intensive care unit and subsequent mortality. A prospective, multicenter study. Am J Respir Crit Care Med, 2015, 191(9)：1033 - 1039.

[7] Neuman MD, Wirtalla C, Werner RM. Association between skilled nursing facility quality indicators and hospital readmissions. JAMA, 2014, 312(15)：1542 - 1551.

[8] Klompas M. Interobserver variability in ventilator associated pneumonia surveillance. Am J Infect Control, 2010, 38(3)：237 - 239.

[9] Klompas M, Magill S, Robicsek A. Objective surveillance definitions for ventilator-associated pneumonia. Crit Care Med, 2012, 40(12)：3154 - 3161.

[10] Glance LG, Osler TM, Dick A. Rating the quality of intensive care units：is it a function of the intensive care unit scoring system？Crit Care Med,

2002, 30(9): 1976 - 1982.

[11] Suistomaa M, Kari A, Ruokonen E, et al. Sampling rate causes bias in APACHE II and SAPS II scores. Intens Care Med, 2000, 26(12): 1773 - 1778.

[12] de Vos M, Graafmans W, Keesman E. Quality measurement at intensive care units: which indicators should we use? J Crit Care, 2007, 22(4): 267 - 274.

[13] Morton V, Torgerson DJ. Effect of regression to the mean on decision making in health care. BMJ, 2003, 326(7398): 1083 - 1084.

[14] Pronovost P, Needham D, Berenholtz S. An intervention to decrease catheter-related bloodstream infections in the ICU. N Engl J Med, 2006, 355: 2725 - 2732.

[15] Zuschneid I, Schwab F, Geffers C. Reducing central venous catheter associated primary bloodstream infections in intensive care units is possible: data from the German nosocomial infection surveillance system. Infect Control Hosp Epidemiol, 2003, 24(7): 501 - 505.

[16] Hannan EL, Kumar D, Racz M. New York state's cardiac surgery reporting system: four years later. Ann Thorac Surg, 1994, 58(6): 1852 - 1857.

[17] Ghali WA, Ash AS, Hall RE, et al. Statewide quality improvement initiatives and mortality after cardiac surgery. JAMA, 1997, 277(5): 379 - 382.

[18] Pines JM, Isserman JA, Hinfey PB. The measurement of time to first antibiotic dose for pneumonia in the emergency department: a white paper and position statement prepared for the american academy of emergency medicine. J Emerg Med, 2009, 37(3): 335 - 340.

[19] Welker JA, Huston M, McCue JD. Antibiotic timing and errors in diagnosing pneumonia. Arch Intern Med, 2008, 168(4): 351 - 356.

[20] Hofer TP, Hayward RA. Identifying poor-quality hospitals Can hospital mortality rates detect quality problems for medical diagnoses? Med Care, 1996, 34(8): 737 - 753.

163

第 10 章 控制方法

Robert C. McDermid

Clinical Professor, *Division of Critical Care*,
Department of Medicine, *Faculty of Medicine*
and Dentistry, *University of British Columbia*

Yvonne I. Csanyi-Fritz

Associate Clinical Professor, *Division of Pediatric Anesthesia*,
Department of Anesthesiology, *Pharmacology and Therapeutics*,
Faculty of Medicine and Dentistry, *University of British Columbia*

要　点

1. 重新规划医疗卫生服务的重点在于提供系统、全面、高质量的监护服务。

2. 结构—过程—结局框架模式可以审查重症监护室（ICU）内监护工作的每个部分，以便加强对医疗服务治疗的管理。

3. ICU 的组成、人员配置和领导能力为提供高质量的监护奠定了基础。

4. 重症监护治疗的时间依赖需要一整套医院范围的方法管理患者转入或转出 ICU，以确保充分利用有限 ICU 的资源。

5. 监护的 3 个时期包括复苏期、支持期和稳定期，不同的时期需要不同的工具和方法以确保 ICU 持续、高效的运行。

引　言

"15 年前，以色列科学家发表了一项研究，在这项研究中，研究者对 ICU 患者的监护进行了长达 24h 的观察。他们发现，平均每个患者每天需要 178 次独立的操作，从给药到肺部吸痰，每个操作都有对患者造成伤害的风险。在这些操作中，医生和护士虽然只有 1% 的可能性出错，但是平均到每位患者身上每天就会出现 2 个错误。因此，只有将患者治疗的风险降到最低，重症监护治疗才有可能成功。"

"我们所了解的复杂程度已经超出了我们个人能够正确、安全或可靠地提供其好处的能力。"

这是摘自 Gawande 的《清单宣言：如何把事情做好是现代医学面临的最大挑战之一》，[1] 这体现出提供有效监护所需的许多过程的复杂性和相互依赖性。自治、勇气和自信是过去医生通往成功的必经之路，但是已经不适用于如今的 21 世纪。面对快速增长的知识和医疗成本，医疗保障服务必须从根本上重新规划。

发达国家的社会期望为其医疗体系提出了挑战。在接受采访时，哈佛公共卫生评论员 Weinstein[2] 指出，90% 的美国人：

- 想要得到最好的医疗服务，而不考虑费用。
- 认为医疗服务价格太昂贵。
- 认为每个人有应该享有医疗服务资源。

这些表面上看似相互矛盾的理念需要调和。针对这些矛盾，卫生创新研究所（IHI）已经开发出一个"三重目标"框架，用以解决这 3 个关键问题：①改善患者的监护体验（包括医疗保障质量和满意度）；②改善人群的健康状况；③降低医疗保障的人均成本。幸运的是，正如一些重要的案例研究所阐明的那样，高质量的监护可以降低医疗成本。无论医疗卫生系统运行下的经济模式是否是社会化的，如果这一模式要实现可持续发展，无论是基本医疗保障还是盈利性的医疗，都可用于医疗卫生系统的资源有限性需要持续不断的财政支持。正如 Cassel 在 1982 年所说，医生的主要职责是治愈疾病和缓解病痛。所以，只有在不同维度上了解患者的监护体验，而不是单纯采用"最昂贵"医疗服务，才能将重症监护做到最好。[3]

在重症监护医学（CCM）中，监护治疗的复杂性和相互依赖性还有两个挑战：①ICU的治疗疗效具有时间依赖性。②ICU的患者病情较重，往往不能承受错误导致的不良后果。1958年，Peter Safar在北美建立第一个ICU病房时，他说，ICU的任务是采用及时和恰当的心肺复苏和高级生命支持，以"拯救那些不应该死亡的年轻生命"。[4]如今，ICU中高级生命支持的主要目的是保护生命、缓解疾病进展、改善可逆性的疾病，避免不必要的死亡。[5]与技术相对落后的过去相比，高级生命支持的技术越来越先进，医生可以采用这些技术延长患者生命，这在过去是几乎不可能完成的。不幸的是，用来预判患者治疗结局并据此以一种切实可行的方法分配医疗资源的能力并没能跟得上技术的进步和快速增长的医疗成本。

当今社会，高质量的重症医学需要为每一个患者随时提供快速而精确的治疗。正如前所述，如果重症医学想要持续发展下去，就需要为患者提供快速、精确而有效的治疗。

什么是质量？

质量主要包括5个不同方面：①优良性；②完美性或一致性；③价值性；④实用性；⑤具有转化潜力。[6]就医学而言，前3个描述了质量的静态特征，这些特征与特定过程的产出和财政支出有关，最近出现的对质量的描述是"一次做好"，并开始出现在医学期刊上。[7]"实用性"这一概念体现出对质量的又一不同表述：它反映了保证医疗卫生系统满足社会需要的重要性，并且根据社会的期望值和需求不断重新评估医疗卫生系统的可交付性。总之，这4个方面与医学中的质量控制与质量保证密切相关。

具有转化潜力是质量的最后一个方面，其主要作用是在过程中能够识别和抓住改善质量的机会。这一方面或许是最重要、最突出的，因为它体现了医学的动态性和可变性，是创新发现和不断改进的基本原则。在现代医学中，尽管质量控制、质量保证与质量改善密切相关，但是质量改善不在本章的讨论范围之内。

质量控制与质量保证

通常情况下，重症监护服务可以提供大量的数据，但是很难评估每一个 ICU 所提供的监护治疗的服务质量。临床医生常常关心的是患者治疗结局。但是，将这些结局量化以指导每天的临床实践却具有挑战性。例如标化死亡率常常用于比较不同 ICU 之间患者的治疗转归，但是死亡率的统计会受到多种因素的影响，如患者数量、入院诊断、疾病严重性，这些因素可能具有一定误导性。因此，可以对那些已知的、对患者治疗结局有影响的因素加以矫正，但是有许多其他因素，如潜伏期、急诊状态和转诊地点和其他无法预测的因素，都有可能对患者的治疗结局产生影响。在 ICU，要评估更改干预措施或治疗的效果时，ICU 较低的死亡率和复杂特性往往提示在改变治疗对死亡率产生影响之前，往往存在时间延迟。尽管标化死亡率是衡量 ICU 监护质量的一个重要指标，但是 ICU 患者总数和死亡情况并不能形成数据以指导 ICU 的管理。事实上，模拟模型显示，在中等规模的 ICU 内，标化死亡率需要 2 年的时间才能达到统计学差异，并且使假阳性率在可接受的范围之内。[8,9] 基于这些原因，追踪这些区域层面上的数据来获得患者的住院人数和治疗结局以进行有意义的分析将会更有用。毫无疑问，进行结局测量很有必要，但是如果我们想在一个 ICU 内建立一个可控的数据集，就必须需要其他的技术和指标。

1966 年，Avedis Donabedian 在一篇关于医疗质量的重要论文中描述了结构—过程—结局框架，这一框架为解决这个问题提供了一个方法。[10] 这个框架首次考虑了高质量监护所需要的元素，这些元素被称为质量的结构组成，如无菌巾和氯己定（洗必泰）的应用以预防感染。然后，这个框架检查结构成分应用的环境和方法，称之为过程组分，其目的是使那些高质量监护的结构成分在需要时能够系统、持续、及时可用。最后，这个框架需要建立结局组分。与临床结局(如中心导管相关的血流感染发生率和重症患者的深静脉血栓发生率)不同，与过程相关的事件(如是否遵守中心静脉置管流程，深静脉血栓的预防)更为常见。而且，尽管不良反应和特定的临床结局之间有一定的时间延迟，过程测量可以及时进行。这为持续质量改进提供了基础，通过为一线工作人员创造机会去测量那些与期望的临床结局相关的实时数据。

在工业化生产中，保证那些不同生产过程中的产品满足标准非常重要。有两个互补的方法可以解决这个问题：质量控制，主要任务是监测，并剔除那些不满足标准的缺陷产品；质量保证，强调在过程早期发现错误的重要性，以避免浪费资源和人力。过去，医学总是强调质量控制，例如在提供服务和操作前使用两个客户端识别码作为"最后检查"。但是，随着医疗费用的日益增长，人们越来越重视避免浪费，并且重点开始转移至质量保证的指标和技术，以及过程控制这一概念。

过程控制

20 世纪早期，学者开始对如何提高生产过程的效率和精度感兴趣。数学物理学家 W. Edwards Deming 认为，过程的管理与其说是对产品质量的管理，不如说是是对每一个过程自身的管理。W. Edwards Deming 同他的导师工程师、统计学家和物理学家 Waiter A Shewhart，一起采用数学模型和统计学方法检查了差异性对生产质量的影响，成为过程控制这一领域的先驱。

现代的过程控制是一门工程学科，主要任务是把过程的产品控制在理想范围之内，它是现代质量保证和质量控制的基础，通过监测每个过程的组成部分以决定这一过程是否稳定。一旦稳定，这一过程就可以加以修改以优化其在质量和效能方面的产出。过程控制在重症监护医学实践中非常有用，如果经济上允许及时而准确的治疗，这对确保过程能够恰当、有序的运行是非常重要的。

过程控制的前提条件

把过程控制运用到医学实践中时需要几个前提条件。和结构—过程—结局框架相似，过程控制必须是：①可反馈的；②标准化的；③可测量的。流程图有助于准确理解目前做的事情以创造关注的结果。应该仔细检查有疑问的过程细节，这样做是有价值的，并且不应被低估。即使在开始阶段，流程图可以有效减少浪费，提高效率以及保证质量。

应该遵从流程图和过程的标准化。对于任何产品，设计良好的标准化进程将会比非标准化进程更有助于监管、评估和修订。但人们对通用标准的热情会降低。人们不应该忘记避免有害监护规范的重要性，在 Van den Berghe 的一篇关于心脏术后患者需严格控制血糖的论文中，阳性结果得到了世界范围的认可与接受，但是却起到不良效果，并且这一结果后来被 NICE – SUGAR 研究所否定。[11,12]

规范化的优势在于需要较少的技能或设备，并且有助于结构化工作。例如在 ICU 内，每天都需要进行实验室检查以了解患者的病情变化。将采血时间、所做检查和样本转运过程规范化可以节约人力和财力。但是，将 ICU 内所有的机械通气患者进行标准化治疗有可能会牺牲患者治疗的个体化，标准化治疗模式不一定能够达到预期的治疗效果，甚至会导致不良结果的产生。未来的 ICU 应该清晰地定义一种模式，在这种模式下，"流水线"任务（指一小部分任务需要规范化，并且效率是关键）与"不同的共存"任务（指那些需要个体化的，有创造力和灵活性的任务）。

最后，必须选择恰当的和有意义的指标。关于医疗质量的管理，有一个真理，那就是：你无法管理那些你没有测量的东西。

指导过程控制的实用工具有哪些？

和上述的方法一样，Ishikawa 在 1985 年[13]推广了 7 个基本的质量工具，其中3个在过程控制中非常有用，包括鱼骨图，帕累托图和控制图。鱼骨图，也称之为石川图，常用于解析过程（图10.1）。有了这个图，任务的各个部分可以被分类，并映射在设备、材料、人员、环境、流程和管理的标题之下。

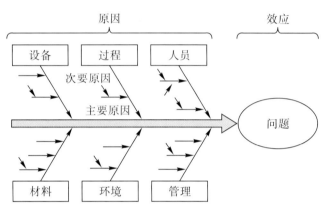

图10.1　鱼骨图(石川图)[13]

帕累托图是基于帕累托原则这一概念，也称之为"二八规则"，或者"至关重要的大多数和微不足道的极少数规则"。这一规则在医学中对于理解质量和错误是很有必要的。简单地说，帕累托法则认为80%的问题是20%的原因所造成的，掌握20%原因可以减少错误，提高质量。在医学实践中，帕累托图常用于对过程失败的原因进行排列优先次序，例如延迟或者遗漏某项检查的原因。正如前面所举的对室颤患者进行早期除颤的例子，运用帕累托法则可以使医生关注那些导致产生不良结局的错误来源。通过一些方法如鱼骨图，六西格玛法或精益方法学，将错误分类，并找出这些错误的根本原因，就可以应用帕累托原则将错误归类，然后缩小这种干预措施的适用范围（图10.2）。

控制图用于过程控制的子过程中，称之为统计控制过程，它采用统计分析方法把外界因素对生产过程的影响分为普通原因（固有）偏差和特殊原因（外在）偏差。该类图主要有一个中心线（均数）和控制范围（通常为均数 ±3 倍标准误）。控制范围之外的数据提示可能存在某种特殊的原因。这种方法适用于需要不同的

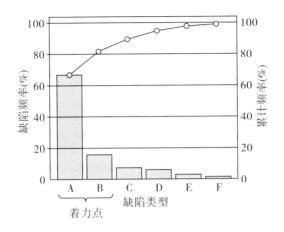

图 10.2　帕累托图

举措处理这两种不同的差异。普通偏差可以通过修改过程得以解决，而特殊偏差则需要识别引起偏差的外因，并加以修改。最近，一项系统综述发现，麻醉学和重症医学在医疗保障领域中关于统计过程控制的相关文献引用率最高，说明这一工具用于 ICU 管理的重要性。[14] 使用控制图常用的测量指标是随着时间的推移，血糖控制与呼吸机相关性肺炎发生率的关系图，包含置信区间的上限和下限。

开展有效过程控制需要考虑的因素

　　开展有效的监护流程，必须考虑两个主要部分：人为因素和工程因素。通常情况下，这两种因素需要单独考虑。但是最近，组织发展理论的转提示这两种因素密切相关。传统的观点，即诊断性组织发展，认为通过评估目前的组织状态可以改变管理模式，同时创造一个美好的未来前景，然后开发一个影响必要变化的算法计划。一个被称为对话式组织发展的新理论起源于这一观点，认为机构是社会共同创造的实体，它不能从构成它的人分离出来。这个理论引用的 3 个原则：①过去的状态不再可能或被接受；②制度叙述已经改变；③生成图像已经出现。

　　这些理论提供了补充框架以分析变革管理。但是，对话理论强调与过程相关的人和人事代理的重要性。在医学的背景下，对话理论为大规模组织变革的发展提供了新的、迫切的过程。虽然详细讨论变革管理策略和人为因素分析超出了本章的范围，但这个话题需要进行简短的讨论。如果不能根据持续变化的医学特性和治疗环境改变预期结果，过程控制措施在重症医学实践中不会有效，认识到这一点至关重要。

人为因素

　　人为因素分析是一个快速发展的学科，根源在于航空领域的应用工程和改进。在设计现代设备技术特征和医疗队员间的交流和互动中的医学领域中，应用人为因素分析展现了巨大前景。人类因素分析的这两个特征可能听起来有所不同，但是其在航空领域具有很强的相似性。人为因素原则对驾驶舱、仪器设计和船员资源管理是不可或缺的（包括预警系统和警报），后者已经发展到自己的分析亚专业。在医学领域，人为因素分析最近才引起注意，例如输液泵和麻醉机等设备的设计，它也被应用于手术室中的交流和互动，这是完成手术安全检测所必需的。多年来，人为因素分析已被纳入仿真培训，如模拟代码，以评估团队运作和情势感知。也许，人为因素分析最重要和最相关的贡献是干预效果等级的发展。简而言之，干预效果等级假设所有干预措施都可以按照结果有效梯度进行排序，其中教育和培训是最不有效的，而强制运作最有效的干预方式，并且占据了等级制的顶峰。理解和利用干预效果等级可以设计更好的干预措施来改善结果，因为强制运作（每次你被迫采用正确的方式进行）是最好的设计。

　　医疗卫生系统大部分干预措施主要以人为中心，并存在所有人类依赖系统的脆弱性。由于现代医学越来越依赖技术做常规的、重复的和复杂的工作，在复杂的人际交往和团队合作下，我们冒着使用的技术超出我们有效管控的风险。人为因素分析可以帮助构建沟通，协助其测序并编写所需的反应以产生期望的结果。

流行/结果框架

允许特定情况下决定所需的过程控制措施类型体系需要考虑两个因素：过程激活的流行程度以及在过程中发生错误的后果。

想想一个时间依赖性的、影响大的过程，如心室纤颤的早期除颤。在为住院期间心脏骤停的患者复苏，呼叫后 3min 内，需要一个高效的过程以确保配有除颤仪和其他设备的高技能团队及时到场。在这个过程中，出现错误的后果是严重的—如果最初的过程失败，患者的死亡几乎是肯定的。因此，为确保这一过程每次都能准确无误地运行，应投入大量的人力和资金资源。

另一方面，ICU 中的患者使用常用药物的管理非常麻烦，而且步骤烦琐。这个过程需要接受多种检查和核实，确保向每位患者提供正确的药物—通常情况下，错误用药的结果要大于给药时间轻微延误所造成的后果。此外，设计有序的、冗余的、中等精确度流程的成本通常远低于设计具有达到期望结果所需的超高精确度单一流程的成本（图 10.3）。

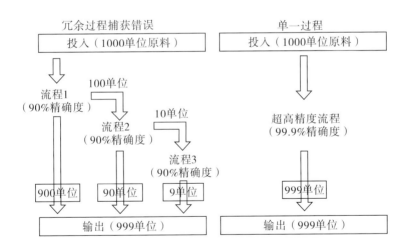

图 10.3　简洁单一的过程和冗余的过程

ICU 组织与整合是高效运行的基础

虽然重症医学是一个跨学科跨专业，但是在过去的 50 年中，ICU 欧洲、北美和澳大利亚等许多国家已经发展成为的独立的学科。从个体医生监护患者的开放式 ICU 模式转变为以监护医生为主导的多学科团队合作的床边巡视封闭式 ICU 模式已被证明可以改善患者预后并降低患者的死亡率。[15] 包括欧洲重症监护医学学会、重症医学学会和加拿大重症监护学会在内的许多国际协会都积极支持 ICU 内的封闭监护模式。考虑到监护工作高度依赖医嘱的下达，因此评估合格的和经认证的重症医学科医生是构成医院重症监护服务核心，是 ICU 性能的重要基石。

虽然大家的观点并不完全统一，但许多重症医学协会支持关于重症医生工作范围、工作模式、监护实践、医患比和领导能力要求的标准。在培训、教育、护士/患者比例、急救能力应急计划、护理领导力存在和可用性以及机构(非工作人员)护士的使用方面，护理标准也同样存在。此外，重症医生是多学科团队的领导者，但团队成员也至关重要。作为以患者和家属为中心的护理临床工作者，床旁护士已得到认可。已经显示将药剂师纳入多学科团队，可以避免药物相互作用和用药错误导致的不良事件，并减少药物费用。而采用物理治疗师指导的早期动员策略可以减少诸如危重病神经病/肌病并发症的发生，并减少 ICU 住院时间。微生物学的检查为经验性治疗脓毒症提供了依据，并增加了抗菌管理措施方面的专业知识。由于营养支持对于从重症疾病中恢复的重要性，因此还提倡纳入营养师。

最后，由于之前提到的重症监护治疗的时间依赖性，在控制效能的方法中，患者的流向是必须考虑的一个关键方面。一旦做出决定，应及时转入或转出 ICU。患者入院之后，对病情持续进展的患者进行医院范围内的标准化治疗是至关重要的，因为能否帮助患者防治并发症的发生(而不是并发症本身的发病率)是高效能医院与低效能医院的主要区别。[16] 最后，由于及时转入 ICU 至关重要，及时、标准化地转出 ICU 可以有效利用现有 ICU 的有限资源。尽管如此，必须设计成避免夜间转出 ICU，因为监护不良后果常发生于转运过程中的数小时内。

医护过程框架化以控制质量

在危重患者的治疗中，存在三个哲学上截然不同但功能重叠的阶段：复苏阶段，维持阶段和自由阶段。关于过程控制，每个阶段都需要不同的工具和方法。复苏阶段期，需要有技能的团队及时到达，并配备必要的专业设备以提供特定的和必要的时间依赖性治疗以预防不良后果，在此期间，可以使那些罹患重症疾病的患者避免立即死亡。支持阶段期，对患者的状态进行频繁和全面的评估，然后优化治疗以改善生理功能，此期，患者可以得到持续的机体治疗，并使机体有充分的时间恢复。在自由期，患者已达到准备脱离生命支持技术状态，流程的制定可以避免生命支持技术的撤离不必要的延迟。

过程控制：复苏期

危重患者应及时、早期进行干预，并密切关注疾病病情的变化。专业化急症监护团队的即时可用性，如快速反应团队和创伤团队，对出现恶化的住院患者和多发伤患者很有益，尽管这些团队的收益尚可，但是对相关成本和意外后果是有争议的。

在患者明确诊断之前，复苏过程应同时包括治疗效果的评估和医疗机构的选择，并且在这种情况下，清晰的结构化沟通是必要的。为促进医疗团队成员间信息传递的质量和效率，IHI 推出了情境—背景—评估—建议（SBAR）这一工具，其中包括快速治疗是基于临床诊断，而不是确定诊断。在监护过程中，标准化的医嘱可以减少不必要的差异，并且如果设计得当，可以改善患者的治疗结局。因此，这应该应用于临床中常见的疾病的治疗，如医院或社区获得性肺炎、脓毒症、慢性阻塞性肺疾病急性加重以及需要机械通气的呼吸衰竭，并应包括基于对当地微生物学耐药特点的经验性抗感染治疗建议。最后，标准化交接很重要。监护交接通常易出现错误和信息丢失。监护转移过程中，无论是从复苏小组到管理小组，还是从治疗小组到待命小组，结构化沟通都可以在这段患者易出问题期间建立一致性和可靠性。

过程控制：支持期

一旦早期复苏阶段结束，大多数监护治疗决策都是在由重症医生主导的多学科治疗期间进行的。这是由于在支持阶段需要频繁、系统地重新评估监护要求。在一篇关于最佳实践的系统综述中，列出了促进高质量床旁巡视的因素：①使巡视的结构标准化；②利用质量清单，重点讨论和记录日常治疗的目标。另一方面，糟糕的文档记录和不一致的信息，漫长的巡视时间，以及团队不完整是有效巡视的重要障碍。

Gawande[1]和 Peter Pronovost[17] 强调了医学核对清单这一概念。已经证明在重症监护中，使用精心设计的清单可减少血流感染的发病率，预防医院内耐甲氧西林金黄色葡萄球菌传播，减少医院内艰难梭菌感染的发生率，并改善 ICU 患者死亡率。[17,18] 这一好处的机制是通过将一个过程分解组成任务并将那些适合标准化的过程标准化，而减少了不必要的可变性。

过程控制：自由期

一旦患者复苏成功并且稳定下来，如果要避免与不必要的支持治疗相关的并发症，则需要定期重新评估支持需求。生命支持治疗对那些不需要这种治疗的人来说是危险的，应该注意对这些患者迅速降阶梯治疗。例如镇痛和镇静方案，每日镇静中断以及标准化脱机的自主呼吸试验都有助于减少机械通气时间和 ICU 住院时间。考虑到机械通气时间与 VAP 发生率、ICU 住院时间和死亡率相关，在机械通气期间，防止采用不必要的变异干预措施，从监护质量和经济角度都非常重要。

展望未来：重症监护之"心态"

在 2012 年的一次题目为"我们如何拯救医学？"的演讲中，Atul Gawande 描述了对医务工作者所要求的转变。[19]

在每一个领域，知识都是爆炸式增长的，同时带来了复杂性，也带来了专业化，我们已经到了这样一个别无选择地方，在这里，就算我们想要成为个人主义者，但复杂性要求团队合作。

根本上重新规划涉及将监护流程整合到全面的、无缝和个性化的监护计划中，在生病至康复的过程中指导患者，并使患者最终重新融入社区中。重症患者经历了有别于健康人的人生历程，因此他们需要最宽容和最缜密的监护。监护服务和监护流程的整合需要每个部分具有稳定性和可预测性。也就是说，我们必须注意发展健全的机制，在需求不断变化和知识不断增加的情况下，确保高质量的医疗服务。持续的质量改进需要好奇心，以及适应不断变化环境的意愿和能力，并改变我们的工作方式。然而，改变并不一定等同于改进。前面提到的管理 ICU 方法可以理解为是构成监护过程的组成任务，同时需要区分有效的和不稳定的部分，并着重关注哪些可能能起到积极效应的改变方面。

医疗卫生事业的快速发展将对医护人员提出新的要求，并且需要医护人员掌握不同的临床技能。这一点在转向以提高竞争力为核心的医学教育中正逐渐得到认可，培养出能够应对医疗卫生事业快速发展的医生，并在整个职业生涯中，拥有维持竞争力所需的技能。这需要提供一个规范化的学习基础，同时搞清楚每个学员独立实践时的需求。最后，未来的重症医生必须是一个良好的信息沟通专员，能够胜任在多个学科的工作。他们必须能够娴熟地与董事会、高级管理人员和行政人员、临床主治医师和主管医生、患者和工作人员进行有效沟通。他们必须在时间依赖性交叉学科监护的所有方面都非常出色。正如 Ashish Khanna 博士和 Lewis Kaplan 博士在重症监护协会网站发表的一篇文章中鲜明地

指出：[20]

一个好的重症监护医生必须具有儿科医生的敏锐观察力、产科医生的耐心、内科医生的体贴、麻醉医生的快速反应能力、外科医生的积极性，以及精神科医生的沟通技巧。重症监护医生整合了所有这些技能，他们跨越了专业界限和知识范围，在管理危重症患者和创伤患者的同时，提供无私的团队指导，并给予患者精神上的支持、同情和怜悯。很明显，只有具备不同背景的人才体现出这种特性。尽管未来重症监护医生的数量会增加，但是目前仍然不足，这促使我们找到和接受那些愿意在 ICU 内以基于团队监护模式服务患者的人员。的确，重症医学不仅仅是一门内科或外科专业——它是一种思想境界。

（杨春辉　译　罗　哲　审校）

参考文献

[1] Gawande A. The Checklist Manifesto：How to Get Things Right. New York：Metropolitan Books，2009.

[2] Weinstein M. Can Cost-Effective Health Care = Better Health Care? 2010. Available at：http：//www. hsph. harvardedu/news/magazine/winter 10 assessment/.

[3] Cassel EJ. The nature of suffering and the goals of medicine. N Engl J Med，1982，306：639 – 645.

[4] Lenzer J. Peter Josef Safar：the father of cardiopulmonary resuscitation. Brit Med，2003，327：624 – 625.

[5] Singer PA，Barker G，Bowman KW. Hospital policy on appropriate use of life – sustaining treatment. University of Toronto Joint Centre for bioethics critical care medicine program task force. Crit Care Med，2001，29：187 – 191.

[6] Harvey L. Understanding quality// Froment E，Kohler J，Purser L，et al. EUA Bologna Handbook：Making Bologna Work. Berlin：Raabe Academic Publishers，2006.

[7] Gulliford S. Harmless cuts in health care. Right first time，every time. BMJ，2010，340：1846.

［8］ Koetsier A, de Keizer NF, de Jonge E. Performance of risk adjusted control charts to monitor in-hospital mortality of intensive care unit patients: A simulation study. Crit Care Med, 2012, 40: 1799 – 1807.

［9］ Foltran F, Baldi I, Bertolini G. Monitoring the performance of intensive care units using the variable life adjusted display: a simulation study to explore its applicability and efficiency. J Eval Clin Pract, 2009, 15: 506 – 513.

［10］ Donabedian A. Evaluating the quality of medical care. Milbank Memorial Fund Q, 1966, 44: 166 – 203.

［11］ Van den Berghe G, Wouters P, Weekers F. Intensive insulin therapy in critically ill patients. N Engl J Med, 2001, 345: 1359 – 1367.

［12］ Finfer S, Chittock DR, Su SY. NICE-SUGAR Study Investigators. Intensive versus conventional glucose control in critically ill patients. N Engl J Med, 2009, 360(13) 1283 – 1297.

［13］ Ishikawa K. What is Total Quality Control? The Japanese Way. New Jersey: Prentice Hall, 1985.

［14］ Thor J, Lundberg J, Ask J. Application of statistical process control in healthcare improvement: systematic review. Qual Saf Health Care, 2007, 16: 387 – 399.

［15］ Pronovost PJ, Angus DC, Dorman T. Physician staffing patterns and clinical outcomes in critically ill patients: a systematic review. JAMA, 2002, 288: 2151 – 2162.

［16］ Reddy HG, Shih T, Englesbe MJ. Analyzing"failure to rescue": is this an opportunity for outcome improvement in cardiac surgery? Ann Thorac Surg, 2013, 95: 1976 – 1981.

［17］ Pronovost P, Needham D, Berenholtz S. An intervention to decrease catheter-relateced bloodstream infections in the ICU. N Engl J Med, 2006, 355: 2725 – 2732.

［18］ Abbett SK, Yokoe DS, Lipsitz SR. Proposed checklist of hospital interventions to decrease the incidence of healthcare-associated clostridium difficile infection. Infect Control Hosp Epidemiol, 2009, 30: 1062 – 1069.

［19］ Available at: http://www. ted. com/talks/atul_gawande_how_do_we_heal_medicine? language = en［2015 – 08 – 30］.

［20］ Available at: http://www. sccm. org/Communications/Critical-Connections/Archives/Pages/A-Critical-Care-State-of-Mind aspx. ［2015 – 08 – 30］.

第 11 章　人因工程学

Frank A. Drews * **and Jonathan R. Zadra**

Department of Psychology, University of Utah, Salt Lake City
VA Centre for Human Factors in Patient Safety,
VA Health Care System, 390 E. 1530 S, Salt Lake City,
UT 84112, USA
∗ drews@psych. utah. edu

要　点

1. 从社会技术角度进行观察，可以提高我们对危重诊疗患者行为表现的理解，从而实施更有效的干预措施。

2. 有效的沟通是一项必不可少的非技术技能，对于减少人为错误的发生是非常重要的。

3. 提高诊疗的协调性并减少变异性可以提高治疗质量。

4. 技术的发展对可以支持临床医生的工作，需要在人因工程学的指导下才能成功。

5. 有助于系统地分析危重病诊疗中的安全问题并提供解决方案的方法。

导　言

人因工程学有助于改善重症监护的环境。改善人与技术之间的互动可以大大提高患者治疗期间的安全性。此外，要在重症监护室成功实施技术改进，必须从现实的角度来正视技术的局限性，人因工程学可以提供这一视角。

ICU：过去和现在

最早的 ICU 首先出现于 20 世纪 50 年代末的欧洲，并迅速传播到美国。经过 50 年的发展，全美已有超过 5000 个 ICU。新技术和新管理架构的出现促进了 ICU 的发展。

在组织方面，重症监护（CC）从各专业独立的重症病房，发展成为一个以重症监护医生为中心专家团队的组织。

多专业间的跨学科协作对于高质量救治的 ICU 患者至关重要。ICU 团队应该包括医生、护士、技术人员、治疗师、营养师、药剂师和其他支持人员，通过协作和管理而构成一个高效的监护治疗团队。

目前医疗服务业的可靠性远低于其他行业（例如航空）。尽管其中有医疗专业内在局限性的原因，但医疗的可靠性仍有提高的可能。[1] 在 ICU 中，提高可靠性意味着稳定的技术，良好的协作和最少的治疗变异，最大限度地减少人为错误，并缩小结局和预期之间的差距。

ICU 的社会技术视角

为了成功改善重症监护治疗水平，需要将 ICU 看作一个复杂的社会技术系统。不采取社会技术视角，可能无法有效贯彻改善患者安全和 ICU 工作环境的措施。

人员因素

医　生

经典的 ICU 中应具备多个专业的医生。ICU 医生的工作包括开列处方、对患者进行评估和记录、实施气管内插管或留置中心静脉导管等操作。[2] 鉴于危重监护所涉及的高度专业化的技能，目前越来越多的单位向 ICU 配备更多的医生。

护　士

向危重症患者提供护理的护士面临很多压力，其中包括：嘈杂的工作环境、患者家属导致的打扰、忙碌的工作、拥挤的空间、药物无法及时从药房送达、教授新员工花费的时间精力、缺乏设备、床位的饱和、无法及时完成文书工作、花费太多时间寻找耗材或病历、新医嘱未能及时执行以及设备未能摆放到位等。考虑到这样的工作条件，ICU 护士的压力水平和倦怠率很高也就不足为奇了。

其他员工

为 ICU 提供支持的其他工作人员包括药剂师、呼吸治疗师、放射技师、营养师和社会工作者。

ICU 组织模式

目前有三种 ICU 组织模式。在开放 ICU 模式中，患者仍由原主治医师照顾，重症医生可根据需要进行选择性给出诊疗意见。共同管理模式也是一个开放的 ICU，但重症医生必须要完成对所有患者诊疗。在封闭 ICU 模式中由重症医生收治和监护，患者收入 ICU 需要重症医生的评估和批准，这种模式中，重症医生对 ICU 患者负有主要责任，而没有其他共同管理者。有上述模式存在不同的形式。

重症监护室的配置降低了患者的死亡率和住院时间，据估计，一个具有 18 张床位的 ICU 可以每年节约 130 万~420 万美元的医疗费用。[3]

将先进技术和组织结构整合到临床过程中，可使患者在 ICU 得到高水平的监护治疗。人因工程学可以通过创建更多用户友好型技术和更高效的组织结构进一步提高医疗质量。

人员技能和人为错误

技术技能学习

ICU 工作者的技术技能学习通过考试和认证进行管理。而非技术技能，没有正式的获取途径，但与工作却高度相关。

非技术技能

自 20 世纪 50 年代以来，非技术技能一直是航空研究人员关注的焦点。任何与技术专长无关的技能都被视为非技术技能，包括人际交往技能(沟通、团队合作和领导力)和认知技能(任务管理、情境意识和决策)。人际关系和认知技能对突发事件和差错均有重大影响，这一点对于重症监护团队的成员来说非常重要，但是目前没有相关机构教授这些技能。[4]

另外，除了强调团队合作和沟通技巧的之外，其他的 ICU 非技术技能很少受到关注。[5]

ICU 非技术技能

Reader 等[4]提出 ICU 应具备的 4 个核心非技术技能包括：任务管理，团队合作，情境意识和决策。任务管理包括管理可用资源以及组织实现目标所需的步骤。团队合作的定义为保证团队完成任务和成员满意度的技能。个人和团队的情境意识为观察和理解环境要素的相互关系，预测未来的发展状态。决策为根据经验或新信息做出判断，进而选择行动方案。

Reader 等[4]分析了 2677 个医疗事故，发现 50% 的事故是由于非技术性的技能缺陷所造成的，其中任务管理有最重要的影响。

识别和归类 ICU 的非技术技能的方法包括基于模拟或真实的观察研究，认知研究，调查和原因分析。

领导力和团队技巧

强有力的团队领导对团队合作至关重要。领导力包括确定团队目标以及满足团队的需求。过去的研究证实了 ICU 有效的团队领导对保持和改善患者安全的重要性。[6]团队领导通常为 ICU 高级医生，但 ICU 其他团队成员也可能有些团队领导行为。Reader 等[7]人分析了 ICU 团队领导行为。他们认为，高水平团队表现在环境触发临时的领导行为和及时形成救治团队。领导行为的要素包括信息收集、规划与决策、管理团队成员和管理材料。诸如提供团队指导、建立团队规范、指导和提供组织支持等被归为团队发展行为。在一项对 ICU 高级医生进行的 25 次半结构式访谈中，研究者应用关键事件法来触发专家在复杂任务中的行为。观察中发现，最常见的领导行为是管理团队成员，其次是信息收集，规划和决策。在团队发展行为中，首先是建立团队和带教，其次是决策团队发展方向。其中一个重要的发现是，医疗团队(高级和低级医生)与护理团队(高级护士和床边护士)之间的工作没有明确划分，从而导致因其相应领导介入时的权责不清。

ICU 护士和医生之间的合作显然非常重要。医护之间的良好合作与患者治疗结果呈正相关。Knaus 等[8] 报告说，医护间交流的不畅导致将增加 1.8 倍的患者死亡率和住院时间。此外，良好协作的 ICU 中医护人员有较高的工作满意度，以及较低的护士离职率。

Miller[9] 研究了护士和医生对 ICU 协作交流的看法。在沟通（开放性，及时性和满意度）、解决问题、医生专业以及护理质量等方面，医生报告的有关合作内容比护士更多，这可能是由于医护身份差异造成的。这提示 ICU 中传统的等级结构会对工作人员产生负面影响，并可能降低患者安全性。目前已有几个培训项目努力通过减少医护身份差异的认同来改善患者结局。

在某些重症监护室实施了共同管理的护理模式，既由原来的一名护士管理人员的模式改为由两名护士管理人员共同管理。共同管理模式的实施使员工对组织文化、成员间互动、工作满意度、领导力等方面反映更好，员工对工作更有信心。然而，这种管理模式的潜在问题是护理管理者之间的责任分散。

基于对卫生团队效率文献的回顾分析，Lemieux-Charles 和 McGuire[10] 提出了综合团队效率模型（ITEM）。他们的综述最重要的发现在于多种临床专业技能可改善护理工作以及组织效率。拥有多元化的 ICU 团队，提供多学科的专业知识可大大改善患者安全。此外，作者还发现了几个可提高员工满意度和团队效率的因素，包括合作、冲突解决、参与以及凝聚力。

懂得团队合作的成员对其他 ICU 员工的表现有积极影响，并有助于改善患者临床结果。团队合作不佳可能是人为错误相关的不良事件的诱因。

重症监护中的人为错误

研究发现，ICU 中来自医生（46%）和护士（54%）的不良事件比例大致相同，其中大多数错误发生在工作人员活动高峰期或换班期间，也就是上午 10 点至中午。重要的是，约 37% 的错误是医护沟通不畅导致的。护士未能参与查房引起医护人员沟通不足的重要原因。

Rothschild 等[11]调查了内科 ICU 和 CCU 中不良事件和错误的发生率和性质。作者发现医疗差错的主要原因是失误和遗忘，其次是计划执行中出现的问题，而不是计划本身。

Graf 等[12]分析了自行报告的 ICU 不良事件，发现病情危重的患者会经历更多的不良事件。而且，越重的患者可能经历的不良事件越多。作者指出：导致错误的因素包括对执行标准、规则和命令的忽略以及工作人员间的沟通不畅。这项研究中发现绝大多数失误是可防可控的非偶然事件，表明不良事件的改进有很大的潜力。

总体而言，ICU 中人为错误很常见，对临床结局有显著的影响，但通常都是可预防的。在预约药物以及执行患者治疗监护和日常护理任务中，所有重症监护人员的都可能犯错。在工作人员之间建立更有效的沟通（如多学科共同查房）可以有效减少人为失误。

ICU 监护工作中的协作和变动

ICU 护理工作中最重要的协作是交接班和查房。这些是医疗团队合作的一部分。

重症监护的协作

交接班

交接班的目标是传递患者的信息，使下一班医护人员做出适当的临床决策、制定工作计划，并为下一班人员确定优先任务。良好的交班有助于了解患者的状况，可改善临床结局。已有很多研究使用多种质量指标来研究交接班，例如调查关键事件、重大事件、不良事件和侥幸事件。

临床中非正式和非程序化的交接班较为常见。由于交接班是在换班后进行，所以完成很快，因此发生遗漏也很常见。交接班过程中遗漏某些信息可能会导致严重后果，如发生不良事件甚至治疗失败等。

目前已经有很多辅助交班的工具，包括被用于规范交班内容的医疗记录。纸质和电子化的工具能够帮助记录口头以外的交班内容。使用电子病历系统（EHR）的同时继续使用纸质记录，特别有利于交接班工作：例如可以加强沟通、提醒要做的事情。所以，除非通过应用人因工程学设计原则进行了电子版文本的专门设计和优化，否则纸张还是交接班最好的选择。

查　房

ICU 的查房为医疗团队提供了一个每天讨论患者治疗的正式机会（目前趋向于每天两次查房）。查房常由重症医生主导，参与人员包括 ICU 主管医生和下级医生、麻醉和外科住院医生、护士长、床位护士和药剂师等。

与交接班类似，查房通常无法制定明确的治疗方案，而是专注于患者的生理学、药理学或疾病进展等方面。一项研究表面，在查房过程中使用与患者安全风险有关问题的表格，并依据表格执行一些降低风险的措施后，医护人员对患者治疗目标的理解从 10% 提高到了超过 95%，平均住院时间从 2.2d 缩短到 1.1d。[13]

ICU 的日常查房中经常会出现意见不一致、重复和遗漏重要信息的情况。在查房期间使用流程图可以提高医护人员对患者信息的了解。

研究表明多学科联合查房可以提高医务人员间的交流进而改善重症患者的预后。例如 ICU 药剂师参与查房可降低 66% 的药物不良反应发生；而 ICU 护士参与查房可以增加团队凝聚力。所以ICU 的多学科联合查房逐渐成为主流。

近期提出了一个关注临床安全的新型查房类型：综合单位安全计划（CUSP）。该计划的要求每月进行一次安全查房，查房时需高层领导与单位安全工作人员参与，共同讨论安全方面的问题。研究认为执行 CUSP 后可明显增加临床工作的安全性。

减少变动：制作流程清单和计划

医疗工作可能出现各种因违反操作流程产生的问题。使用操作流程清单可以提高执行任务的一致性，降低差错。操作清单将任务结构化，有条理的项目展示，方便操作内容的识别和回忆。操作清单有助于辅助完成任务和做出决策（如鉴别诊断），并可以减少遗漏。研究证明操作清单可以有效预防错误。倡导者认为使用操作清单可以减少医院获得性感染，因为操作清单可以减少违反院感控制要求的操作。另一个研究证实应用操作清单可以提高患者的安全。但是需要注意的是，成功实施操作清单需要先解决很多后勤、社会和文化问题。

操作清单仍存在其他一些问题。有时操作清单并不能像预期而可以防止遗漏。例如，有太多需要记忆的信息时，可能会忘记使用操作清单。有些项目看起来不太需要操作清单，可能会让执行者遗漏。另外操作清单的设置也影响其实施，如位于清单中间和末端的步骤更易遗漏；有歧义的清单内容，或缺乏足够提示，也可能导致填写错误或遗漏。通常，许多步骤都是与上文有逻辑关系的，当某步骤设计的逻辑性不佳时可能导致填写错误或遗漏。

另外检查清单给临床医生会带来额外的工作负担，并可能分散其工作注意力，另外边看清单边执行任务会降低工作效率。边操作手头工作，边关注操作清单可能会增加操作中断的机会。所以，在执行操作清单时可以考虑由"非操作者"提供清单内容。所以在设计清单时，对操作清单的实施细节考虑对清单的成功与否很重要。

在操作清单使用的问题上，除了需要考虑操作清单本身的内容以外，还应当考虑同一项工作中清单的数量。操作清单过长或过多，可能会让操作者抗拒并增加清单遗漏可能性（操作清单疲劳）。

操作清单的替代方案

Drews 等[14]在中心静脉置入和维护等方面提出了一种能够替代传统操作清单的方案，其中提出的框架概念为如何开发依从性更好的方案提供了借鉴。[14]

ICU 的技术

新技术的引入可显著提高 ICU 护理质量和患者安全性。然而，最近有证据表明新技术也可能带来重大挑战。新技术可能产生意想不到的不良后果。目前许多医疗设备人因工程学方面做得并不理想，使用中增加了跟设备相关的风险。

临床信息系统：患者监护仪

ICU 患者一般均会使用监护仪进行持续的生理监测。通常是通过数字实时显示生命体征，使用图形数据显示压力波形图（例如动脉血压）。

ICU 中的大部分患者的监护任务是由护士完成，他们会定时检查生理参数以确保患者生命体征的稳定。但是，生理参数会随时发生变化，需要及时发现生理趋势的异常。所以在处理个体体征变化时，需结合患者的病史，与当前及近期的参数进行比较。因此，如果监护仪能以更快捷方便的方式提供患者状态的信息将更有利于发现患者的病情变化。但目前的监护仪这些方面仍远远不够好。

目前的监护设备无法对患者状态进行综合评估。如能显示患者各生命体征潜在关系，则能提供更多的信息。传统的监护仪只能显示出零散的数据，所以需要更多的精力和时间来理解患者生命体征和趋势，进而做出合适的诊断。

目前正在研发新的监护仪设计的方案。新的方案更专注于临床医生的需求，并遵循人因工程学的设计原则。例如 Agutter

等[15]人使用以用户为中心的设计策略来开发图形显示监护仪，这种设计受到临床医生的欢迎。

这种设计中生命体征显示为矩形、多边形或更复杂的几何对象（参见图11.1 的示例）。生命体征的异常变化会在图形形状中产生出现不对称的变化，从而更形象地提示医务人员。

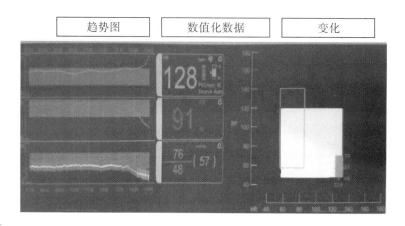

图 11.1 Drews 和 Doig[16]的显示系统。左侧为趋势图，中间为显示数字的部分，右侧显示目前属于与本患者结合之前数据所得到的预期数据（白框显示此患者之前的心率和血压范围，灰框显示正常人的生命体征范围）

大多数新型监护显示器是面向麻醉师的，但目前也有面向 ICU 医务人员和患者开发的监护仪。最近，Anders 等[17]开发了面向 ICU 的图形界面监护仪，其将一系列临床数据集成到一个屏幕上，依据生理系统，将相关生命体征就近显示。

将适用于手术室的图形监护仪直接用在 ICU 存在一些不便。在一项研究中，ICU 医务人员使用普通的麻醉图形显示器，诊断准确性比使用传统显示器时低 5%，而麻醉师在使用相同图形显示器时效率会提升。考虑到重症监护团队与麻醉专业的不同，针对 ICU 患者信息显示系统的开发仍是一项重大挑战。

ICU 护士希望患者的多个相关信息同时显示，如同时显示出血氧饱和度和组织灌注状况。每个变量都需经过检查、选择、整合、评估，处理多个数据的信息仍很困难。对各生命体征和其生理机制之间的关系协调还存在很多困难。从此方面看，传统的监护仪需要医务人员更多的思考，从而减少了其对其他问题的考虑时间。

ICU 中的许多病变是随时间而出现的小幅变化。这些变化的积累有助于识别威胁生命的事件并有助于完成如调整血管活性药物用量等一系列操作。显示出相关生命体征的趋势有助于对患者的评估及做出诊断。虽然图形和趋势数据可以改善效率，但在临床工作中，有一些文化或习惯的原因会影响其普及。

电子病历记录系统

目前，美国医院已普及了电子病历系统和电子医嘱系统（CPOE）。在 ICU 实施电子病历可以改善护理工作流程。有效的 ICU 电子病历系统可以减少护士花费在文书上的时间，增加护理患者的时间。一项研究的结果提示，ICU 信息系统将护士在文书上花费的时间减少了 30% 以上，同时增加直接护理患者的时间。因此，人们认为现代电子病历将改善 ICU 护理的质量和安全性。但是事实与预期不同，电子病历系统对文档的质量和对患者的护理质量有好有坏。用户界面的方便性是电子病历系统设计的一大挑战。只有将人因工程学设计原则和流程均考虑到电子病历系统的设计中，才能帮助这些系统变得更好用，最大限度地减少潜在的负面影响。

电子医嘱系统可以减少一些因使用纸质医嘱而出现的潜在问题（如笔迹识别问题、医嘱信息传递效率问题、识别药物相互作用方面），引入电子医嘱系统可以减少处方错误并降低医院成本。所以电子医嘱系统得到来自医生、医院行政人员、商业委员会、立法者和患者等各个群体支持。[18]然而，尽管有大量优点，这个新的技术和系统仍存在大量问题。

ICU 中的设备警报

警报是对 ICU 医务人员的工作支持方式。但 ICU 环境中的许多警报并未统一协作，结果多个警报可能同时出现，影响了医务人员优先处理的判断。太多的误报使降低了 ICU 中警报的意义和效率，并影响医务人员对警报来源或警报类型的识别。

警报和警报系统可能会打断工作流程。Korniewicz 等[19]进行了评估警报有效性的研究，大多数受访者（94%）认为，太多的假警报会导致临床医生不信任警报并尽可能地禁用警报。大多数受访者认为让需优先处理的报警并更容易区分是个很好的方案。

总体而言，改善 ICU 报警管理是人因工程学的重要问题。良好的报警设计有利于临床医生安全地使用设备和报警功能。这对可用性和界面设计方面要求比较高。医院需要认识到警报管理的复杂性，这只能通过采取社会技术系统的观点而不是传统的以技术为中心的观点来解决。

加强 ICU 安全性的方法

根本原因分析法

有多种方法来帮助认识医疗工作中的人为错误，其中很重要的是根本原因分析法（RCA）。RCA 是分析和评估临床问题的标准方法。美国医疗保健组织认证联合委员会要求使用该技术对发生的重要和关键事故进行分析。这是种资源密集型方法，其目标是确定导致不良事件的异常过程，同时调查分析不良事件发生的原因。但 RCA 也受到几方面的质疑。首先，RCA 认为一个错误对应一个原因，这过于简单和理想化。在大多数情况下，事故是由一系列复杂事件和原因所导致。其次，RCA 常常只关注重建特定事件，而并没有通过关注整体来揭示的医疗单位的系统性问题。其结果是 RCA 有助于预防高度相似的事件发生，但不能预防有共同原因的类似事件发生。事实上是否能减少类似事件的发生还不清楚。最后，RCA 往往只把重点放在最严重的事件上，忽略了那些被认为不那么严重的事件上。RCA 低估了严重程度较低的事件的重要性，这些事件有可能同样能揭示系统性问题。因为上述缺点的存在，需要一种优于 RCA 的可以提高医疗安全性的方法，这种方法必须以心理学的人为错误理论为基础。

失败模式和效果分析法

失效模式和效应分析法（FMEA）源自系统工程学，其着重于提高系统可靠性。FMEA 理论基础是通过计算风险的优先级评分来改进系统操作，从而量化系统、子系统或其组件的潜在故障风险。通过包括严重程度，发生频率和过程细分的可检测性来计算风险优先评分，并可以设置优先级来降低风险。

相对非医疗行业，医疗行业使用 FMEA 的问题是个体评分数值可能变异率较低。因为在关注医疗事件的严重程度时，事件造成了患者无论是伤害还是死亡其严重程度都很高，其 FMEA 评分有可能都是 10 分。尽管有其局限性，已有很多医疗机构应用了 FMEA，如退伍军人健康管理局正广泛使用这些工具来控制风险。[20] 相对 RCA，FMEA 的主要优势在于能够提供风险预警，是一种更加主动的方法。

结　论

将人因工程学应用于重症医学的目标是提高这一复杂的社会技术系统的效率和安全性。本章回顾了人为因素对重症监护的重要性，以及针对人为因素的研究如何提高重症监护的质量和患者安全。本章从设备安全性和便利性，到组织和安全管理均有介绍。

人因工程学强调了重症监护系统的全局观。ICU 是一个社会、技术和自然相结合的系统，所以规划中需要认真考虑流程、设备、技术和组织结构等各个方面。另外，ICU 工作实施之后需反复监测各方面的变化，同时采用严谨的规划方法避免意外的发生。

本章提出了人因工程学可改善重症监护专业的很多方面。第一，技术的应用需要结合临床。在开发新设备和应用新技术时，需要考虑重症监护人员的意见。只有考虑到医务人员的便利性时，才能将新技术和新设备更有效的应用于临床。然而如上所述，目前这并不是常规操作。

第二，本章述及需要提高重症监护医务人员的非技术技能。包括交班、物资交接方面的沟通问题仍是 ICU 出现意外的重要原因。

第三，本章从一个更精确的角度来分析 ICU 引入新技术后可能会实出现哪些改进和变化，以及哪些期望是不现实的。现实的是 ICU 的技术革新不可能由仅仅引入某一个设备或技术的就能完成。

第四，另一个人为因素问题是需要减少监护工作中的变异性，尽量减少违规和错误。人因工程学为实现这一目标提供了重要的理论和工具。重症专业可以有选择地适当采用其他领域的经验。

第五，社会技术系统关注的是 ICU 内外的安全。这涉及对安全的积极监测，管理和改进。目前已进行了很多能够改善各级别的医疗工作者的安全而设立的项目。另外，安全不能孤立地认为是技术，人员或单位的问题。安全应该是一种新现象，是对安全目标的持续努力。

目前，我们仍在努力改善整体医疗体系，尤其是重症相关的体系，以实现所期望的质量和社会价值。这些努力将因为人因工程学的介入而获益。

（刘 杨 译 李 磊 审校）

参考文献

[1] Durso FT, Drews FA. Health Care, aviation, and ecosystems: a socionatural

systems perspective. Curr Dir Psychol Sci, 2010, 19(2): 71 - 75.

[2] Fackler IC, Watts C, Grome A. Critical care physician cognitive task analysis: an exploratory study. Crit Care, 2009, 3: 33.

[3] Pronovost PJ, Needham DM, Waters H. Intensive care unit physician staffing: financial modeling of the leapfrog standard. Crit Care Med, 2006, 34: 18 - 24.

[4] Reader T, Flin R, Lauche K, et al. Non-technical skills in the intensive care unit. Brit J Anaesth, 2006, 96: 551 - 559.

[5] Donchin Y, Gopher D, Olin M. A look into the nature and causes of human errors in the intensive care unit. Crit Care Med, 1995, 23: 294 - 300.

[6] Manser T. Teamwork and patient safety in dynamic domains of health care: a review of the literature. Acta Anaesth Scand, 2009, 53(2): 43 - 51.

[7] Reader TW, Flin R, Cuthbertson BH. Team leadership in the intensive care unit: the perspective of specialists. Crit Care Med, 2011, 39: 1683 - 1691.

[8] Knaus WA, Draper EA, Wagner DP, et al. An evaluation of outcome from intensive care in major medical centres. Ann Intern Med, 1986, 104: 410 - 418.

[9] Miller PA. Nurse physician collaboration in an intensive care unit. Am J Crit Care, 2001, 10: 341 - 350.

[10] Lemieux Charles L, McGuire WL. What do we know about health care team effectiveness? A review of the literature. Med Care Res Rev, 2006, 63 (3): 263 - 300.

[11] Rothschild JM, Landrigan CP, Cronin JW. The critical care safety study: the incidence and nature of adverse events and serious medical errors in intensive care. Crit Care Med, 2005, 33(8): 1694 - 1700.

[12] Graf I, von den Driesch A, Koch KC, et al. Identification and characterization of errors and incidents in a medical intensive care unit. Acta Anaesth Scand, 2005, 49(7): 930 - 939.

[13] Pronovost PI, Berenholtz S, Dorman T. Improving communication in the ICU using daily goals. J Crit Care, 2003, 18: 71 - 75.

[14] Drews FA. Adherence engineering Ergonomics in Design: a new approach to increasing adherence to protocols. Q Hum Factors Appl, 2013, 21(4): 19 - 25.

[15] Agutter J, Drews F, Syroid N. Evaluation of graphic cardiovascular display in a high-fidelity simulator. Anesth Analg, 2003, 97, 1403 - 1413.

[16] Drews FA, Doig A. Evaluation of a configural vital signs display for intensive

care unit nurses. Hum Factors, 2014, 6: 569 – 580.

[17] Anders S, Albert R, Miller A. Evaluation of an integrated graphical display to promote acute change detection in ICU patients. Int J Med Inform, 2012, 81: 842 – 851.

[18] Kaushal R, Shojania KG, Bates DW. Effects of computerized physician order entry and clinical decision support systems on medication safety: a systematic review. Arch Intern Med, 2003, 163: 1409 – 1416.

[19] Korniewicz DM, Clark T, David Y. A national online survey on the effectiveness of clinical alarms. Am J Crit Care, 2008, 17: 36 – 41.

[20] DeRosier J, Stalhandske E, Bagian JP, et al. Using health care fail ure mode and effect analysis: the VA National Centre for Patient Safety prospective risk analysis system. Jt Comm J Qual Improvement, 2002, 28(5): 248 – 267.

第5部分

质量与安全

第 12 章 质量改进

Carol J. Peden

*Associate Medical Director for Quality Improvement
and a Consultant in Anaesthesia and Intensive Care
at the Royal United Hospitals, Bath, UK*

Kevin D. Rooney

*Consultant in Anaesthesia and Intensive Care
Medicine Royal Alexandra Hospital, Paisley Professor
of Care Improvement University of the West of Scotland*

要　点

1. 医疗中的质量被定义为安全、有效、以人为本、及时、高效和公平的卫生保健服务。

2. 改进医疗行为中科学性的原则是在应用"渊博知识体系"和"计划、执行、研究、调整"或 PDSA 循环的概念为基础上进行改进。

3. 运行图和控制图表的应用提供了一种显示数据的方法，使过程性能随时间变化，并观察这些变化是否能改善结局。

4. 在重症监护室(ICU)中，集束化护理和检查表是有用的工具，可提高护理关键部分可靠的实施，但必须提出要做到真正有效实施、团队合作和组织学习。

5. 应当使用诸如"全球触发"软件的工具进行有关危害审核、发病率和死亡率的系统综述、事件报告和筛查，进行整理数据和主题以便系统地改进工作。那么，改进的主题应该作为 QI 项目的一部分，并定期及时地反馈给所有员工。

质量改进的背景

什么是质量？

确保我们对医疗护理中"质量"的概念和应用有共同的理解是非常重要的。在"跨越质量鸿沟"的开创性报告中，医学研究协会定义了医疗护理质量的六个维度。[1]这些维度将医疗护理质量定义为"安全、高效、有效、以患者为中心、及时和公平"的医疗服务。健康促进协会（IHI）前首席执行 Don Berwick 进一步简化了概念，既通过患者的眼睛观察到医疗护理质量，并简单地陈述为"帮帮我，不要伤害我，对我好一点。"

质量改进（QI）是一种对性能分析的正规方法，并可通过系统性努力加以改进。通过测量和不断地重新检查"当前"的相关数据，同"以往"的数据相比较，同我们"将来"的标准相比较，推动QI。改进来自对知识的应用和对系统改进的深入理解。

危重病学专家们对基于随机对照试验假设检验的医学研究非常熟悉，却不熟悉 QI 的工具和概念，他们可能会质疑其背后的科学依据。然而，这是一门用于改进的科学——几十年来被广泛应用于工业、农业和航空业的许多改进和测量技术，现在正在引入医疗护理领域。

戴明和改进科学

戴明（1900—1993）——改进科学之父，一位美国数学家，统计学家和商业顾问。他在 20 世纪 50 年代日本所做的工作广为人知，而且在二战期间也改善美国的工业生产。他教日本高层管理人员如何改进服务、质量、产品测试和销售的各种方法，包括应用统计过程控制（SPC）方法。戴明的导师是 Shewhart 博士（贝尔实验室的一位统计学家），他应用控制图表开发了过程统计控制的概念。戴明等[2]（QI 运动的另一位创始人）在伊利诺斯州霍桑的通用电气公司（General Electric Company）工作，在此之后，霍桑效应（当人们在意识到自己正在被关注或者观察的时候，会去改进行为或者是言语的效应）被命名。戴明被认为是对日本工业产生影响最大的非日本人。20 世纪 80 年代中期，在他的职业生涯中，他曾因将美国福特汽车公司（Ford Motor Company）转型为美国最赚钱的汽车制造商而闻名。戴明的研究表明，用于改进科学的过程不仅是以统计科学为坚实的基础，而且已经被测试和证明能够成功地改进许多各式各样的复杂过程。

渊博知识体系（PROFOUND KNOWLEDGE），又叫戴明系统（THE DEMING SYSTEM）

除了 SPC 方法，戴明还提出了"渊博知识"的概念。[3]深度知识用来检测一个系统以观察到改进的空间，一般包含四个方面。

1. "系统"认知。此处的系统是指为达到某一共同目的的一组相互依赖的项目、人或流程。正是这个共同目的使系统的各个部分结为一体。他们之间的关系及交互就是我们提到的"相互依赖"。[3]系统内的人员、项目及设备存在交互。"相互依赖"意味着我们需要使用多个措施来了解系统的性能，以改善危重患者的预后和护理。围绕一个 ICU 的系统是复杂的，涉及与其他系统成分的相互作用，这些系统既大又小。想充分了解 ICU 系统，我们必须要了解医院（宏观系统）对 ICU 的影响，以及 ICU 内部各个小组（微观系统）的行为对 ICU 整体性能的影响。

2. 了解变化。充分了解各项程序在正常环境（每日）及异常情况（突发事件）下可能存在的变化。通过应用运行图及控制图可以实现这一点。

3. 知识构建。为了更好地运转 ICU，可以建立一套知识系统。在这套知识系统之上可以建构一个假设，在这个假设中什么有效，怎样实施都是比较明确的。

4. 心理学知识。为了创造有效的进步，我们需要了解如何通过个人来影响变化。

我们只有真正地理解一个东西后才能对其改进。如果想让重症监护（CC）更加安全、有效，更加以患者为中心，我们就需要利用以上深度知识的内容来充分检视 ICU 系统的各个部分。各个部分的交互像是一个镜头韦恩图（图 12.1）。如果没有每一部分的深思熟虑，一个系统不能得到充分的改进以实现其潜力。例如 ICU 内个体的行为，不同专业小组的相互影响以及该单位的文化，往往影响着整个 ICU 的护理改进。所以改进系统的第一步是通过定义界线来仔细检查它，包括时间成分，以及理解系统内部和与之交互的个人的成功和缺陷。

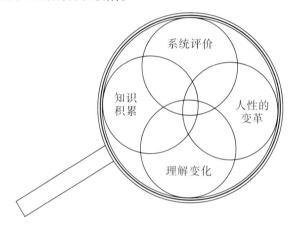

图 12.1　深度知识的镜头韦恩图

改进科学不仅不会影响到循证医学（EBM），而且对其起到完善补充的作用，帮助我们更好地改进从而使我们的监护更加有效、高效、均质、及时以及个体化。

由"知"入"行"难，以及如何确保 ICU 的可靠性

从一项新的临床证据出现到充分的临床实践之间，医疗保健存在着持续的差距。[4]这一差距可以长达 17 年。例如，早在 2000 年急性呼吸窘迫综合征研究[5]就指出，在进行机械通气时小潮气

量<6mL/kg，以及吸气末压力≤30cmH₂O 可有效降低急性肺损伤及 ARDS 患者的死亡率。尽管这项研究为管理变革提供了高水平的证据，应用研究成果花费也极少，但是后续的研究表明，对于这项策略的应用很容易失败，大大降低了这项研究结果的事件可靠性。医疗护理不仅变化缓慢，而且在采取新的举措后往往出现可靠性降低的表现。所谓的可靠性是指"不随时程长短而变化的无故障操作"。[6]

IHI 就此为医疗卫生系统提出了一个确保可靠性的三步原则。[6]

1. 通过目的及标准化防止初始失败（应用集束）。

2. 识别操作失败，尽早干预伤害（可以通过 WHO 的手术安全核查表来识别错误的安全操作）。可以通过备用计划和应急方案努力减轻伤害程度（例如插管失败的 B 计划）。

3. 将失误回归到现有的操作流程中进行学习和分析，确保从每一次错误中学到东西，同时建立一个学习错误、改进系统、预防错误发生的机制，例如重大失误汇报等。

最近一项研究表明[7]，如何使用在大屏幕上显示的警报进行测量和系统设计，以显示从临床信息系统中例行收集的信息，并确定在通气条件下违反预先设定的潮气量限制患者，导致潮气量<6mL/kg 时通气时间的大量花费。尽管实际改善无显著差异（17.5% ~ 26.8%），还是有许多患者的潮气量超出限定值。因此，尽管有意识地去实施某种策略，在高可靠性系统下的实际的效果仍然不尽如人意，由此我们也可以看出改进 ICU 的整体表现相当困难。

集　束

集束是指在一个操作进程中的一系列干预措施，当这些措施同时一起实施时可以更有效地解决所面临的问题。[8] 集束这个概念设计的初衷是为了把大部分精力集中在患者有效的护理服务上（例如 90% ~ 95% 的时间），并不需要包含所有的护理内容。通过应用一小部分证据支持的干预措施以及据此收集的信息，我们认识到 95% 的时间内很难实现 3～5 个护理内容。凡是测量过的小组都会发现，他们只能实现一个集束内 20%～60% 的内容。如果一个包含五要素集束的每一部分可以顺利实施 90%，那就意味着每 10 次中有 9 次成功，或者每 10 次中有 1 次失败。因此，在一个有五步法的呼吸机操作集束中，每一个部分的成功率为 90% 或者失败率为 10%，最终整个集束的成功率将是 59%（0.9 的 5 次方）或换句话说失败率为 41%。这就是为什么复杂的集束总是难以操作的原因之一，例如脓毒血症集束，当然主要问题是识别和处理脓毒症的复杂性。[9]

应用操作集束的真正意义在于让所有人意识到团队协作的重要性，以确保所有的部分能顺利实施，并同时使用改进方法重新设计护理过程。操作集束真正的成功之处在于可以让每一个成员能够独立实施集束中的每一个组成部分，从而使患者能够获得最佳受益。例如通过多学科联合以及确定日间目标来增强集束的可操作性，以机械通气患者的镇静为例。

一个集束的设计可以包含以下内容[8]：

- 一个集束理论上包含 3～5 个循证依据支持，并且得到临床医生的共识。

- 所有步骤都是必要的，且每一步骤可以成功实施。

- 集束是由多学科团队设立开发的。

- 各要素是描述性的，而不是规定性的。例如在呼吸机集束中"预防深静脉血栓形成（DVT）"并没有定义"预防"的具体措施。

- 如果可能的话，每一个步骤都应该基于一级证据。

- 每一步骤应该是明确的，并且是"所有"或"没有"。完成步骤的答案只能是"是"或"否"。例如呼吸机集束中：今天早上镇静停止了吗？答案必须是"是"或"否"。

- 集束中的各个组成部分必须处于一个相同空间及时间范围内，例如中心静脉导管集束需要在静脉穿刺的同时进行；查房时可制定呼吸机集束的评价。

- 集束中的每一步都不应该有争议。集束是关于如何提供最好的护理，而不是护理应该是什么。

如果一个集束的所有步骤的完成率都在 95% 以上，各小组可以考虑还有哪些操作可以进一步完善这个集束。随着护理集束的改进，小组还应该考虑到相关结果的并行改进，例如，增加中心静脉置管集束可靠性的实施应该可降低中心导管相关性的血流感染（CLABSI）发生率。[10]

研究证实[9,10]应用监护集束是提升整体临床效果的有效组成部分。监护集束的部分问题应该是缺乏对哪些措施进行监测的共识。但这并不影响操作集束的价值，我们知道操作集束只是整个提升过程中用到的工具而已，而非最终的解决途径。我们最终的目的是让证据支持的监护措施可以每一次都成功地应用到每一位患者身上。

Pronovost 及其同事在美国应用的中心静脉置管集束，使 103 个 ICU 中患者的感染率下降高达 66%，[10]因此密歇根州、全美国乃至全世界都开始广泛应用。密歇根项目成功的关键在于，它对参与该项目始终保持了一种规范压力并保证网络社区贯彻了该项目的要求，同时把中心静脉相关性血流感染的重新构造视作一个社会问题、文化改变、团队协作和数据使用来进行改进。[11]英国的"响应密歇根"项目并未取得类似的出众结果是因为感染率已经得到了控制。该干预措施的人种学研究则强调了在运行改进项目中，区分技术干预及策略选取的重要性，非常值得一读。[12]

集束的应用目前已经在 ICU 中得到了广泛应用和确立，同时已经应用于患者护理的许多方面，包括谵妄、撤机和拔管、脓毒血症、通气患者的护理，中心导管的置入和康复管理。

检查表

当一个路径中有多个步骤需要实施的时候，一个集束就不合适了。这时候就需要一个检查表来发挥作用。各类检查表目前广泛应用卫生保健工作中，例如 WHO 颁布的一项预防手术事故的核查表目前就广泛应用于减少手术事故的发病率及死亡率。检查表只有在文化及团队有变化的时候才有价值。检查表是专为临床医生使用，以帮助指导他们在出现错失某一步操作或者发生少见意外时该怎么做。如果明确的实施策略没有被执行，检查表也无济于事。检查表的顺利执行，需要领导力，数据收集以及团队协作的训练，以确保每一位成员都感觉到受尊重并负有责任感。实施检查表的方法对危重患者的护理和管理非常重要。[13]

改进模型

背　景

改进模型是流程管理改进协会提出的流程优化学中的一项重要工具。[3] 该模型是根据 Schwartz 和 Deming 的理论设计[2]（图12.2）。其他优化模型，例如 Lean，Six Sigma，DMAIC（定义、测量、分析、改进、控制）等也是建立在两位学者创立的理论基础之上。也许不同的模型在应用时有不同的优劣之处，但是相比较应用某一种特定的模型而言，更重要的是去理解怎样用结构式方法实现优化。对于 MFI 来说，提供可靠的治疗和护理，寻找新的方式也许是好办法，但在 Lean 模型中，减少患者的等待治疗时间，避免不必要的检查以及增加诊疗强度是更好的方式。如果医院内有一个 QI 部门，可以有效帮助评估在特定情况下选择何种方式以及如何实践。许多危重病医生对 MFI 比较熟悉，因为它已经在许多 ICU 的 QI 项目中被广泛应用，例如 IHI 突破系列协同、苏格兰患者安全计划和患者安全第一次运动。

关于应用 MFI 有三个主要问题：

- 我们想要完成什么目标？
- 我们如何知道一种改变即是一种提高？
- 为了实现优化，我们需要作出什么样的改进？

第一个问题给出了目标；对于一个有效的优化，目标应当是量化的并且有时间限制，例如，在 2015 年 12 月前将 CLABSI 的发生率将至 0。一个明晰的目标包括明确的数量及时间限制。

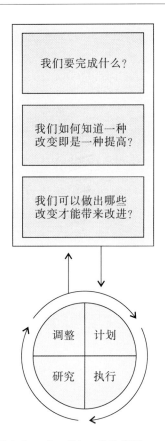

图 12.2　改进模型（转自 Langley 等）。优化指导：一种实用的方法来提高组织绩效。Jossey-Bass，San Francisco，CA，2009.[3] 这些资料经允许使用（Wiley – Liss Inc，Wiley Publishing Inc，a Sub sidiary of Wiley and Sons，Inc.）

　　第二个问题是"我们如何知道一种改变即是一种提高"——在这里，我们指的是变化，我们将其作为提高项目的一部分，因为并非所有的变化都会导致提高。要回答这个问题，需要采取措施。在这个例子中，我们有一个明确的结果衡量 CLABSI 减少到 0。由于目标是减少到 0，所以我们必须知道我们的基线数据，并且经常记录以提供给我们中位数或平均数作为我们的出发点；如果发生率比较低，这就要求起码有之前 6 个月的数据作为比较对象。如果项目的改进是侧重于更频繁发生的问题，例如晚上 10 点到早晨 8 点的 ICU 出院人数这类数据，那么每天或者每周的数据都可以作为基线和测量。

改进测量手段

我们需要一些处理方法以实现精度改进。这些处理方法可以衡量我们认为可以采取的措施以改进结果，例如中心静脉导管置入，我们的目的便是在置入时，确保我们能 100% 遵循所用的集束要素（测量方法——应用所有的集束要素所得的导管置入数量）。此外，我们必须确保每一例 CLABSI 所发生的根本原因，从而发现缺陷并最终发现需要提升的地方（测量方法：应用根本原因分析所得的感染百分比）。无论何时，一个系统发生改变，我们必须考虑到施加变量对整体的其他部分的影响，也就是非预期结果。因此，我们需要平衡关系测量。例如，如果我们将目标集中在 CLABSI 的预防上面，那么这样做我们是否会削弱其他关键安全性处理的效果（例如，是否在晚上 10 点到第二天早晨 8 点从 ICU 病房转出患者？）。

一旦测量手段建立，那么多学科团队便可开始发展变革的新思路。团队要去收集在其他地区已经完成工作的证据、指南和研究证据。辩证地思考能够对问题产生影响的系统因素（例如是否在晚上 10 点到第二天早晨 8 点从 ICU 病房转出患者？）。想象一下，如果许多医护人员聚集在一间房里，让其处理一流程图——从决定转出的时间到到达病房的时间的患者路径。当然这些医护人员应该具有多方面专业能力，包括护理团队、护工和重症监护团队。如何改变工作流程，使团队能够更有效率运行？在这个过程中作为一位患者是什么感觉？——如何能够做到让患者有更舒适的就医体验？从这些点出发，你便能够开始形成一些新变化的想法。

学习计划

一旦想法产生，需要经历"所有的改进都要求变化，但并不是所有的变化都会带来进步。"的理论检验。我们来看看计划、执行、研究和调整，即 PDSA 循环（见图 12.3）。[3] 首先计划你想要做出改变地方的测试，例如，在晚班结束前立刻呼叫相关病房护士，通知其患者出院的消息。执行这项实验并且观察发生情况。可以从小规模测试开始，在每天每班结束时呼叫相关人员。研究：观察发生情况，你能够找到在职护士接听电话，相较于普通就诊程序来说，节省多少时间？调整：就你从测试中所学到的，继续拓展延伸你的想法。循环往复，学习其中有效的与无效的部分（图 12.3）。如果该想法能够节省工作日时夜晚患者的出院时间，那么同样的程序在周末是否起效？此处理方式只有在被不同团队在不同时间段反复验证后，才能称之为有效。因此，PDSA（计划、执行、研究、调整）使用设计的小而快速的周期变化来测试，测量影响并且再测试。从失败中学习也很重要。随时随地随刻随机的反复测试，是保证想法能够完全实施的关键。并且这是一种与写一个方针或政策非常不同的方式。借助提升模型，方针政策的应用和背景应该被予以考虑和检验。

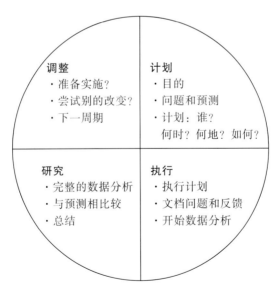

图 12.3　在 PDSA 循环中开发和测试一种变化，这些循环应该是快速的，这是学到更多知识的做法和测试

改进数据

为了更好地理解变化的影响，我们需要收集数据。在多数国家，ICU 通过参与或加入一些国家审计组织，例如英国的加强保健国家审计和研究中心（ICNARC）及苏格兰重症监护协会审计组（SICSAG），获得了高质量的评分结果和活动数据。虽然这些数据中心拥有完善、高质量的数据以供给结果分析和资源使用，但想要完善快速反应变化的低层次数据，例如快速周期中影响最终结果的处理方法，我们必须对其加以更高频率的快速分析。

如果一项处理步骤中没有以某种方式来衡量，则任何改变都不能称之为改进或提高。对于评价一个团队向其目标方向前进的进度，核心测量是不可或缺的。而具体测量则能被用于学习之前的 PDSA 循环。伴随首要测量建立了基底数据后（能够通过若干天或若干周收集得到的数据）。我们需要在模型改良（MFI）中问的第二个问题：我如何知道某项变化确实带来了改进？

统计处理控制图表

质量改进计划通常用的不过是非常简单的图表，但也可以使用更复杂得多图形式。在医疗中，我们习惯依赖的是汇总数据和概括统计。图表格式中的或者概括统计里的汇总数据（前后平均值）并不能有效帮助测量处理改善的影响。如果我们只依赖于汇总数据来下定论或做比较，那我们完全局限于两个数据间的差值，而非数值随时间的变化。质量改进和变化在 ICU 重症监护室里瞬息万变，并且需要作为一个动态过程来测量（我们需要理解过程是如何受系统中的更改而影响）而非单点静态测量（图 12.4）。

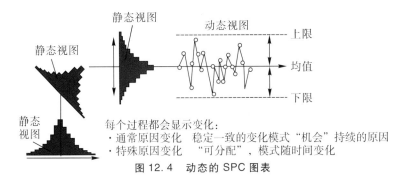

图 12.4　动态的 SPC 图表

统计处理控制图（SPC 图表）是当前性能的简单图表体现。[14]他们相对容易构建，易于解释并且特别设计用于辨识系统中存在的变化形式。变化形式有两种："通常原因"与"特殊原因"。"通常原因"由于自然的、平常的、普遍的原因所构成。这个变化一般会导致一种"稳定的"变化步骤，即虽有变化但有规律可循（例如虽有变化但有规律的准入 ICU 模式，相对于某天一直在变化不固定；但在每天晚上和周五都会形成能够让我们观察到的，数量明显上升的变化情况）。"特殊原因"是由于不规律的或不自然的原因，这些原因一般不循规于通常变化，导致一种"不稳定"，不可预测的变化步骤（例如 ICU 在流感爆发时期的准进许可）。两种最常用的统计处理控制图是运行图和控制图。

运行图是一段时间内的数据图，其时间单位始终绘制在 x 轴上，而表现值（核心特征值）始终绘制在 y 轴上。数据按照时间顺序排列，图表的中线为中值。

控制图与运行图类似，也是在一段时间内，变量处理的动态显示。但是，运行图和控制图之间有两个关键区别：运行图对某项特殊原因变化的敏感程度不及控制图。这是由于运行图对极端数据当中的极值不敏感，与控制图中的平均值相比，在运行图中的中央线是中位线。尽管较控制图更不敏感，运行图通常更实用，收集数据更有效。控制图拥有上下限控制阈值（UCL，LCL），这两个阈值定义了围绕平均值的界限。但如果收集和分析所有可能的数据，我们是否真的需要随时查看数据；我们能不能比较一下前后的平均值？图 12.5 展示了在 3 个不同单元中假设变更测试的例子。条形图表示了全部 3 个单元的平均值变化。然而，仔细检查发现，对于单元 1 来说，运行图表明，对于条形图中的改善是真实并且持续的。

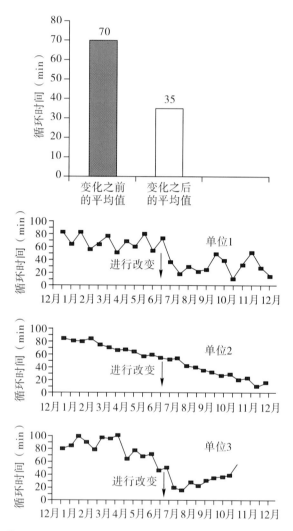

图 12.5　单位 1，单位 2 和单位 3 的循环时间结果（转自 Langley 等）。改进指南：提高组织绩效的实用方法。Jossey - Bass, San Francisco, CA, 2009[3]。经允许使用（Wiley - Liss Inc, Wiley Publishing Inc, a subsidiary of John Wiley and Sons, Inc.)

在单元 2 和单元 3 中，虽然具备相同的条形图，却没有明显证据表明在施加变化前后运行图从根本上的改变；单元 2 质量无论改变前后都在持续提升，而单元 3 在提升后便开始恶化。仔细观察数据随时间变化能有效去除对图表的错误解读和发现新的模型，例如在午夜从 ICU 病房转出与上升的死亡率有着关系，但我们无法知道这项数据是基于每日还是每周。

运行图提供了下列相较于静态图的优势：

- 以一种显性的步骤绩效来展现数据。
- 确定测试的更改是够导致改进。
- 确定我们的改善工作取得的成果是否可持续。
- 允许数据的时态（分析性）视图和静态视图（数量性）。

这种运行图的构建和展示形成了整体质量提升（QI）中不可或缺的一部分。这个结果应该对工作人员，患者和护理人员进行分享和公开。深入了解 SPC 图表（统计处理控制表）和复杂概率分析请参阅作者 Perla 及其同事的论文。[14]

ICU（重症监护室）中的审查和质量改进

审查原则

为了支持评价和质量改进（QI），重症监护室（ICU）需要非常基础牢固的数据收集系统。数据收集系统应该便于使用、安全和具有一定弹性。资源能够被识别，并被相关人员利用，便于数据的采集和输入，这一项是至关重要的。公认的国家审计，连同国家授权的数据库集合，能够为质量保证和质量改进（QI）提供信息，但各单位的定期审查及分析也十分重要。

审查被公认为临床管理的基石，通过接受临床医生和管理层对实践进行系统性的批判及客观检查的价值而得到强化。根据多纳伯迪安的理论，医疗服务的质量能够被分为 3 个领域[15]：

结构：例如，多少张重症监护床位能够满足每天 24 小时急诊入院患者？

处理：例如，对 ICU 高危患者进行妄想症百分比的正确评估。

结果：例如，该单位 30 天的标准化死亡率（死亡率正态分布）。

许多审查一开始基于的是其处理本身，可随着对患者或以患者为中心护理的日益重视，更多地强调患者经历，结果和感受。同样的，我们也需要一个长期跟随的访查，或许像门诊部那样，使用电话进行跟踪评价。对 ICU 患者的长期随访，使我们对 ICU 患者的情况和未来健康之间的联系有了更深入的了解。例如低血糖症与其随之而来的抑郁症状的关系，一些 ICU 的日常记录与创伤后应激障碍之间的关系。[16]

审查与质量改进（QI）的联系

对于传统评价制度褒为诟病的批评之一是，其往往未能产生真正的变革；因此，一项将评价整合于质量改进（QI）的具体计划是必要的：

- 了解你所想要提升的方面与原因（评价提供此类信息）。
- 建立回馈机制，从而辨别行之有效的改善是否存在（关闭审核循环）。
- 拓展新变化方式，用以导致改善的发生。
- 在实施前，对新变化方式进行测试：该方法或导致未来变化的多重循环。
- 当你拥有能够导致整体提升的有效变化时，能够第一时间知晓，然后更加大范围的应用并将这一变化保持下去。

发病率与死亡率讨论会

英国重症监护服务准则（GPICS）的文件纲要[17]对的发病率和死亡率讨论会提出了以下推荐项目：

- 所有死亡病例需要在其会议上讨论。发病与死亡回顾需要一些建设性的方式，从而能够发展与改善其主题。

- 一些形如"我们如何才能做得更好？"的问题相对于"死亡是可预测的吗？"更有提问的价值。医疗护理方面的不足会导致可衡量的变化。
- 评价中应该包括患者及其家属在医院的经历数据。
- 已上报的病患事件要定期回顾，记录所采取的行动和吸取的教训。应该构建一个向医护人员传播调查结果的明确机构。
- 风险需要记录并定期回顾与更新。

主动查找危害

ICU 还应该考虑其他筛选手法以检测危害，除了对死亡和事件报告进行正式结构化审查之外。ICU 的配置对患者是一种高风险；就事实来讲，无论 ICU 还是整个医院，一般仅有一小部分对患者的危害情况被报告。因此，为了改善护理和治疗结果，需要有检测危害的筛选系统。广域触发工具是一个广泛用于检测伤害的有效工具。虽然该项技术还未能大范围用于 ICU，但一项斯堪的那维亚（Scandinavian）研究[18]表明，ICU 死亡患者中几乎有 20% 是死于危害事件。此工具可以作为一个审查工具，随机选择每个月所有 ICU 患者，或者检查 ICU 入院前的护理以及回顾死亡患者的护理。

改善处于高风险环境中 ICU 患者的医疗护理，我们需要考虑新的方式来思考安全和危害，如何监测风险，采取何种手段减少风险，以及如何保证我们单位现在和未来的安全。Vincent 的安全性测量和监控的框架概念[19]提出了 5 个问题：

- 患者过往是否处于安全状态？对此的答复来自审查，对危害的筛选和对结果数据的回顾分析。
- 临床系统和处理方式是否值得信赖？以上介绍了提升信赖程度的工具，例如上述已经描述过的集束整合与检查清单，并且评价和质量改进（QI）应该对处理步骤呈递进行监控，力求不断改进。

• 现在的医疗护理安全吗？这包括回顾 ICU 的一些结构组成部分，例如说人员配置和疾病影响等，这可能受到当前 ICU 单位文化的影响。这个问题涉及 ICU 及其团队应对不断变化需求的能力。

• 现在的医疗护理是否安全可靠？模拟和人员培训是一种技术，可用于改善高风险下的性能，例如意外拔管等。积极主动检查高风险区域，例如交接区和药物安全区等，也可提供改进的项目和想法。

• 我们是否正在有效回应与提高？我们如何整合、学习和反馈，从重症监护评价和治理系统中学习是确保我们持续改进的关键。

改变与持续改变的心理学

我们需要改变我们的工作方式，和提供的医疗服务，以更好地改善 ICU 患者的预后。这项工作具有挑战性，但有助于让我们理解一些处理困难的方式，并为今后改进工作的成功和可持续，也是非常具有帮助性的。哈佛商学教授 John Kotter，罗列了 8 步可持续性的改变。[20] 如同商业中的应用，这 8 步同样可以用于卫生保健当中。这 8 步分别是：

1. 创建突发状况应急制度——使用评价数据是否会使结果得到改善，事故发生率和死亡率是否下降？不要桎梏于基准测试，从而降低了改进的动力。在你当前环境下做到了最好，便要开始询问，世界上最好的重症监护室在做什么？

2. 建立联合制度——让多学科团队的核心成员组成小组共同创造变化。

3. 发展要有远见和策略——明确一个目标，例如"在 2015 年 12 月 1 号以前将中心静脉导管感染率降低至零"。

4. 沟通愿景——确保 ICU 单位中的每一个人都知道目标并实现其计划。

5. 授权行动——应用 PDSA 循环授权一线工作人员，使之能够做一些快速小型的且便于回顾分析效果的改变。

6. 取得速胜——总是从容易的事情开始，与想要参与的人一起工作，一旦有一些速胜的契机，变革的信念就要加速。

7. 杠杆获胜推动变革——用一些初步性的成功，开始将变化嵌入到重症监护室中，万不要等到此改变已经在不同情况下被反复测试和完善后(例如夜间情况和周末情况)再做改变。

8. 嵌入文化——利用项目中所学，使变化可持续——为什么一些测试产生效果而成功，另一些却不产生效果？

结 论

CC 小组一直是发展与传递一些 QI 应用的现代理念的关键——如使用集束提供高度可靠的医疗护理。由于 ICU 患者被暴露在高风险当中，我们应当采用数据进行改进，这些数据不仅来自大型国家级的评价监管和登记注册，而且也来自小型常规样本，以监测绩效与改进效果。MFI 和 PDSA 循环的应用，能够授权一线工作人员测试可以发展为持续改进的小型变化。做出改变不易，任何改进工作都要考虑到系统问题的相互作用，包括变化的心理状态。评价和管理应该力求以结构化一致的方式审查实践，以便能够制定改进的主题。

(何岱昆 译 李磊 审校)

参考文献

[1] Institute of Medicine. Crossing the Quality Chasm：a New Health System for the 21st Century. Washington DC：National Academy Press，1990.

[2] Best M，Neuhauser D，Shewhart WA. 1924 and the Hawthorne factory. Qual Saf Heath Care，2006，15：142 - 143.

[3] Langley GJ，Moen R，Nolan KM，et al. The Improvement Guide：a Practical Approach to Enhancing Organizational Performance. San Francisco：Jossey Bass，2009.

[4] Sundaram R，Rooney KD. Reliable critical care：making it easy to do the

right thing. Brit J Anaesth, 2015, 115(2): 161 – 163.

[5] The Acute Respiratory Distress Syndrome network. Ventilation with lower tidal volumes as compared with traditional tidal volumes for acute lung injury and the acute respiratory distress syndrome. N Engl J Med, 2000, 342: 1301 – 1308.

[6] Nolan T, Resar R, Haraden C. Improving the Reliability of Health Care. IHI Innovation Series white paper. Institute for Healthcare Improvement, Boston, 2004). [2015 – 07 – 07] Available at: www. ihi. org/IHI/Results/White Papers/Improvingthe ReliabilityofHealth Care. htm.

[7] Bordeaux C, Birnie K, Trickey A. Evaluation of an intervention to reduce tidal volumes in ventilated patients on the ICU. Brit J Anaesth, 2015, 115 (2): 244 – 251.

[8] Resar R, Griffin FA, Haraden C, et al. Using Care Bundles to Improve Health Care Quality. IHI Innovation Series white paper. Cambridge, Ma: Institute for Healthcare Improvement, 2012. Available at: http: //www. IHL. org.

[9] Miller RR, Dong L, Nelson NC. Multicenter implementation of a severe sepsis and septic shock treatment bundle. Am J Respir Crit Care Med, 2013, 188(1): 77 – 82.

[10] Pronovost P, Needham D, Berenholtz S. An intervention to decrease catheter-related bloodstream infections in the ICU. N Engl J Med, 2006, 355: 2725 – 2732.

[11] Dixon-Woods M, Bosk CL, Aveling EL. Explaining Michigan: developing an ex post theory of a quality improvement program. Milbank Q, 2011, 89 (2): 167 – 205.

[12] Dixon Woods M, Myles L, Tarrant C, et al. Explaining matching Michigan: an ethnographic study of a patient safety program. Implement, Sci, 2013, 8: 70.

[13] Weiss CH, Moazed F, McEvoy CA. Prompting physicians to address a daily checklist and process of care and clinical outcomes: a single-site study. Am J Respir Crit Care Med, 2011, 184(6): 680 – 686.

[14] Perla RJ, Provost LP, Murray SK. The run chart: a simple analytical tool for learning from variation in healthcare processes. BMJ Qual Saf, 2011, 20: 46 – 51.

[15] Donabedian A. Evaluating the quality of medical care. Milbank Mem. Fund Q Suppl, 1966, 44(3): 166 – 206.

[16] Herridge M, Cox C. Linking ICU practice to long-term outcome. Fostering a longitudinal vision for ICU acquired-morbidity. Am J Respir Crit Care Med, 2012, 186: 299 – 305.

[17] Peden CJ, Groves J. Faculty of Intensive Care Medicine and Intensive Care Society. Guidelines for Provision of ICU Services. Quality Improvement, audit and peer review. Section5. 3. 4 (2015). [2015 – 07 – 07]. Available at: http://www.ficm.ac.uk/sites/default/files/GPICS% 20 – % 20Ed.1% 20% 282015% 29. pdf.

[18] Nilsson L, Pihl A, agsjo M, et al. Adverse events are common on the intensive care unit: results from a structured record review. Acta Anaesth. Scand, 2012, 56: 959 – 965.

[19] Vincent C, Burnett S, Carthey I. The measurement and monitoring of safety. The Health Foundation, 2014. [2015 – 07 – 07]. Available at: www.health.org.uk.

[20] Kotter JP. Leading Change: Why Transformation Efforts Fail. Harvard Business Review, 2007. [2015 – 07 – 07]. Available at: https://hbr.org/2007/01/leading – change – why – transformation – efforts – fail.

第 13 章　患者安全与医务人员安全

Gavin Lavery

HSC Safety Forum, Public Health Agency,

Belfast Critical Care Consultant,

Regional Intensive Care Unit, Belfast HSC Trust, Belfast, UK

要　点

1. 患者安全问题很常见，通常是由系统失误（即制度或工作流程等的不合理）导致的，但往往是可预防的。

2. 未对患者造成伤害的患者安全事件（未遂事故）是在造成伤害之前进行改进的宝贵时机。我们应该消除上报近似错误的各种障碍。

3. 我们应该扪心自问——过去我们的医疗服务是否安全？今天还是否安全，明天是否也安全？我们是否在不断反馈和改进？

4. 重症监护室（ICU）的环境使工作人员暴露于压力和情绪紧张的处境，导致他们处于高度的职业倦怠状态。

5. 关心员工的福利并且让他们参与改进，可以提高工作积极性，降低职业倦怠风险，提高患者服务质量和安全。员工的参与度逐渐成为倦怠的对立面。

何谓患者安全?

患者安全是医疗保健领域中的一门学科,其采用科学的方法,旨在建立一个值得信赖的医疗保健服务体系。患者安全是医疗体系的一个特征,其最大限度地减少安全事件的发生和影响,并最大限度地从安全事件中恢复。简而言之,患者安全就是避免诊疗过程中给患者带来的伤害。世界医疗保健安全促进联盟将患者安全事件定义为——对患者可能或确定造成不必要伤害的事件或情况。[1]不管何处,我们应该使用这个短语或术语"事件"来代替许多可互换的术语 ——"不良事件""关键事件""意外事故或事件"。

问题的严重性

1999 年,《孰能无错》[2]报告中重点强调了在医疗过程中的安全事件,并估计美国每年约有 4.4 万 ~ 9.8 万人死于安全事件,仅用药错误就占所有安全事件的约 25% ,总计 7000 人死亡。英国、澳大利亚、新西兰和加拿大都有类似报道。

然而以上大部分都是 10 ~ 20 前的数据。由于上报的模式在强制报告系统和自愿报告系统中有很大差异,因此最新报道的数据价值有限。对于如何定义"安全事件(患者安全事件)"或"伤害事件",也还尚未统一。

一项关于 ICU 安全事件的国际研究取样了 205 家 ICU 在 24 小时内 1913 例的成人患者,其中有 391 例患者(20%)发生了 584 例次安全事件。[3]这些事件包括:136 例患者用药错误(占所有发生安全事件患者的 36%);158 例患者输液管路、导管或引流管脱位或连接错误;112 例患者设备故障;47 例患者发生人工气道脱出、阻塞或泄露。安全事件发生率约为 40 例次/100 患者日,其导致器官衰竭,增加了病情的复杂性,从而增加了发生安全事件的风险。

患者安全——背景

对许多临床医生而言，患者安全的最基本保障源于向患者尽可能提供最好、最直接的临床服务（CC）。要实现这一目标，临床医生不但要具备扎实的理论基础，还应有过硬的临床实践能力。对前几代人而言，这是一个合理的假设，因为临床服务是由高年资医生（主治医师/顾问）和高年资护士共同完成的。优秀的个体固然重要，但仅有优秀的个体仍然无法确保医疗安全。

如今，所有卫生保健体系在许多方面都面临越来越复杂的问题。老龄化的人群意味着患者将有更长病程疾病（包括癌症）的情况下依然存活数十年，由于他们的慢性健康问题与急性病的叠加，导致了他们的治疗极具挑战性。因此，高度专业化的医疗个体和团队越来越多，但他们仅能在相对狭窄的临床领域里提供高质量的医疗服务。医学（与通常的临床服务）已经从一位医生为单个患者制定临床治疗方案（"治疗"）变为"准工业系统"的过程，后者是由不同的专家团队和教授提供不同的治疗方案。

我们提供服务的思路和方法并没有因为上述变化而改变。许多人认为医疗服务的改进是基于新技术或个体从业者的技能和勤奋。这些虽有帮助，但缺乏统一，往往是分散的。有人仍然认为，新的政策法规、指南或共识可以提高患者安全。但这样的策略要耗费很多时间和精力，往往不能改变临床实践。我们认识到从差错和成功经验中进行文化的学习、人为因素和设计科学的流程才是保证患者安全的有效途径。

在医疗保健中，由多个团队提供的医疗服务有时会导致同情心的丧失——这常被称之为"以自我为中心"的医疗服务。如今，有些住院患者不知道谁是他的主管医生。临床团队有时并不具有主管医生同样的责任意识，这可能会导致临床团队不能及时地掌握患者的实际病情，进而可能出现"事务性服务"，即患者接受的治疗或干预措施可能与其实际病情不符，造成患者无法得到最佳获益。

改善患者的安全需要技能和行为措施以反映医疗服务分配性质——发挥个人智慧，注重团队合作，有效地沟通和交流，从安全事件和优秀案例中学习。我们需要重设可靠性的流程，减少服务差异，并且最重要的是一切以患者为中心。

为什么会出错？

缺陷和错误就好比奶酪上的"漏洞"，通常会被某一片奶酪拦下，防止对患者造成伤害，当许多缺陷和错误连成了一条可以直穿而过的通道时则往往会发生患者安全事件。这通常被称为"瑞士奶酪模型"，[4]首次由詹姆斯瑞森提出（图13.1）。

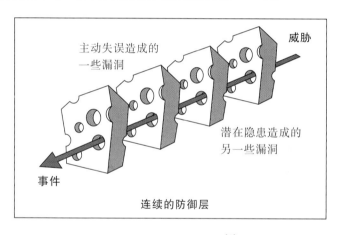

图13.1　瑞士奶酪模型[4]

其中一些"漏洞"一直存在于我们的诊疗过程中（潜在失误），另一些则偶尔出现（主动失误）。即使存在潜在失误的体系中发生一个或多个主动失误时，患者通常不会受到伤害，因为其他防御措施完好无损——这就是人们通常所说的"近似错误"——谓之一种并尚未伤害到患者的安全事件。[1]少数情况下，诊疗过程中许多不同级别的失误连在一起就会破坏所有的防御措施。这等同于穿透每层防御的"漏洞"，导致患者受到伤害。人们所做的决定和医疗行为涉及的大多数安全事件，既可能是主动的，也可能是潜在的失误。

主动失误

主动失误是指那些会产生直接负面影响的不安全行为（或漏洞），在临床实践中，包括医生、护士、技术人员、营养师和理疗师的不安全行为（或遗漏）。

主动失误包括：

- 行为失误——拿错注射器
- 思维错误——记忆错误或理解错误
- 违规——违反安全流程、操作规范或标准[1]

增加差错或失误可能性的因素见表 13.1。

表 13.1　与差错/主动失误相关的因素

环境

- 噪音、干扰、分心
- 照明、温度控制及通风不良

团队

- 缺乏监督，不和谐的文化
- 容忍违规行为

个体

- 知识有限，缺乏经验
- 洞察力差
- 孤立

任务

- 重复的、设计不佳的/缺少辅助设备
- 主观认为不重要

患者

- 病情复杂
- 沟通困难
- "困难"患者的（孤立/认知）障碍

潜在失误

潜在失误是体系内的缺陷和故障，其可能相对难以发现，直到造成近似错误。这种情况的出现源于"拍脑袋"的决策，在事件发生之前通常需要很长时间。在 ICU，潜在失误主要是由当地或单位管理人员和高年资的医务人员制定的决策造成的，这些决策影响了他们的日常工作和行为。损害员工能力和诱导出错这些潜在失误为主动失误和不安全的行为培育了"肥沃的土壤"。

ICU 潜在失误包括：

- 高工作负荷
- 受过专业培训的人员不足
- 监督不力
- 过度压力和团队冲突
- 临床团队沟通不足
- 临床领导能力差
- 人员调动频繁，尤其在高层
- 长期、过度的或反复的调整

违　规

违规是故意违反操作程序、标准或规则。常见于以下情况①工作积极性差，②高年资人员未起到模范带头作用，③管理不善。[5]

常规违规

由于工作量过大而在检查不同的患者时忽略正确的手部卫生属于日常违规。其他违规行为包括习惯性的交班不到位，接班不及时，以及仅部分遵循 ICU 工作常规。这些都是习以为常且常不被质疑的。

优化违规

一名 ICU 住院医生允许无经验的医生在没有老师指导下进行有创操作(例如中心静脉穿刺),同时这位住院医生却在做其他工作以显示其超高效率,是优化违规的一个事例。优化违规行为的动机是私利的——为获得赞扬、好处、金钱或偶尔也会有冒险的冲动。

必要违规

之所以会发生这种情况是因为医务人员认为没有足够的时间去完全地遵循诊疗护理常规,例如在给药之前省略一些核查步骤。即使他们意识到他们没有遵循诊疗护理常规,他们通常也不认为这是有风险的("我们一直这样做,没有什么不好的事情发生"),当然肯定不是有意伤害患者。这种行为往往与员工缺乏风险洞察力,对专业业务理解不深、管理不善有关。

报告系统

由于患者安全事件报告系统在设计上有所不同,因此其在定义、计数和跟踪安全事件方面的效能也不同。[6] 报告系统具有不同的数据字段、冲突的患者安全术语、难以标准化的归类和特征。研究人员、上报者和媒体对术语的使用不同导致了患者对安全的广泛误解。

报告系统包括地方(内部)或中央(外部)机制,其对可能/确实会造成患者伤害的患者安全事件进行接收、分类、存储和应用。该系统可以匿名,也可以自愿上报,还可以是强制性的。利益相关者意见不一,报告系统的目标是改善患者的安全,以及确保个体和机构的问责。迄今为止,大多数报告系统将关注点和资源更多地聚焦在收集安全事件上,而不是分析报告和评估如何使用数据来提高患者安全性上。如果报告系统使用收集到的信息来识别安全威胁并优先考虑安全措施，那么报告系统就会更有价值。上报可有助于制定和评估干预措施，降低安全威胁。

报告系统的关键挑战有：报什么？如何将负担和成本最小化？如何最佳地进行专家评审、对安全工作排序以及将安全事件归类？[7]

英国的国家上报和学习系统（NRLS）于 2003 年建立，其收集了来自初级、中级保健机构的 400 多万件安全事件，并被称为当今最成熟的国家级报告系统。[8]但是，收到的报告数量、质量以及与系统学习价值的高低都会影响系统排序。NRLS 在干预措施的设计、测试或评估方面皆未取得成功。

2003 年，美国国家医学研究所建议，必须将患者安全信息（包括近似错误和安全事件）进行标准化管理，以便制定对策，减低可预防医疗事件的风险。因此，到 2005 年，美国 22 个州通过了必须建立报告系统的立法。联合委员会要求医院上报医疗服务中出现的差错。但是，美国境内尚无一个统一的系统来收集、归类和分析患者安全事件。

在澳大利亚重症监护事件监测研究中，重症监护（CC）医学在 20 世纪 90 年代率先报告了患者安全事件。[9]2002 年，约翰·霍普金斯大学 ICU 开发并建立了一套涉及 30 个 ICU 的基于网络的电子报告系统（ICUSRS）[10]。部分 ICU 单位继续开发报告系统来捕捉患者安全事件，旨在发现威胁并提高患者安全。

理想的安全事件报告系统会是什么样子？它将以一种可按需分析的形式捕捉所有相关安全事件，并能及时向系统反馈/必要的改进。这样一个系统有三个要素——上报、分析和反馈。

上　报

上报要简单，并且尽可能匿名上报。众所周知，匿名上报可增加上报的数量，从而增加学习上报的机会。当需要额外的信息或上报的行为违反了专业标准时，匿名确实会遇到挑战。

允许上报者"讲述他们的故事"而不是被僵硬的结构限制是很重要的。这不仅促进了上报，而且提高了数据分析的质量。

分　析

只有在提交了足够准确的信息（上报）并要求包括医学专家和安全或人为因素专家联合审查数据以产生临床相关的学习成果之后，才能对安全事件进行强有力的分析。这是最耗时的步骤，并且还应将产生事件的行为或错误与支持系统中的缺陷或失误相关联。这种分析应该使用标准的方法。[11]

反　馈

反馈的目的是从错误中吸取教训，并改进流程和系统，从而提高患者的安全服务水平。这要求所有接收反馈都是公开、免责的。反馈意见适用于所有级别的所有员工，而不仅仅是一线人员。为了培养上报的习惯，所有员工必须将这个流程视为对他们有积极影响。反馈和改进应该及时，使所有人都感到管理高效，记住在流程改进之前患者仍然存在潜在的风险。

由于反馈比改进更容易实现，因此阶段反馈可能颇有裨益。首先向上报者确认收到了他们的信息——连同时间表；其次，分析后，分发事件的学习报告。再次，机构（医院）应该让一线医务人员参与设计和改进，防止类似事件再次发生，这将提高改进的效果并有助于将其落实到日常工作中。最后，机构应该让所有人员知晓这些改进，以及这些改进如何/为何被采纳。

授权的高级报告系统可以分析系统中发生的事件频率和类型，并将这些信息归类。这不但有助于该系统将重点放在需要改进的地方（如气管切开护理、鼻胃管的留置、用药错误），也有利于研究、培训和课程的改进。但是，这种方法不能从根本上提高患者安全。这需要对当地安全事件进行上报及分析，以揭示其根源问题并防止再次发生。

2002 年，Lucian Leape 写道："目前的报告系统既不被广泛使用，也不是非常有效。如果报告系统能保密且使用方便，提供专家对上报的分析并及时提供反馈，报告系统才能发挥其最佳效果"。[7]2015 年，报告系统仍在努力完成这一使命。

患者安全事件

患者安全事件分为三类：安全隐患、近似错误、无伤害事件或伤害事件（常被称作安全事件或事件）。安全隐患是指在没有造成事件的前提下具有很大安全隐患的情形（例如，ICU 人员不足，无法应付当前工作负荷，或将一台除颤仪拿到一位极不稳定的 ICU 患者的床边时发现除颤仪坏了）。近似错误是指还没有在患者身上发生的事件（例如，在输血前核查到血型不相符）。无伤害事件是指在患者身上发生了安全事件，但其没有造成伤害（例如，上面的事件中的血已经被输注了，但是很幸运，结果并非不相容）。伤害事件（安全事件）是指患者受到伤害的事件（例如，患者由于输错血而引起溶血反应，最终患者死亡；在患者错误的身体一侧手术；或者植入了错误的关节假体）。

近似错误、严重的安全事件和类似情况，例如安全事件、关键事件，在我们的系统中根深蒂固。以前，我们把近似错误定义为还没有发生在患者身上的安全事件。使用国际患者安全分类（ICPS）概念框架[1]，严重安全事件被定义为对患者造成中度或重度伤害或致死的患者安全事件。严重安全事件也被定义为医疗保健中学习潜力巨大，或对患者、家属和护工、医务人员或机构影响重大的事件，使他们需要使用额外的资源来全面应对。严重安全事件可以超出直接影响患者的事件，包括可能间接影响患者安全或机构继续运营的事件。

无伤害患者安全事件——未遂事故

无伤害患者安全事件可以被看作是对患者造成伤害（不良事件）事件的彩排。为防止后续伤害发生，我们必须学习什么是即将发生的事情。然后，我们可以通过消除潜在危险因素来改变现状，努力避免因反复主动失误导致近似错误的发生。在学习安全文化中，上报未遂事故用于改善流程，阻止伤害的发生。但是在一些卫生系统或机构中，这种机会就很难得。近似错误可能未被上报，[12] 或被上报或被忽视，也可能反复发生，患者可能会因同一个潜在和主动失误而受到反复伤害。即便如此，就算安全事件被上报，医疗机构也只会道歉，而不去改变这个系统，因此将来可能会导致一个或更多的患者受到伤害。

近似错误被称之为"针对弱点的免费课程"，其给了我们一个修复系统而不伤害任何人的机会。上报、分析和学习近似错误是提高患者安全最重要的工具之一。由于近似错误没有造成任何伤害，因此除非工作人员选择上报，否则系统内不会留下任何记录，即无法强制上报。因此消除主动上报未遂事故的障碍至关重要。

上报的主要障碍是时间、担忧和责备。复杂或耗时的上报步骤是上报的障碍之一，担心被视为不忠诚或者是一个麻烦制造者也是上报的障碍。责备文化显然会阻碍主动上报，还可能会减少涉事同事的事件上报。这可以通过允许匿名、保密的报告系统来克服。业已证明，这种的系统可以增加上报数量，但是缺点是不能从（匿名）上报者获得更多的信息。

患者遭受伤害事件——不良事件

人们一般通过强制报告系统对外上报严重安全事件，这些事件（往往）造成了重大伤害，因此显而易见。例如，孕产妇死亡；与新药、新技术使用相关的死亡或严重伤害；在任何医疗机构中，手术、麻醉或其他治疗中患者意外死亡；滥用药物。在许多卫生系统中，其他特定事件被指定为"绝不会发生的事件"（例如手术部位搞错、高风险药物相关事件、错误输血）必须上报。经常在当地被指定为可上报的重大事件却往往未上报。[12]

责备文化和公正文化

当事情出差错时，即使当事人无意犯错，我们也会潜意识里也倾向于责备当事人不够细心。有了这种心态，似乎应该把安全事件的责任归咎于对事件进行操控人员的错误或行为不当（主动失误——事后放炮），而不是考虑系统或对系统的管控（潜在故障）。由于个人经过训练执行各种任务，所以"他们的"任务如果有一个失败就必须与这个人的失误相关——因此他应该受到惩罚，这个推理似乎也是合乎逻辑的。

这种方法受到了 Perrow[13] 的质疑，他观察到高达 80% 的系统故障实际上归咎于"操作员错误"。Reason 的瑞士奶酪模型建立在安全事件的原因通常是多因素的理念之上——有许多因素超出了任何个人的控制范围[4]。但是，我们必须承认，蓄意或严重违背公认标准去造成伤害的情况非常罕见。

对安全事件进行分析可揭示系统的缺陷，但这并不意味着我们对安全事件始终是"无责任"的。评估个人和系统对安全事件的相对责任有时很困难。"不安全行为"算法是一种公平、公正的评估方法。它已被精简为由 Frankel 和 Leonard 提出的 4 个简单问题，供调查和分析安全事件的人员使用[14]：

- 员工是否蓄意伤害？
- 员工是否醉酒或类似醉酒？
- 员工是否故意和不合理地增加了风险？
- 同样情况下，另一位经过类似训练和熟练的员工是否会以类似的方式行事（Reason 的替代测试）？

如果前三个答案是"否"，而最后一个"是"，则不安全行为的起因在于机构，而不是个体。

公正文化是对公平、开明和合理的行为评估，并形成一个高度可信的工作氛围。在这样的文化背景下，医务人员会出现组织支持感和安全感。[14] 人们知道他们可以安全地谈论他们自己或他人的行为。当服务质量和安全几乎要受到影响时，他们觉得能够并且期望能够发挥出最佳状态，但也能承认自己的不足并寻求帮助。工人们明白他们要对自己的行为负责，但不会因超出他们控制范围的系统故障而受到指责。在公平公正的文化中，对人为错误或冒险行为的回应是学习。只有鲁莽的行为会引发纠正（图 13.2）。由于近似错误（无害）和伤害事件的行为是相同的，结果的差异只是偶然，所以它们都以同样的方式处理。

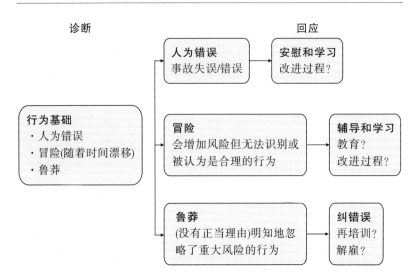

图 13.2　对人为错误、冒险和鲁莽行为的回应（引自 Mayo Clinic）

患者安全构架

患者安全受多种因素影响：医疗保健机构和系统、流程、团队、人为因素、环境、员工培训质量、知识、技能、态度和职场文化。患者安全不仅受到衡量和监测的影响，还会受到患者对自身安全最终贡献度的影响。关于患者安全框架的术语多种多样，含糊不清，并可能引起混淆——错误、失误、违规、近似错误、伤害、安全事件、严重事件。与患者安全相关的知识在临床专业、系统设计者、工程师、心理学家、数据专家和其他人员中传播。为了汇集我们的思想和策略，我们需要促进上报和分析的构架，衡量文化和变革文化的构架，衡量和监测以及促进安全培训和教育的构架。

促进上报和分析的构架

2005 年，Chang 等[6]根据 5 种主要分类发布了近似错误和安全事件分类系统：影响、类型、领域、原因、预防和缓解——每一类都有亚类。由此产生了医疗保健组织认证联合委员会(JCA-HO)，该委员会制定的《患者安全事件分类标准》旨在促进患者安全信息系统通用方法的形成。标准化的数据更易于提交患者安全事件上报并进行统一的根源分析。

2009 年，WHO 世界患者安全联盟设计了 ICPS 的概念构架，[1]其目的是定义、协调，以及将患者安全概念分为一个统一的分类，以促进跨系统学习和提高患者安全。ICPS 构架有助于使用统一的定义和首选术语对患者安全信息进行分类，并基于 10 个高等类别和 48 个关键概念，这些概念已被定义并被赋予首选术语以便于理解和信息传递(图 13.3)。

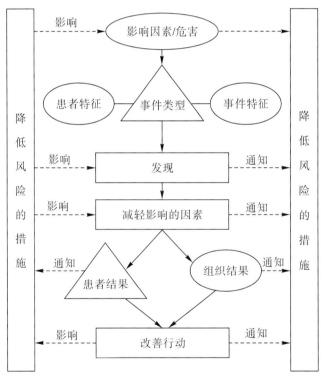

图 13.3　患者安全国际分类的概念构架

机构文化变革、衡量和安全监测的构架

1998 年，Vincent 等[5]人发布了一个分析临床医疗风险和安全的构架，以便系统地减少安全事件和错误。该构架描述了影响临床实践的因素，并由此分析了患者安全事件的原因，其目的是指导患者安全事件调查，形成评估风险的方法，促进和重点研究不良临床结局的原因及其预防。

Frankel 和 Leonard[14]提出的患者安全构架模型总结了确保机构、系统和团队能够提供安全可靠服务所需的要素(图 13.4)，并且已被英国国家医疗服务体系(NHS)和其他机构采用。

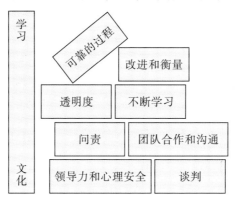

图 13.4　患者安全策略的基本组成部分

人们设计的曼彻斯特患者安全构架(MaPSaF)已经用于 NHS。[15]该安全框架能够帮助机构和团队评估他们在开发安全文化方面进展的工具。MaPSaF 采用患者安全的关键维度，并描述了日益成熟的机构安全文化的 5 个层次。这些维度涉及在组织的过程中人们可能思考患者安全的态度、价值和行为的领域，例如，调查安全事件，员工教育和风险管理培训。MaPSaF 可用于：

- 促进对患者安全文化的思考。
- 激发关于患者安全文化的讨论。
- 揭示员工群体之间的看法差异。
- 帮助理解怎样才是一种更成熟的安全文化。

- 评估变革患者安全文化所需的干预措施。

2013 年，Charles Vincent 的著作指导了卫生基金会的工作，为安全的衡量和监测制定了一套构架。[16] 该构架（图 13.5）建立在"我们的医疗保健机构安全吗？"这一问题上——提出了几个（更加可区分的）问题：

- 患者服务过去是否安全？
- 我们的临床系统和流程是否可靠？今天的医疗服务是否安全？
- 明天是否也安全？
- 我们是否在反馈和改进？

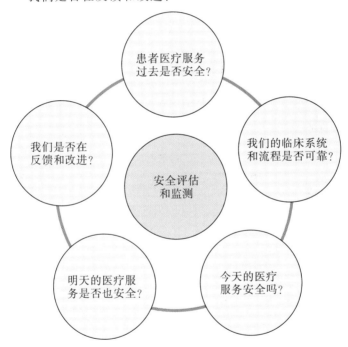

图 13.5　安全评估和监测构架[16]

员工安全与执行

虽然本部分重点关注工作人员的心理（而非身体）安全，但忽视危及生命的传染性疾病是错误的，如 2014 和 2015 年埃博拉危机，特别是 ICU 工作人员所面临的身体危害。在这种情况下，必要时尽早提供适当的个人防护装备（PPE）、培训和其他指导。在遣返埃博拉受害者期间，PPE 供应的适当性和及时性以及工作人员的培训是有争议的。[17]

工作人员需要尽早获得特定 PPE，以接受培训并熟悉其使用，然后才有可能接收感染患者。有关如何使用 PPE 以及 PPE 效期的真实世界研究也颇为重要。仅仅靠发布 PPE 的使用指南和条款，以及交叉感染预防措施，期望员工照章办事，这是无法接受的。这种做法向员工暗示，他们及其安全未受到单位的重视。

与工作有关的压力和倦怠是对 ICU 工作人员健康和安全的公认威胁。倦怠是描述工作相关精神疲惫状态的口语词汇，可能与"参与度"语义相反。表 13.2 总结了倦怠的危险因素。年轻员工更容易出现参与度较差的情况。员工或员工分组之间的冲突（尤其是在 ICU 常常紧密的团体中）和缺乏明确的预案（特别是关于临终关怀）之间的冲突产生的压力可能会破坏士气，而且在某些人中将导致职业倦怠。[18,19]

表 13.2　员工倦怠的危险因素

内部因素	外部因素
• 年轻的工人	• 工作量
• 单身状态	• 选择和控制
• 无子女	• 认可和奖励
• 神经质	• 互相支持
• 自卑	• 公平和正义
	• 价值冲突（个人单位）

缺乏动力和工作积极性的员工，在匮乏的职场文化中工作会导致更多的患者安全事件，[20] 从而导致压力增加—士气下降—事件发生这一恶性循环。一些人主张，医务人员的福利是一种看不见的质量的指标，医疗机构越来越认识到服务质量和患者安全部分取决于员工的福利。

在 ICU，不关心医护人员可能会产生难以接受的后果，尤其是安全事件的风险、不理想的服务和不良后果。几乎没有证据可以设计干预措施，但专家意见是建议在个人、部门和单位层面采用多种方法，如表 13.3 所示。赋予工作人员一定的控制权和灵活性，并重视他们对职场所做的努力，有助于防止职业倦怠。这符合质量改进的指导要求，其中，一线员工在重新设计、测试和改进创新可靠的工作方式方面发挥着核心作用。

表 13.3　降低倦怠风险的多层面干预措施

个人	团体	单位
压力管理	弹性工作	员工参与度
参与研究	领袖能力培养	资源提供
自信心训练	协同决策	政策制定
时间管理技巧	员工指导	促进学习文化
应对策略	团队建设和社会支持	单位价值观
人际交往能力	改善临终关怀	医院的管理风格

（邱泽亮　译　李磊　审校）

参考文献

［1］Conceptual Framework for the International Classification of Patient Safety version 1.1, 2009. Available at：http：//www.who.int/patientsafety/taxonomy/icps_full_report.pdf.

［2］Kohn LT, Corrigan JM, Donaldson MS. To Err is Human：building a Safer Health System. Institute of Medicine, National Academy Press, Washington, 2000.

［3］Valentin A, Capuzzo M, Guidet B. Patient safety in intensive care：results from the multinational Sentinel Events Evaluation (SEE) study. Intens Care med, 2006, 32：1591－1598.

［4］Reason J. Human Error. Cambridge University Press, Cambridge, 1990.

［5］Vincent C, Taylor-Adams S, Stanhope N. Framework for analyzing risk and safety in clinical medicine. BMJ, 1998, 316：1154－1157.

［6］Chang A, Schyve PM, Croteau RJ. The ICAHO patient safety taxonomy：a standardized terminology and classification schema for near misses and adverse events. Int J Qual Health Care, 2005, 17: 95 - 105.

[7] Leape L. Reporting of adverse events. N Engl J Med, 2002, 347: 1633 - 1638.

[8] Pronovost R, et al. Improving the Value of Patient Safety Reporting Systems. Available at: http: //www. ahrq. gov/professionals/quality - patient - safety/atient - safety - resources/resources/advances - in - patient - safety - 2/vol1/advances pronovost_95. pdf.

[9] Beckmann U, Baldwin I, Hart GK, et al. The Australian incident monitoring study in intensive care: AIMS-ICU. An analysis of the first year of reporting Anaesth. Intens Care, 1996, 24: 320 - 329.

[10] Wu AW, Pronovost P, Morlock L. ICU incident reporting systems. J Crit Care, 2002, 17: 86 - 94.

[11] Mahajan RP. Critical incident reporting and learning. Br J Anaesth, 2010, 105: 69 - 75.

[12] Evans SM, Berry JG, Smith BJ. Attitudes and barriers to incident reporting: a collaborative hospital study. Qual Saf Health Care, 2006, 15: 39 - 43.

[13] Perrow C. Normal Accidents: Living with High Technologies, 2nd ed. Princeton NJ: Princeton University Press, 1999.

[14] Frankel A, Leonard M. Essential Components for a patient safety strategy. Perioper Nurs Clin, 2008, 3: 263 - 276.

[15] Manchester Patient Safety Framework, 2006. Available at: http: //www. nrls. npsa. nhs. uk/resources/? entryid45 = 59796.

[16] Vincent C, Burnett S, Carthy J. The measurement and monitoring of safety. London: Health Foundation, 2013.

[17] MacIntyre CR, Chughtai AA, Seale H. Uncertainty, risk analysis and change for Ebola personal protective equipment guidelines. Int J Nur Stud, 2015, 52: 899 - 903.

[18] Azoulay E, Timsit E, Sprung CL. Prevalence and risk factors of intensive care unit conflicts: the Conflict Study. Am J Respir Crit Care Med, 2009, 180(9): 853 - 860.

[19] Luce JM. A history of resolving conflicts over end-of-life care in intensive care units in the United States. Crit Care Med, 2010, 38: 1623 - 1269.

[20] Montgomery A, Panagopoulou E, Kehoe I, et al. Connecting organizational culture and quality of care in the hospital: is job burnout the missing link? J Health Organ Manage, 2011, 25: 108 - 123.

第 14 章　政策和程序

Andrew T. Levinson and Mitchell M. Levy

Division of Pulmonary/Critical Care Medicine
Department of Medicine
Alpert Medical School at Brown University
Providence，Rhode Island，USA

要　点

1. ICU 转入、转出和分诊的规章制度可确保高效率合理的过渡期医疗。

2. 核查清单、流程、集束化方案和指南等工具可用于支持实施新的 ICU 规范和程序。

3. 积极的质量改进方案是制定 ICU 政策的基石。

4. 质量改进是分析绩效的有效方法并且也是提高绩效的系统措施。

5. 准确评估和报告绩效存在多种技术和逻辑方面困难，这些必须通过持续反馈和改进而解决。

前　言

运转良好的高效重症监护室（ICU）离不开完善的规章制度。核查清单，诊疗流程，集束化方案和指南是支持实施和改进 ICU 规范的有效工具。过程和结局评估的持续收集和传播对 ICU 规范制度和程序改进必不可少。准确的质量数据测量和报告变得越来越重要，因为其越来越受到公众和政策制定者的认可并与财务偿付挂钩。

转入和转出规范

所有 ICU 都应该制定具体的转入、转出和分诊的规范程序。这些规范应该定期审查和系统地修改，以满足 ICU 服务医院和社区的特定需求。

1999 年美国重症医学协会（SCCM）发布了 ICU 转入、转出和分诊的指南。目前 SCCM 仍正更新和修改的过程中。建议医疗卫生系统根据其特定的医院和患者人群制定转入和转出指南。

转入标准

转入标准应根据患者的各种生理指标和因素决定。目前的指南采用了几种 ICU 转入标准的模式，包括优先模式、诊断模式和客观参数模式。大部分的 ICU 转入和转出标准结合使用 3 种模式，将其应用于特定的社区和医院。

在优先模式中，危重症患者和可以从机械通气，血管加压药物和其他强化的专业治疗中受益的血流动力学不稳定患者，优先考虑转入 ICU。相反，重症监护对其没有明确益处的患者，如稳定的 CHF 患者，药物使用后意识清楚且生命体征稳定的患者则不能转入 ICU。同样，因病情太重没有临床改善的机会，或在其他地方被确诊的不可逆转晚期疾病的患者，不能从转入 ICU 获益。

ICU 转入标准的诊断模式中，有特定临床诊断的患者则可以转入 ICU，包括急性心肌梗死伴有终末期器官功能障碍体征，呼吸衰竭并且极有可能需要气管内插管，需要血管加压药的脓毒性休克和急性脑卒中伴随感觉功能下降等。

最后，在客观参数模式中，患者具有特定的生命体征，如平均动脉压 < 60mmHg 或有其他异常实验室检查，如血清钠 < 110mmol/L 或 >170mmol/L，则被认为是符合 ICU 转入的标准。[1]

转出标准

目前指南也推荐患者转出 ICU 要有客观标准。这些客观标准可能包括患者病情已改善或不再需要重症监护（CC）。转出标准应当也包括患者病情恶化并且决定不再继续 CC 而转为临终关怀为主。转出标准应当与中级和低级医院的入院标准一致。

分　诊

在很多医疗卫生系统中，符合标准但未转入的 ICU 患者数量往往超过 ICU 可接收患者的能力。当潜在患者数量比 ICU 实际床位多时，必须有特殊的政策和程序。政策可包括授权 ICU 主任决定所有重症监护和过渡期患者，或其他区域（如治疗后观察病房或术后恢复病房）症状已缓解待转出的患者的转入和转出，或者患者转到康复医院，或把患者转到其他病区（如门诊手术术后病区或术后护理单元），只要该病区的工作人员有能力并经过适当培训能处理这类患者。理想情况下，假设患者转移稳定，便会提前确定政策制度，以便早期转移符合 ICU 入住标准的患者。[1]

伦理问题

ICU 转入和转出标准往往暴露出许多存在争议的伦理问题和社会问题，特别是涉及临终关怀和医疗资源的分配。在加拿大一家医院 ICU 中，一项来自对危重病医生、ICU 护士长、ICU 责任护士的调查研究发现，至少有一位医护人员认为 1/3 的患者在生命终末期接受过不合理的过度医疗。[2] 另一项对 447 家医院的危重病医生和护士长的调查研究发现：46% 的受访者认为他们的患者有时或经常被迫接受过度医疗。[3] 最近一项研究问卷调查了 5 个 ICU 的医生，调查每天没有康复机会的患者数量并将其与日常 ICU 和急诊科人口普查数据相联系。该研究发现当没有免费 ICU 空床时，危重病医生认为他们治疗的患者中 38% 是没有康复机会的。通常在此时间段内，危重患者会住进急诊科病房等待 ICU 床位。[4] 由于对重症监护医疗需求不断增加，许多与 ICU 医疗有关的伦理和社会问题仍需强调。

落实 ICU 规范和程序的工具

核查清单、流程、集束化方案和指南等工具可用于支持实施新的 ICU 规范和程序。这些工具可减少医疗不确定性，并加强循证医学向床边医疗的转变。

核查清单是非常简单的工具，并且已被证明有助于提供高效、优质的医疗服务。核查清单能够简单明了地提醒医护人员，以促进常规医疗模式，如提供深静脉血栓形成（DVT）预防。

诊疗流程是可以为临床医生提供常规治疗指南的精确详细计划。流程可以推动医疗行为形成共同标准的多种复合体系，其规范性特点有助于在常规床边医疗和临床研究中应用。

指南是系统的政策、规则或原则，有助于掌握临床判断原则，但对临床决策几乎没有直接的帮助。指南通常不那么具有说服力，可作为临床管理的一般指导。

集束化方案是根据循证指南精炼出的一套干预措施，主要针对特定的疾病状态设定。基于集束化方案产生的假设是合并已证实的干预措施，共同干预应该比单独实施效果更好。监控依从性是成功实施医疗集束化方案，从而推动行为改变的关键。[5] 着重强调的是这些工具有助于提高，而不是取代床旁临床医生的技能。集束化方案有助于缩小临床实践相关新知识的发现和发布之间的差距。这种知识转化的方式有助于最佳临床实践广泛应用于合适的患者。

关于 ICU 多方面干预措施可以改善医疗结果，以下包括两个例子，关于减少导管相关的血流感染（CR-BSI）干预措施的密歇根州经验和用于脓毒症管理的拯救脓毒症运动（SSC）绩效改进倡议。[6,7] 这些项目中应用了组建多学科团队，引入教育和使用核查清单（CR-BSI）或集束化方案（SSC）监控绩效。在当地被允许大规模实施。在密歇根州，3 个月使 CR-BSI 率中位数从 2.7/1000 下降为 0，并连续保持了 18 个月。7.5 年的时间内，拯救脓毒症运动调查了全球 29 470 位严重脓毒症和脓毒症休克患者，表明加强脓毒症绩效集束化方案依从性与死亡率相对风险降低 25% 相关。

尽管这些质量指标取得成功，但不是所有的结果都是乐观的。从知识获取到床边护理的时间缩短可能会导致意想不到的后果。首先是关于严格控制血糖的例子。在 2001 年，Van den Berghe 报告了重症心脏病患者血糖的正常化，即严格控制血糖与死亡率降低有关。这很快转变为全球医疗和外科 ICU 的临床实践。在接下来的 9 年中，研究表明这些结果在患者治疗中并不太明显，最终在 NICE-SUGAR 试验中，证明其对这些患者有害，主要是因为在胰岛素强化组中严重的低血糖发生率非常高。[8]

质量指标广泛应用的潜在有害影响的第二个例子是关于社区获得性肺炎（CAP）的治疗。两项大型回顾性研究表明早期抗生素管理可以改善预后，因此联合委员会针对两项大型回顾性研究制定了 4 小时的抗生素管理目标。但是，CAP 临床诊断的准确性却在下降，造成了抗生素滥用。[9] 联合委员会此后增加了一个"诊断不确定"的诊断类别，并将诊断时间目标缩短至 6 小时。这些事例提醒我们，持续的评估是质量运动的核心。快速将证据转化为临床实践有时会导致意外的后果。持续的评估和重新评估对识别并解决意外结果非常重要。

政策制定和建立质量改进计划的概述

全球的医院和 ICU 已经进入了质量改进(QI)时代。积极的质量改进方案是制定 ICU 政策的基石。

QI 包括四个基本阶段：制定、实施、评估和维持。每个阶段都有主要特点。制定阶段的第一步是建立一个相互合作的多学科领导班子。这个团体是 QI 项目成功的关键，所以团队成员需要慎重选择。团队成员应该包括受潜在干预措施所影响的各个方面，这可能包括当地专家。该团队指导此项目进程并需要共同致力于 QI 和合作方法的模式。

了解目标环境对启动 QI 项目非常重要。目标 ICU 的特征、规模、医院和 ICU 类型、区域文化和其他因素对于成功启动 QI 至关重要。具有优秀 QI 经验的成熟和高效 ICU 的运行表现可能不同于无 QI 经验的 ICU。既往成功实施 QI 的经验可以帮助指导何种形式的数据评估和反馈最适合特定的 ICU 团队。预先存在的数据评估和项目实施系统可以降低项目成本并确保其可持续性。目标应当可行，因此对基本实践的了解至关重要。具体的 QI 措施应当以特定 ICU 所缺乏的流程问题和临床结果为目标。如果一个 ICU 对特定流程的结果评估已经做得很好，那么在 QI 项目中投入大量时间和精力的收益可能会很低。

政策实施

确定范围和目标后，下一步是制定实施计划。了解目标环境将有助于该实施计划，利用现有资源并锁定可能存在的困难制定执行措施。Deborah Cook 等证明了执行的障碍不一定很复杂，但容易被忽略。[10] 床边护士和医生之间沟通不畅是患者半卧位使用不一致的主要原因之一。通过对过程和障碍的理解，解决方案可能以改善依从性为出发点。

多方面的干预比单一干预对行为变化的影响更有效。单独的指南和教育不太可能做出实质性改变，所以增加审查和反馈系统很重要。在设计审查和反馈体系时，应该考虑结果（长期）和过程（短期）评估。单一使用是有争论的，因此理解两者的优点变得很重要。结果评估的例子包括呼吸机相关的事件（VAC）、CR-BSI、ICU 滞留时间和死亡率。跟踪并且报告结果数据通常是相当可行的，因为大多数机构收集这些数据，但描述数据变化可能会更困难。过程评估，即"我们做了什么"的标志，例如使用抗生素的时间，是很难追踪的并且可能需要新系统以及人员和财务的投入。但是，过程评估很可能在短时间内就显示变化和成功。结果评估往往被更好地接受，因为其是对患者医疗比较直观的评估。将过程评估与患者结局联系起来可能有助于接受具体的绩效指标，并提高依从性。

QI 计划的最后一部分是持续努力。依据干预的复杂和成功的程度，初始过程可能需要多种努力。平衡人力和财力资源的成本与价值或影响至关重要。审查和反馈系统的扩大或缩小取决于结果评估的成功。并非所有成就都会以相同的速度衰退，所以持续阶段和实施阶段一样，必须是动态变化且有部门特异性。

运行成功的 QI 项目需要持续的、多学科团队间的密切合作。成功和维持的核心是领导力和毅力——不断追求改进和足够的资源分配以使其成功并维持一段时间。QI 实施的完整内容超出了本章的范围，请参照 Curtis 等人发表的"如何"引导多学科团队。[11]

绩效评估

评估运行过程对质量改进至关重要。制定和修改 ICU 规章制度和程序应该是基于绩效的持续评估。审查和反馈是针对临床实践行为任何干预目标的关键。

临床医生报告对实践模式的理解和实际实践的审查之间通常存在差距。这种"理解/实践差距"描述贴切，并且支持评估和汇报实践绩效的潜在需求。

与外部评价相比时，医生可能对自己的能力和表现抱有不切实际的期望。他们也可能对他们所提供的医疗充分性有过高的看法。一项对 ICU 主任的调查显示，对提供医疗的理解和实际提供的医疗服务之间存在差距。对低潮气量通气和严格控制血糖的掌握率是 79.9% 和 65%，而实际执行率分别为 2.6% 和 6.2%。[12]

医生报告和临床经验在患者医疗中有着非常重要的影响，但有证据表明，外部评估为实践模式提供了更好的评估，因此其也是形成高质量医疗服务的基础。

只有通过持续的质量评估才能发现医疗实践中的显著变化。一项经典研究显示，在美国接受治疗的 6 712 例患者中只有54.9% 被认为接受了最佳预防性治疗。[13] 这种实践中的变异性可能是因为患者治疗的复杂性，患者自身的生理机能、职业价值、费用或其他重要流程所致。当偏差是由于知识缺陷，责任心不够或知识的错误应用所导致时，这是不可接受的。已经证实在 ICU 中实践的偏差与不良结果相关。在 529 例 ICU 患者中仅有 57.8% 遵照美国传染病协会关于严重 CAP 的治疗指南。[14]在没有按指南处理的患者中死亡率较高。其他偏差常常与更糟糕的预后相关。

减少变异性是质量改进的核心，但一直难以推进。医疗的标准化被视为对医生和患者自主权的非难，也是对医生经验重要性的轻视。一些人认为所获得的经验不能被质量指标所替代。对临床经验的依赖已被引起争议。在对已发表的 62 项研究进行系统分析，大多数研究认为在完成培训后，医生适任力和以患者为中心的临床结果持续下降。[15] 因此，仅仅依赖知识累积，即"经验"本身可能不符合患者的最佳利益。

准确的质量评估经得起逻辑和技术挑战。鉴于监督偏倚和其他混杂可能性的存在，任何提议措施都需要进行验证和审查，确保没有意想不到的后果。例如，比较医院之间静脉血栓栓塞（VTE）预防率和随后的 VTE 风险调整率。然而，最近的一项研究表明，在有高 VTE 预防率的医院中，VTE 预防的质量得分也较高，使用无创影像明确 VTE 也增加，其结果是这些医院有较高VTE 风险调整率。[16]

质量评估对医务人员和医院系统越来越重要。在美国，公私合作模式的国家质量论坛（NQF）颁布绩效评估统一标准。根据科学可接受性、临床重要性、可用性和可行性选择绩效评估方法。要得到 NQF 的认可，这些评估必须基于证据，测试和验证，并得到关键利益相关方以及社区代表的支持。公立和私立单位以及医疗卫生系统都会采用其认可的评估措施。目前与重症监护实践相关 NQF 评估措施包括 CAP 合理选择抗生素、慢性阻塞性肺疾病（COPD）患者肺功能检测以及 COPD 入院后 30 天的全因死亡率等。

当提到质量评估时，资源有限的社区面临着特殊挑战。在美国乡村偏远地区定点医院（CAH）的回顾性研究发现，他们不太可能在医疗测评的关键过程评估方面得分高。CAH 的 ICU 中肺炎、CHF 和急性心肌梗死等常见诊断疾病的 30 天死亡率也较高。[17] 质量评估普及的潜在好处就是针对所有患者人群的医疗都有改进的可能，包括历史原因导致的很少获得医疗服务的少数群体患者。自从美国引入并遵循心肌梗死、肺炎和 CHF 医疗评估程序后，提供给所有患者群体的医疗质量有所改善，并且缩小了面对少数群体成员间的医疗质量差距。

医生报告的依从性

在美国，医生报告和医院质量评估的数据变得越来越普遍，其越来越受到强制要求，并与医院或个体医疗服务者的报销挂钩。医疗保险质量指标存在明显的区域差异性解读质量报告尤其困难的原因之一。

甚至在实施具有里程碑意义的"平价医疗法案"（ACA）之前，美国举全国之力收集和传播有关质量评估的信息。2004 年赤字消减法案授权医疗保险和医疗补助服务中心（CMS）开发数据基础架构，并让利益相关方参与确定和验证关键绩效。终极目标是将偿付系统与医生个人和医院绩效挂钩。

2010 年 ACA 大会指定的主要部分包括确定医疗系统中质量

和绩效差距，批准和使用独立开发的质量评估措施，然后将其应用于公共报告并将其与偿付系统相关联。目前报道了76多项住院质量评估报告，包括与急性心肌梗死（AMI）、充血性心力衰竭和肺炎管理等相关的报告。另外，CMS最近决定要求医院报告按照国家质量论坛的严重症脓毒症和感染性休克集束化方案管理的情况。

遵守质量评估的强制报告结果很复杂。最近作为ACA一部分的示范项目提示，当给予医疗机构经济刺激而不是将其与医疗费用挂钩时，其医疗服务的灵活性增加，财政节约明显，同时提高了核心质量评估。

通过住院患者的质量报告，心脏衰竭和肺炎的管理过程评估完成率已显著改善。例如，2006年93%的AMI患者在抵达医院时接受了阿司匹林药物治疗，到2010年时增加到了99%。同样，在2006年只有55%的AMI患者在发病90分钟内接受了心导管经皮冠状动脉介入（PCI）治疗，但到2010年这一数字上升到了91%。

随着所需质量评估报告的出现，尽管过程评估报告的依从性取得了重大进展，但并不总是有相应的结局改善，包括死亡率。

2015年的一项研究评估了美国外科医生学会全国外科质量改进计划（ACS NSQIP）对参与医院的影响，其结果提示对参与医院并没有产生积极效果。在一百多万患者中比较了263家参与NSQIP的医院和526家没有参与NSQIP的对照医院，该研究使用倾向评分对比了死亡率数据和有关术后严重并发症（心肌梗死、肺炎和急性肾衰竭）的信息。尽管参与质量报告项目的医院和没有参与的医院都有结果改善趋势，但参与该项目并没有显著改善患者术后预后或减少费用。[18]

质量报告现在与医疗卫生系统和医务工作者的偿付相关。医生质量报告系统（PQRS）要求在患者安全、有效临床护理和成本效益等领域提供成功且令人满意的多种质量评估报告。这样的例子包括COPD患者接受支气管扩张剂的百分比和诊断为CAP的患者接受经验性抗生素治疗的百分比。

对于美国的医生来说，PQRS 最初是自愿的。但到 2015 年，PQRS 成了强制性项目。如果没有成功且令人满意的报告，现在医生们将面临医疗服务偿付减少。

准确评估和绩效报告面临着各种各样技术和逻辑方面的挑战，特别是随着引进越来越多的强制性评估，其中一个主要挑战是案件可以通过行政账单数据来识别，由于财务和物流方面的各种原因，这些数据可能无法准确反映临床状况和医疗情况。

还有其他各种可能的混杂因素影响公众质量数据的报告。2015 年医学研究所（IOM）报道了"生命体征：健康和保健进展的核心指标"一文，指出目前质量评估的推动往往是无计划、杂乱无章、脱离实际的，并且没有通过比较不同的患者人群考虑到混杂因素。[19] 报告建议把关注成绩和资源放在核心评估上，包括接受基本预防措施的指数，满足患者的需求，提供目前科学证据支持的最佳医疗，以及预期寿命。

除了将政府和私人偿付系统与绩效评估挂钩外，也推动了消费者与公众对相关信息的共享。公共报告正是基于这样一种理念，告知消费者医疗护理最终将改善医疗卫生机构的责任以及医疗质量。例如，在美国，由医疗卫生调查和质量机构管理的医疗卫生供应商和系统（CAHPS）数据库传播患者报告信息，例如提供者通信和个体从业人员以及医疗保健系统的可访问性之类的主题信息。

目前还不清楚向公众传播质量评估数据是否能改变消费者行为，从而改善医疗服务。

进一步提高质量的主要障碍是公众对医疗卫生质量的理解并不总是与绩效数据一致。2009 年对现有研究的系统回顾并没有发现足够证据能证明向消费者提供有关患者经验和特定质量评估的信息能改变他们选择医疗决定。[20]

也许，当公开报道的信息更加贴近患者且易于获得，以及更加有效和风险调整时，最终将有助于提高系统范围内的整体医疗质量。

结　论

为确保 ICU 运行平稳和有效，制定并保持有效的规章制度和程序确实至关重要。针对危重病的治疗，使用质量评估进行持续质量改进正在变得越来越重要。

（万小健　译　李　磊　审校）

参考文献

[1] Task Force of the American College of Critical Care Medicine, Society of Critical Care Medicine. Guidelines for intensive care unit admission, discharge, and triage. Crit Care Med, 1999, 27(3): 633 – 638.

[2] Singal RK, Sibbald R, Morgan B, et al. A prospective determination of the incidence of perceived inappropriate care in critically ill patients. Can Respir J, 2014, 21(3): 165 – 170.

[3] Ward NS, Teno JM, Curtis JT, et al. Perceptions of cost constraints, resource limitations, and rationing in United States intensive care units: results of a national survey. Crit Care Med, 2008, 36(2): 471 – 476.

[4] Huynh TN, Kleerup EC, Raj PP, et al. The opportunity cost of futile treatment in the ICU. Crit Care Med, 2014, 42(9): 1977 – 1982.

[5] Ferrer R, Artigas A, Levy MM, et al. Improvement in process of care and outcome after a multicenter severe sepsis educational program in Spain. JAMA, 2008, 299(19): 2294 – 2303.

[6] Pronovost P, Needham D, Berenholtz S, et al. An intervention to decrease catheter-related bloodstream infections in the ICU. N Engl J Med, 2006, 355(26): 2725 – 2732.

[7] Levy MM, Rhodes A, Phillips GS, et al. Surviving Sepsis Campaign: association between performance metrics and outcomes in a 7.5 year study. Crit Care Med, 2015, 43(1): 3 – 12.

[8] The NICE-SUGAR study investigators. Intensive versus conventional glucose control in critically ill patients. N Engl J Med, 2009, 360(13): 1283 – 1297.

[9] Kanwar M, Brar N, Khatib R, et al. Misdiagnosis of community acquired

pneumonia and inappropriate utilization of antibiotics: side effects of the 4-h antibiotic administration rule. Chest, 2007, 131(6): 1865 – 1869.

[10] Cook DJ, Meade MO, Hand LE, et al. Toward understanding evidence uptake: semirecumbency for pneumonia prevention. Crit Care Med, 2002, 30 (7): 1472 – 1477.

[11] Curtis JR, Cook DJ, Wall R, et al. Intensive care unit quality improvement: a" how-to" guide for the interdisciplinary team. Crit Care Med, 2006, 34(1): 211 – 218.

[12] Brunkhorst FM, Engel C, Ragaller M, et al. Practice and perception—a nationwide survey of therapy habits in sepsis. Crit Care Med, 2008, 36 (10): 2719 – 2725.

[13] McGlynn EA, Asch Sm, Adams J, et al. The quality of health care delivered to adults in the United States. N Engl J Med, 2003, 348(26): 2635 – 2645.

[14] Bodi M, Rodriguez A, Solé-Violán J, et al. Antibiotic prescription for community-acquired pneumonia in the intensive care unit: impact of adherence to Infectious Diseases Society of America guidelines on survival. Clin Infect. Dis, 2005, 41(12): 1709 – 1716.

[15] Choudhry NK, Fletcher RH, Soumerai SB. Systematic review: the relationship between clinical experience and quality of health care. Ann Intern Med, 2005, 142(4): 260 – 273.

[16] Bilimoria KY, Chung J, Ju MH, et al. Evaluation of surveillance bias and the validity of the venous thromboembolism quality measure. JAMA, 2013, 310(14): 1482 – 1489.

[17] Joynt KE, Harris Y, Orav J, et al. Quality of care and patient outcomes in critical access rural hospitals. JAMA, 2011, 306(1): 45 – 52.

[18] Etzioni DA, Wasif N, Dueck AC, et al. Association of hospital participation in a surgical outcomes monitoring program with inpatient complications and mortality. JAMA, 2015, 313(5): 505 – 511.

[19] Institute of Medicine. Vital Signs: CoreMetrics for Health and Health Care Progress. Washington, DC: National Academic Press, 2015.

[20] Faber M, Bosch M, Wollersheim H, et al. Public reporting in health care: how do consumers use quality-of-care information? A systematic review. Med Care, 2009, 47(1): 1 – 8.

第 15 章　循证医学

Bram Rochwerg and Waleed Alhazzani

Departments of Medicine（Critical Care）and Clinical Epidemiology and Biostatistics，McMaster University，Hamilton，Ontario，Canada

要　点

1. 临床实践必须以实际证据为指导，但是对某些临床医生而言执行起来存在困难。

2. 证据摘要必须根据数据质量或确定性进行评估。

3. 评估证据摘要确定性时，必须考虑一下因素：如偏见风险、不准确性、不一致性、发表偏见以及间接性。

4. 在临床实践指南发展过程中，GRADE（推荐、评估、发展和评价分级）团队将把一些重要步骤融入其方法中。

5. GRADE 临床实践指南为实习临床医生提供清晰的、系统的以及易懂可行的指导。

引　言

重症监护医学（CCM）专业需要高水平的护理才能实现其使命。该领域需要解决什么人在什么情况下应该成为这种监护的接受者。即使对于重症监护室（ICU）常见疾病的标准治疗选择，重症监护（CC）医生也常常面临着替患者做决定的挑战。健康问题的复杂性、疾病的广泛性以及重症医学文献著作的迅速发展，都使决策成为一项具有挑战性和更复杂的任务。与其他临床医生一样，重症监护医生需要考虑干预措施的利弊，以及其他替代措施、患者的价值观、偏好和做出这些决定时的成本之间的平衡。照顾重病患者占据了大部分的医疗预算，包括对临终患者的生命支持。这不仅给重症监护医生带来了挑战，对管理者和决策者而言更是如此。为了解决这些问题，临床医生需要根据现有对照研究的科学证据做出决定，而不是仅依靠临床经验或生理研究，而这些研究可能并不总是准确的。循证医学的概念已被广泛接受，并被用来将临床实践与科学证据联系起来。在循证医学时代之前，临床决策是基于临床经验或专家意见、生理原理，有时基于个人信念。尽管这些因素是很重要的且应当被考虑，但现在医生一致认为主观因素不该取代基于实践的证据。理想情况下，临床医生应该以最高标准寻找最可信的证据。这听起来很简单，但事实并非如此。在实现从证据到实践的成功过渡之前，这个过程涉及多个步骤。

多年来，重症医学文献数量大量增长；诊断和治疗工具迅速发展。伴随着对重症监护室重症患者提供最佳监护的需求日益增加。因此，从证据到实践的最佳过渡仍具有挑战性，而有助于评估证据质量的工具具有重要价值。

循证医学原则

Guyatt 等人概括了循证医学的 3 个核心原则[1]：

1. 发现和总结最佳可用证据，高质量的系统回顾和系统的证据总结通常是首选。

2. 以循证医学为指导，有助于更好地确定干预治疗效果、诊断测试的准确性和疾病病程。

3. 除了证据的确定性，从证据到实践的过渡还需要考虑其他因素。这些因素包括利弊之间的平衡，患者的价值观和偏好以及成本。

证据总结

叙事性（非系统性）综述仍然常常发表；这种方法缺乏严谨性，也容易受到个人偏见的影响。这可能会延迟识别干预疗法有益或有害的影响，或导致不准确的结论，而这结论可能是有害的。在长达 10 年多的时间里，才明确干预疗法并推荐有益的干预疗法，但由非系统性审查推荐的其他干预方法，早已被证明是不利的甚至是有害的。例如，羟乙基淀粉常用来治疗败血症和感染性休克。多年来，已经发表了多个相互矛盾的试验；直到最近，对随机对照试验（RCT）的系统检测表明，在这些人中使用羟乙基淀粉会增加死亡和急性肾损伤的风险。[2]

一般而言，评价者首先从清晰且明确的纳入标准开始，反映感兴趣的问题，其次通过系统和全面的搜索策略来确定最高质量的研究，最好是随机对照试验。随后，总结相关研究的影响程度。

与其他专业一样，CC 医生也面临着缺乏时间和方法技能来进行高质量系统评价的挑战。因此，确定总结证据的可靠来源很重要，如 Cochrane 协作组织和美国医生协会。

证据质量

在确定特定干预疗法对其他措施效果的总结之后，我们必须明确这些估计值与事实的接近程度，以及我们如何将这些总结结果用于治疗患者。这些估计值的可信程度将依据证据的内部和外部有效性而有所不同。

从历史上看，证据等级主要依赖于研究设计。一般来说，随机对照试验排在首位，其次是对照组观察研究、非对照观察研究、生理学研究，最后是专家意见。每个专业协会都使用不同的排序工具评估证据的质量。对实习医生来说，这可能有点模糊的，有点困惑。例如，依据证据排序的不同，临床实践指南也不一样。对证据质量评判的不一致，以及对研究内部有效性的其他元素的疏忽，都是普遍的问题。最近，GRADE 开发了一个更全面的框架。GRADE 的主要目的是为临床实践指南发展提供一种方法,[3] 但同时其也是为了便于促进证据评估的质量和估计值的可信度。证据的质量可以分为高、中、低或极低。正如我们所知，从随机对照试验中得来的评估，往往是伴随着高质量的证据而来的，但如果随机对照试验存在着设计和执行，不准确性，不一致性（异质性）、间接或公共偏见之类的问题，我们对评估的信心值要降低。缺陷越大，我们就越不自信。因此，从随机对照试验（RCT）中得来的评估未必意味着高质量的证据。同样，虽然观察性研究始于低质量的证据，但如果治疗效果明显，我们对结果的信心会增加。我们可以通过观察脓毒症早期使用抗生素的观察性研究中得出强有力的推论。[4] 这种情况下，虽然研究是观察性的，但由于其强大的治疗效果，我们对结果很有信心。

从证据到决策

传统上因为无法大规模地向临床医生传播信息，医学创新和新干预治疗的采纳是缓慢和受限的。临床实践指南（CPG）长期为专家提供最佳实践总结，并通过出版物和传媒提供知识传播。许多利益相关者利用临床实践指南获利。医生往往依靠指南进行临床患者的管理和治疗，医院或管理者利用其来推进组织政策和患者护理措施。最后，政府机构将利用指南作为评估健康指数的标准，以及帮助做出医疗保健资金的决策。

所有指南制定者的最终目标是改善病患监护水平，因此，确保指南发展过程和建议的制定标准化、系统化和无偏见，这就变得非常重要。最重要的是，临床实践指南研究者必须正确评价有关特定建议的现有证据，并且必须将评估纳入确定推荐强度的范围内。历史上有许多关于指导委员会的事例，他们基于低质的或证据不确定的专家意见；这些建议可能对患者产生严重损害性影响。激素替代疗法（HRT）就是一个明显的例子。基于低质量观察性研究的证据，组织指南向绝经后妇女强烈推荐激素替代疗法，这些观察性研究认为心血管预后方面的是有益的。一旦有了更高质量的证据，就会发现，实际上激素替代疗法对这些患者是有害的。[5]这突出了临床实践指南的重要性，以及他们更多的是需要考虑证据质量而不是依赖舆论或专家实践。

自2000年中期以来，GRADE方法在指导指南制定中获得越来越多的认可。GRADE提供了一个明确和系统化的方法来形成建议，其中包括正式的证据评估。随后，多个大型国际学术团队也采用了GRADE的方法，来使用他们自己的临床实践指南文档。尽管存在其他指导体系，但GRADE有自己独特的优势。[3]GRADE方法是由来自世界各地的国际开发团队（GRADE工作组）制定的，他们不断对过程进行改进以求突破。GRADE将证据评估质量和推荐强度区分开来。虽然在确定推荐强度时，证据质量被认为是不可分割的，但这些过程还是按时间分开的（首先是对证据进行评估，其次是制定建议）。建议的确定，还考虑了其他因素如成本、可行性和具体的干预成本和效益之间的平衡。就升级或降级证据质量和考虑何种因素时，GRADE在证据评估方面有明确的方法。关于如何从证据合成转向推荐制定，并承认患者个体价值和偏好的变化，GRADE提供了一个清晰的过程。最后，向临床医生和利益相关者提供明确和实用的指导，以及如何应对弱的或强的建议。正是由于这些原因，GRADE方法在临床实践指南发展上的方法逐渐获得了国际认可。

指南实践发展

临床实践指南发展过程包括形成指导小组，确定问题的必要步骤，寻找总结最佳可用证据，使用 GRADE 方法评估证据质量，以及使用证据决策框架（EtD）编制临床相关的和全面的推荐列表。大部分指导小组由国际学术团体或政府组织组成。通常第一步是组成一个由内容学专家、方法学专家、重要利益相关者和管理人员构成的小组。在决定小组成员时最重要的考虑因素之一是考虑潜在的利益冲突（COI）。利益冲突可能偏离指导发展过程，并引入可能影响建议制定的不受欢迎的偏见。我们应该考虑到财政和知识的偏倚。临床实践指南小组采用了多种方法来解决利益冲突管理，但最重要的第一步是识别和评估风险。[6] 如果某个小组成员与正在接受产品评估的制药公司关系密切，这可能有必要将其排除出指南制定过程。或者，也可能简单地排除他们参与某些涉及利益冲突问题建议的制定。不可避免的是，是否优先考虑需要权衡，因为过于严格的利益冲突过程造成的潜在成本，导致许多临床专家被指导小组排除在外，也造成整体信誉的损失。一旦小组组成，利益冲突方法正式化，接下来就是确定临床实践指南将要解决的相关主题和临床问题。这通常是通过涉及所有潜在利益相关者的多学科方法完成的。越来越多的临床实践指南已经开始注重包括患者优先问题和临床实践指南发展过程。事实上，这确保了最终产物是以患者为中心，并且也与患者监护相关。患者参与需要有详细的解释以确保其能准确地理解问题，并能作出有效的判断。

指导问题应该具有可行性（即"与之相比"），并遵循 PICO 格式。这需要详细说明人口（P），[7] 被评估的措施（I），比较者或其他干预措施（C）以及感兴趣的结果（O）。这种规定确保了指南的清晰性，并有助于促进系统化的评估过程。但并非所有的指南问题都适合于 GRADE 评估和建议制定。定义和描述性陈述（如预后、患病率、事实陈述）就不具有可行性，因此不应该为这些陈

257

述提出建议。良好实践陈述是 GRADE 另一类问题，其中不应提出正式建议。[8] 这些是特定的临床问题，其中直接证据有限，没有合理的替代方案，并且不太可能进行旨在回答这类临床问题的进一步研究。医生应该每天检查患者，这种建议就是一个好的实践陈述例子。尽管没有 RCT 表明这种做法的好处，但大多数人仍然认同这一建议。未来的研究不太可能解答这一问题，因为医生不可能不检查他们的患者。在合理替代方案源于专家意见的情况下，指南小组可能会有不适当采用良好陈述的做法，但这样可能会牺牲临床实践指南的完整性，不应当被采取。

一旦确定可操作性问题，并提出建议，相关的结果需要正式确定，其重要性也将得以评估。指南制定者必须评估所有对患者潜在的重要的结果，包括危害结果。这结果必须独立于预期文献中的数据。如果结果被认为是重要的（如预防应激性溃疡的梭状芽孢菌感染），但没有证据，则必须在推荐确定中承认和确定这种不确定性。所有的结果都由小组（最好包括患者代表），就患者的重要性分为从 1（有限重要）到 9（非常关键）进行评定。[7] 例如，在解决重症患者应激性溃疡的问题时，像消化道出血、肺炎、和艰难梭菌等结果对患者而言至关重要，可被列关键性疾病。另一方面，其他替代结果如胃酸 pH 不重要，不应列为重要等级，也不会利于证据合成和最终建议。在证据总结之后，此评估将变得重要。

一旦 PICO 问题正式确定并确定主次终点事件；应该对文献进行系统性的分析。可能需要图书馆管理员服务来帮助制定搜索策略和筛选相关标题。依据可获得的特定临床实践指南的时间和资源，实用的搜索可能就足够了。搜索应侧重于每个问题和每个感兴趣结果的最佳可用文献上。如果需要汇总，应该对每个问题和个体结果的文献进行元分析，以产生具有相应置信区间（CI）的汇总点估值。这通常是指南制定过程中最耗时耗力的部分。

应用 GRADE 评估证据质量

应用 GRADE 评估证据质量总结证据后，下一步是应用 GRADE 进行评估，以便为每个问题的结果添加证据质量。[9] 这是 GRADE 的优点之一；在评估证据质量时，其他指南制定工具都没有考虑个别结果。

依据特定因素，证据质量应该从非常低到高的范围进行判断。证据的质量也被认为是证据的确定性。换句话说，即我们的评估接近事实的程度。GRADE 评估需要考虑的部分因素，包括个体研究的偏见风险、精确性、一致性、发表偏见和直接性。RCT 开始通常以高质量的证据开始，如果存在与任何这些因素相关的问题，则可以将证据质量降低到中、低或非常低。一般而言，观察性研究开始时证据质量较差，可能由于这些因素而降低等级，或者如果发现有较大疗效则会增加等级，缺乏明显的混杂因素或明显的剂量 – 反应梯度也会明显。

偏倚风险

偏倚风险的研究适用于包括证据总结和汇总效果估计的研究。如果这些研究存在系统性偏倚，结果可能不太理想，我们也可能对整体估值效果不太确定。随机对照试验评估偏倚风险的因素包括：缺乏分配隐藏（招募患者意识到会有下一批分配到这组）、缺乏致盲（包括患者、研究人员、数据收集和分析员）、对患者和事件结果的不完整核算（失访，不遵循意向治疗分析计划）、选择性结果报告（不报告危害结果）和过早停止（特别是为了获利）。[10] 观察性研究考虑的因素包括：未能制定和应用合适的资格标准、暴露和结果存在有缺陷的测量、并未能控制潜在的混杂因素。除了其他因素外，还必须针对每个感兴趣的结果单独评估偏倚风险，如果存在重大问题，那应降低其证据质量。

效果评估不精确

精度评定大部分是基于 95% 可信区间。[11] 如果估值点在严密的置信区间内被建议有益或有害且并不交叉（相对风险/优势比值比为 1.0 或风险差为 0），我们对于自己的证据则会更加确定。这也可应用于连续的结果，使用置信区间这些结果被认为是合并平均差或标准化的平均差。如果置信区间跨越无效点，那么降低结果证据质量是合理的。对于二分法或连续结果，如果置信区间是非常宽泛的，那么我们可以将不精确度降低两个水平（例如从高质量证据降低到低质量证据）。即使置信区间看起来足够窄小，如果样本大小和随后的事件的数量也是很小的，我们也应该考虑对不准确性进行降低评级。[11]

不一致性（异质性）

不一致性指的是对统计异质性的评估。如果考虑了潜在的影响因素后，例如研究人群、干预措施或研究方法的差异，研究结果的异质性仍然存在，GRADE 建议降低不一致证据的质量等级。[12] 对异质性的判断是基于所包含的研究中估值点的相似性，基于森林图（Forrest）的观察和统计学测试（如卡方和 I^2 测试）确定置信区间的重叠程度。如果发现了显著的异质性，那么对整体估值效果就不那么确定了，之后证据的整体质量也将降低一级。

发表偏倚

由于阴性试验可能存在发表偏倚，尤其是那些由企业资助的试验，可能永远不会发表，其结果也不会出现在文献系统评估中。这些未发表的阴性试验会导致干预益处膨胀，如果有发表偏倚的嫌疑，应该降低证据质量。[13] 如果研究均是积极的、微小的，尤其是企业资助的，指导小组应该怀疑其偏倚性。形式检查包括漏斗图或艾格斯统计检验和回归模型，这些可能都有用处，但都至少需要 10 项研究来证明其有效性。

证据的间接性

最后，直接性是基于感兴趣的 PICO 问题中，各个组成部分与文献搜索中发现的证据匹配程度进行评估的。[14] 例如，我们对临床实践指南中儿童重症患者的特定干预感兴趣，但数据只适用于成人干预，那间接性可能降低证据的整体质量。该结果也同样适用于在干预、比较或结果研究中存在显著差异的情况。

提高证据质量等级

到目前为止，如果现有证据总和比较重要，那么讨论的重点就应放在证据质量上。GRADE 也有 3 种情况，主要适用于观察性研究的运用，如果证据存在，则提高证据质量的等级。[15] 如果观测研究效果显著，则可以考虑将证据质量提高一到两个水平。同样，强大剂量反应的证据或掺杂疑虑因素的结论将进一步支持干预效果的观测证据评级。在考虑了所有这些 GRADE 因素后，指导小组将提出证据概要。基本上，这包括一张表格，汇总了每项利益结果的汇总证据和 GRADE 证据质量。[16,17] 个人建议的证据总结质量排名最低，这些结果被认为是至关重要的。[18]

可行性建议

既然已经对证据进行了总结和评估，我们如何使用这些证据来制定可行的建议呢？建议分为强或弱，以及是否进行干预。推荐的强度对患者、临床医生和管理者有重要影响。[19] 强烈建议意味着大多数知情的患者会选择推荐的干预疗法。因此，强烈建议经常用来推动医院和政府政策。微弱的建议意味着个体患者或临床医生对干预的选择取决于个人的价值观和偏好，然而，大多数患者仍然需要这种管理。显然，在评估推荐强度时，证据质量仍是重要的考虑因素。例如，在大多数的情况下，指导小组不会在证据质量低或极低的情况下提出强有力的建议。如果对治疗效果的确定性不明确，需要减弱对潜在有害的建议的热情。[5]然而，除了 GRADE 规定的证据质量之外的其他因素必须包括在建议的制定和推荐力度的决定中。

证据至决策框架是由 GRADE 工作组开发的工具，他们试图将这些组件形式化，以产生促进系统化方法的发展，并将其纳入指南开发中。证据至决策促使指导小组看到干预的可取和不可取的预期效果，以及决定这效果是大是小。最终，必须做出关于其利弊间平衡的决定。换言之，干预的益处是否大于任何潜在的危害(例如阿司匹林会减少中风与出血风险相比)。证据至决策还重点关注推广干预措施所需的资源以及预期的成本。[20]如果干预成本过高而收益过低，建议的强度可能会降低。这些考虑是针对具体情况的，针对不同区域或国家可能会提出不同建议。证据至决策中其他因素包括：评估对健康公平的影响，干预对相关利益相关者的可接受性和实施的可行性。在评估管理问题的所有这些组成部分(包括但不限于证据的质量)之后，然后由指导小组决定推荐意见(包括强度和方向)。潜在的 GRADE 方法的最大优点是对任何建议过程的准确描述。建议理由应包括所有审议和决定摘要。这确保了透明度和可重复性。同样，这使临床医生能够更好地理解个人建议的决定和原因，并能更好地将其应用于特定患者。

在过去十来年中，循证医学的发展，可用于证据总结和最终临床实践指南发展的工具都发生了巨大的变化。这产生了系统的、全面的和透明的流程，这些过程旨在以患者为导向，并有望改善护理。临床实践指南在证据总结上发挥了重要作用，并促进向世界范围内临床医生传播良好的患者护理方法。尽管 GRADE 并不完美，但其为证据质量评估和指导发展提供了良好的框架和方法。

（陈志峰　译　李磊　审校）

参考文献

［1］ Guyatt G, Jaeschke R, Wilson MC, et al. What is evidence-based medicine? User's Guide to Medical Literature. 3rd ed. USA: McGraw Hill Education, 2015: 7 – 14.

［2］ Zarychanski R, Abou-Setta AM, Turgeon AF, et al. Association of hydroxy-ethyl starch administration with mortality and acute kidney injury in critically ill patients requiring volume resuscitation: a systematic review and meta-analysis. JAMA, 2013, 309(7): 678 – 688.

［3］ Guyatt GH, Oxman AD, Vist GE, et al. GRADE: an emerging consensus on rating quality of evidence and strength of recommendations. BMJ, 2008, 336 (7650): 924 – 926.

［4］ Gaieski DF, Mikkelsen ME, Band RA, et al. Impact of time to antibiotics on survival in patients with severe sepsis or septic shock in whom early goal-directed therapy was initiated in the emergency department. Crit Care Med, 2010, 38(4): 1045 – 1053.

［5］ Rossouw JE, Anderson GL, Prentice RL, et al. Risks and benefits of estrogen plus progestin in healthy postmenopausal women: principal results From the Women's Health Initiative randomized controlled trial. JAMA, 2002, 288 (3): 321 – 333.

［6］ Guyatt G, Akl EA, Hirsh J, et al. The vexing problem guidelines and conflict of interest: a potential solution. Ann Intern Med, 2010, 152(11): 738 – 741.

［7］ Guyatt GH, Oxman AD, Kunz R, et al. GRADE guidelines: 2. Framing the question and deciding on important outcomes. J Clin Epidemiol, 2011, 64 (4): 395 – 400.

［8］ Guyatt GH, Schunemann HJ, Djulbegovic B, et al. Guideline panels should not GRADE good practice statements. J Clin Epidemio, 2014, 68(5): 597 – 600.

［9］ Balshem H, Helfand M, Schunemann HJ, et al. GRADE guidelines: 3. Rating the quality of evidence. J Clin Epidemiol, 2011, 64(4): 401 – 406.

［10］ Guyatt GH, Oxman AD, Vist G, et al. GRADE guidelines: 4. Rating the quality of evidence – study limitations (risk of bias). J Clin Epidemiol, 2011, 64(4): 407 – 415.

263

[11] Guyatt GH, Oxman AD, Kunz R, et al. GRADE guidelines 6. Rating the quality of evidence – imprecision. J Clin Epidemiol, 2011, 64(12): 1283 – 1293.

[12] Guyatt GH, Oxman AD, Kunz R, et al. GRADE guidelines: 7. Rating the quality of evidence – inconsistency. J Clin EpidemioL, 2011, 64(12): 1294 – 1302.

[13] Guyatt GH, Oxman AD, Montori V, et al. GRADE guidelines: 5. Rating the quality of evidence – publication bias. J Clin Epidemiol, 2011, 64(12): 1277 – 1282.

[14] Guyatt GH, Oxman AD, Kunz R, et al. GRADE guidelines: 8. Rating the quality of evidence – indirectness J Clin Epidemiol, 2011, 64(12): 1303 – 1310.

[15] Guyatt GH, Oxman AD, Sultan S, et al. GRADE guidelines: 9. Rating up the quality of evidence. J Clin Epidemiol, 2011, 64(12): 1311 – 1316.

[16] Guyatt GH, Oxman AD, Santesso N, et al. GRADE guidelines: 12. Preparing summary of findings tables-binary outcomes. J Clin Epidemiol, 2013, 66(2): 158 – 172.

[17] Guyatt GH, Thorlund K, Oxman AD, et al. GRADE guidelines: 13. Preparing summary of findings tables and evidence profiles-continuous outcomes. J Clin Epidemiol, 2013, 66(2): 173 – 183.

[18] Guyatt G, Oxman AD, Sultan S, et al. GRADE guidelines: 11. Making an overall rating of confidence in effect estimates for a single outcome and for all outcomes. J Clin Epidemiol, 2013, 66(2): 151 – 157.

[19] Guyatt GH, Oxman AD, Kunz R, et al. Going from evidence to recommendations. BMJ(Clin Res), 2008, 336(7652): 1049 – 1051.

[20] Guyatt GH, Oxman AD, Kunz R, et al. Incorporating considerations of resources use into grading recommendations. BMJ(Clin Res), 2008, 336(7654): 1170 – 1173.

第6部分

资金管理

第16章 资金系统

Arthur van Zanten

Medical Manager Care Division

Internist-intensivist

Gelderse Vallei Hospital, Ede, The Netherlands

要 点

1. 重症监护(CC)经费在不同国家、地区、医院(教学/非教学)以及针对不同患者时均有所不同,约占住院费用的 13% ~ 39%,占总医疗经费的 5% ~11%。

2. 诊断相关分组(DRG)资金的使用比较普遍,但对于某些具体的专科诊断,可能会出现资金不足或过多的问题。

3. 绩效资金旨在通过经济鼓励提高医疗监护质量,但效果有限。

4. 新模式的医疗保健服务,诸如 ICU 区域化、远程医疗等在报销策略上面临新的挑战。

5. 有关 ICU 的研究经费仍缺少足够信息,但仍有许多信息表明,ICU 的科研资助与医疗经费不相称,暗示着经费不足。

介　绍

ICU 的运转是整个医院资金流动的重要驱动力之一。在 ICU 里，应用昂贵的医疗设备、注射性高价药物、血制品、大量一次性医疗用品来监测重症患者生命体征和支持脏器功能，尤其需要投入大量医疗、护理及相关医疗保障等人力资源。此外，诸多其他部门和专业人员也参与 ICU 危重病患者的多学科诊疗当中。因此，重症监护治疗的每日开销不容小觑。

经费短缺将导致管理决策限制 ICU 预算，间接引起 ICU 床位短缺、医护人员数量或水平不足、危重患者过早转入普通病房、对预计需手术后监护的患者取消手术、患者转院等。最佳的医疗干预无法实施，将会导致危重病患者预后不佳。与此相反的是，ICU 经费过多或患者过少均会导致医疗保健系统和医院的经济低效。

重症医疗开销

在美国，全国每年用于需要重症监护患者的开销在 1210 亿至 2630 亿，占全美医疗支出总额的 5.2% ~ 11.2%。[1]

危重病患者的理想医疗配备人员为：一名经验丰富且具备职业素养的重症监护医生(一名重症医学专家)领导下的综合性多学科专家团队，该团队包含重症医学专科医生、重症监护护士(CCN)、ICU 执业护士、临床药师、ICU 助理医师、顾问医生、主治医师、呼吸治疗师以及其他专业医疗人员。

2008 年的一项德国研究中，407 名 ICU 患者有 159 名患者需要间断或持续有机械通气支持。所有患者的 ICU 平均每日开销为 1265 欧元，其中机械通气患者为 1426 欧元，非机械通气患者为 1145 欧元。医护人员费用占总支出的 50%，其次是药物(占 18%)和基础设施(占 16%)。机械通气的治疗需求使每日开销增加了约 25%。[2]

资金系统的可变性

重症监护经费不能从整个院内系统及特殊医院服务资金中单独分离出来，但在国际上仍有一些用于重症监护筹款的方法。

一种常用的住院费用报销体系，可在患者在治疗进程（"产品"）各个方面支付住院费用的方法，是以诊断相关分组（DRG）为基础，依据国际疾病分类（ICD）诊断、年龄、性别、出院状态、治疗、并发症或合并症等将所有病例分为不同预定义组。重症监护医疗费可以 DRG 为基础将 ICU 阶段作为整体住院费用的一部分支付，或者以 DRG 结合附加费和共担额进行支付。另一方面，在全球各种医疗保健体系中也采用非 DRG 为基础的其他方式支付重症监护医疗费用，例如日补贴和部分医院预算。

有时情况比较复杂，现有资金不能覆盖所有重症监护医疗费用，一些保险系统为某些超过基础医保报销上限的昂贵药物提供额外保障。有些医院，患者在 ICU 期间的所有开销均视为 ICU 部门预算的一部分；而另外一些医院则将药物、实验室检查、影像学检查、微生物检查视为其他相关部门预算，可通过医院预算或依据 DRG 相关特殊诊疗（例如实验室监测和培养等）进行支付。

其他科室或专家的会诊费可以是 ICU 预算的一部分或单独报销给医疗专家个人。某些医保系统将诊疗费算在医院开销之外，无形中可导致临床医生为赚取更高报酬而增加医院的医疗成本。

因为不同国家医疗国情的多样性，因此不能认定某一种经济预算模式为最佳模式，每一种模式都存在其利弊。

例如，某预算模式可以在医院、地区或国家水平更好地控制医疗成本，而当危重患者超出预算时，这个预算系统将极大缩减 ICU 床位。与此相反，绩效或 DRG 系统可刺激床位增加。如果绩效能真实反映重症治疗开销，医院和医保的金融风险可大大缩减。然而，这些系统可能会导致人们不正当地增加重症监护室轻病情患者、延长患者机械通气时间、增加医疗干预行为（例如侵入性操作）。有文献分析了这些系统对 ICU 日常运转的利弊。我们可通过 ICU 从业者专业和道德的价值观减少预算模式的不利影响和过多不必要的重症监护医疗干预措施。

诊断相关分组（DRG）资金

诊断相关分组（DRG）资金基于考虑到特定诊疗组合平均成本差异很小；平均而言，一项费用可以涵盖从治疗轨迹的开始到结束所涉及的所有费用。

以下基本原则（表 16.1）对 DRG 资金运转至关重要，但以下案例则展示了 DRG 系统的重症监护相关缺陷。

表 16.1　最佳医疗保健系统 DRG 资金基本原则

原则 1	任一特定 DRG 组内患者开销差别应尽可能小
原则 2	每年产生的 DRG 组应具有足够数量
原则 3	不同患者归为同一 DRG 类别时，其开销类型大体相同

由于冠状动脉狭窄引起心绞痛而需接受冠状动脉搭桥手术的患者，通常会有术前诊断检查、术前住院、手术、术后入住 ICU、转出 ICU 至普通病房、出院及门诊随访的过程。目前，有复杂病程的患者数量较低，死亡率明显下降，ICU 住院时间减少至 1～2 天。然而，在术前合并其他疾病、二次开胸、心力衰竭或并发感染时，作为重症监护费用主要驱动因素的 ICU 住院时间（LOS）会显著增加，治疗的总成本也随之增加。对于治疗过程中出现复杂情形的患者，固定的 DRG 资金并不足以填补总治疗费用。如果大多数患者（80%～90%）都有一个相对平稳的治疗过程（Pareto 规则），仅考虑 DRG 基本原则是没有问题的。有人提议从大多数非复杂病情的患者报销资金中抽取少量用来支付少数病情复杂患者的额外治疗费用，如果每年大多患者的治疗如同上述典型的冠脉搭桥手术诊治一样，开销的变化将受到限制（基本原则 1 和 2），DRG 资金被认为是一种可行且实用的资金策略，且不会有

重大负面影响。此外，医院和医疗服务提供者将以低并发症发生率为目标提高护理质量，在减少复杂患者额外治疗费用的同时获得更多收入。当 DRG 组内所有患者都沿着相同的治疗轨迹诊治时，医疗开销内容也将极其相似(基本原则 3)。

相比之下，在成本和治疗方式变化较大且人数较少的患者中，DRG 资金可能会出现问题。例如，一个肾源性脓毒症患者的医疗过程可能仅仅是在普通病房行常规补液及抗生素治疗数天后出院；但是，这类患者往往有进展为脓毒性休克的风险，后续治疗甚至需要机械通气、肾脏替代治疗、输注血制品、气管切开等，这些都将极大延长 ICU 住院时间。假设某医院每年治疗 15 例肾源性脓毒症患者，其中超过 3 例患者有复杂的 ICU 治疗过程，那么此项 DRG 组的总开销将提高几十万欧元。由于存在上述的偏态分布，DRG 组的平均治疗成本往往大于中位数治疗成本。因此，DRG 资金往往会出现资金不足。

重症监护室需要足够床位来满足急救患者能及时入住的需求。如果仅依靠 DRG 资金则不能覆盖为应对紧急医疗状况而空置的 ICU 床位费用；但是如能增加额外附加资金(如 20%)来提高 DRG 资金以促使 ICU 床位使用率达到 80% 则可避免上述情况发生。在这种情况下，更高的床位实际使用率将使 ICU 获得更多资金支持，并促使人们理智地使用 ICU 资源。

通常情况下，由于应用平均成本和平均价格计算，DRG 资金对衡量不同患者间的实际开销缺乏敏感性。对于教学医院，由于人员配备的差异和教学演示对医疗效率的影响，大量特殊开销可能成为新的问题。一些国家为教学医院提供额外预算来消除这些资金上的烦恼。

在德国，DRG 系统的实施下，多发伤患者的治疗长期以来缺乏资金。在一项对 442 例平均年龄为 40.5 ± 9.1 岁，平均创伤严重度评分(ISS)为 12 分的患者的研究中，在 13.15 ± 6.3 天的平均住院时间内每位患者平均产生赤字 2752 欧元。组 1(n = 296，ISS 6.3)中每个患者在 6 ± 4.6 天的住院期间平均产生赤字 1163 欧元，组 2(n = 146，ISS 23.6)中每个患者在 23 ± 8.7 天的住院期间平均产生赤字 5 973 欧元。输血和额外胸部创伤是产生赤字的主要根源。[3]

另一项囊括 1631 例患者的德国研究调查分析了 ICU 患者特征、ICU 住院时间与 DRG 资金的关系。该研究表示，ICU 住院时间超过 20 天的患者往往会有脓毒症诊断（LOS > 20 天：79% *vs* LOS ≤ 20 天：33%）和更高的死亡率（LOS > 20 天：23% *vs* LOS ≤ 20 天：11%）。通过将患者分组（组 1：小于 7 天；组 2：7 天至 20 天；组 3：20 天及以上），该研究尝试设计出一个以住院时间为基础的报销系统。研究分析，组 1（n = 1405，平均 LOS 2.8 天，平均医疗费 2399 欧元）、组 2（n = 190，平均 LOS 13.4 天，平均医疗费 12 754 欧元）和组 3（n = 36，平均 LOS 34.9 天，平均医疗费 34173 欧元）的总医疗费有显著差异。[4]

DRG 资金可以通过多种方式进行改进。考虑到并非所有基本医疗数据记录均为最优，当一些开销被遗漏时，就会出现资金不足的情况。电子医疗记录和医疗信息系统工程的问世正好推进了医疗文档和 DRG 程序编码的结合，解决了这一问题。

人们通过不断发现和整改异常数据提高报销系统的严密性。考虑到住院时间延长将增加 ICU 总开销，确定延长 ICU 住院时间的影响因素可进一步改进 DRG 系统。Higgins 分析了 10 862 例 ICU 患者中 12 个可能影响住院时间的变量，发现机械通气和入院时感染延长住院时间。[5]

以医疗活动为基础的 ICU 开销计算表明，患者的护理和开销与诊断无关，而与 ICU 人员配置、ICU 等级和一些成本驱动因素，例如 ICU 流程、ICU 住院时间、无创/有创机械通气、血液滤过/透析、院内会诊、患者转运（移动重症监护）等有关。[6] 荷兰的一项以医疗活动为基础的开销研究通过每日 SOFA 评分发现，机械通气和持续肾脏替代治疗增加了 ICU 的日均开销和医护人员工作量。[7]

只有在特定的国家政策、良好的医保系统结构及完整的重症监护医疗配置前提下，DRG 资金才能发挥作用。在未来，对危重病医疗的需求和有限的医保预算将促使资金管理机构去构筑理想的重症医学资金和优化现有的 DRG 资金系统。

绩效资金

　　引入绩效资金旨在提高医疗质量，通过给予医院及临床医生经济刺激来改善医疗结果。然而这样的医疗结果（例如降低死亡率）很难去衡量。因此，大多数绩效资金系统通过衡量医疗过程来进行运转。

　　为了说明住院患者出院模式变化对住院死亡率的影响，一项涵盖美国宾夕法尼亚州 134 家应用绩效资金的非联邦医院中共43 830例患者的研究，计算了针对医院特定风险调整的 30 天死亡率及住院死亡率。[8]医院特定风险调整住院死亡率和 30 天死亡率分别为 9.6% 和 12.7% 。医院特定出院偏倚从 1.3% 至 6.6% 不等，大型医院比小医院的特定出院偏倚小，如果使用院内死亡率而不是 30 天死亡率，大型医院的基准测试似乎相对较差。依据出院偏倚可使大型医院在公共报道及绩效上免受不公平待遇。

　　关于绩效资金是否能够提高医疗效果依旧存在争议，即使有实质性的激励措施也不会改变日常的医疗工作。在一些观察性研究中，激励措施被证明改变了医疗行为，尽管医疗行为发生了改变，医疗结果并没有得到稳定改善。由于这种方法是基于以利润为主导的公司管理系统，绩效资金在应用中屡遭诟病。医疗相关的特殊需求和结果则与之大相径庭，以至于不会出现类似激励效果。医疗过程的产品和产品质量很难进行比对，许多重要的医疗过程，例如花时间陪伴患者，难以被估值和量化。

　　绩效资金也被称为"P4P"或"基于价值"的购买或支付。[9]当医疗工作者的日常工作满足一定质量和效率指标时，P4P 可给予医生、医院及其他医疗保健人员奖励。相反，P4P 也可能在工作指标欠佳、出现医疗失误、产生额外医疗开销等情况时对医疗工作者进行惩罚，

　　研究表明，若一些可控 ICU 并发症在全国范围内明显减少，潜在医疗开销可显著减少。例如众所周知的呼吸机相关性肺炎

（VAP）是增加 ICU 患者患病率和死亡率的因素之一。一项加拿大的研究表明，VAP 的发生率为每一千机械通气天 10.6 例（95% CI，5.1~16.1），当 ICU 患者出现 VAP 时，其 ICU 住院时间延长 4.3 天（95% CI，2.4~14）。据估计，加拿大每年发生约 4 000 例 VAP（95% 置信区间，1900~6100），导致每年约 230 例死亡（95% CI，0~580），VAP 每年共增加 17 000 天 ICU 住院时间，占全国 ICU 住院时间的 2%。每年医保对此的开销约为 4600 万美元（预估为 1000 万~8200 万美元）。[10]

大多数研究未能说明 P4P 如何减少经济开销，尽管科学医疗机构批准了有限数量的激励计划，但是他们对质量指标的有效性、医患双方的自主权及隐私、额外增加的行政负担高表达了明显的担忧。

在一些提及 P4P 项目的重症医学研究（包括综述、系统回顾、评论等）中，[11] 作者们得出的结论是，考虑到高额的医疗费用、ICU 高质量医疗的飞速发展以及来自医疗监管机构和投资者的高度关注，重症医学极有可能成为 P4P 项目的未来目标。此外，对于 P4P 资金在重症医学的实施阻力，可通过选择循证及可行性医疗质量措施、激励跨学科团队、整合多方面的行为以改变策略、开发信息化基础系统以供及时审计和反馈等方法解决。

危重病专家和 ICU 团队与监管机构及医疗投资者开展伙伴关系共同参与 P4P 项目可改善患者预后，但因为目前 ICU 病房缺乏优化设计的 P4P 项目，开展 P4P 项目需要在其效果和安全性得到证实前谨慎行事，争取在 ICU 医疗过程中获得高度评价。

重症监护报销实践

在欧洲，一份关于 ICU 特征和报销的详细调查问卷呈递给了欧洲危重病医学会（ESICM），[12] 该问卷在网上进行问卷调查，共有 447 份回执可分析。有 51.5% 的受访者表示其 ICU 拥有详细的财务信息，然而仅有 15.4% 的受访者能够识别每个患者的每一个开销项目。大多数受访者（77.6%）表示其 ICU 报销归属于医院报销系统。ICU 报销系统大多基于前一年的 ICU 总支出(51.0%)和 DRG 权重(36.0%)。

近期,欧洲八国专家通过描述各自的 ICU 报销计划对重症监护资金进行综合评估[13],清晰地展示了不同系统间的差异。

奥地利

奥地利的 ICU 分为 3 类,以第 3 类 ICU 的医疗最复杂。一些质量指标,例如最小床位数、护士与患者的比例、负责该单位的医生所需专业水平、值班时间等必须达到标准。ICU 资金来自省级医院融资系统,该系统以 LKF 系统(Leistungsorientierte Kran-kenhausfinanzierung performance-based hospital reimbursement)为基础。LFK 系统与绩效相关,其基本概念来源于国际疾病相关卫生统计分类第 10 版(ICD-10)和个体化医疗程序(如手术、透析),共有 982 个病例组。每个病例组都有确定的 LFK 报销点数。ICU 患者的额外报销每天都有统计,从第 1 类至第 3 类 ICU,患者的额外报销依次递增,第 3 类约为第 1 类的 1.5 倍。每项具体医疗措施,如支气管镜检查、超声、特殊免疫治疗等都有额外补偿。ICD-10 诊断和第 28 版医疗干预评分系统(TISS-28)记录,确定患者入院时的 ICU 分类和简化急性生理学评分(SAPS-H)是强制性的。教学和非教学医院的报销方案无区别,但在奥地利,LFK 报销点数和欧元的对接由省级政府决定,从而导致同一 LFK 报销点数在奥地利 9 个省有不同的报销金额。这项制度统一用于外科、内科、神经科及综合 ICU。ICU 手术患者的医疗程序更为复杂,其报销金额相对更高。

丹 麦

丹麦麻醉重症医学会和国家卫生委员会制定了一个 ICU-DRG 系统,包含以 42 个 ICU 特需的重症程序编码与机械通气时间组合为基础,与器官衰竭程度相关的 4 个组:ICU-DRG 1 组:1~2

个单纯性器官衰竭，平均住院时间 10 天；ICU-DRG 2 组：进行性加重的单个器官功能衰竭，平均住院时间 12 天；ICU-DRG 3 组：进行性加重的 2 个或以上器官功能衰竭，平均住院时间 14 天；ICU-DRG 4 组：严重 MODS，平均住院时间 17 天。ICU-DRG 系统独立于各级别 ICU。短期住院患者（LOS < 72h）通过 ICD-10 分类诊断、次要诊断及程序相关编码的综合评定进行报销。ICU 手术患者与非手术患者的报销费用无差异，教学医院与非教学医院的报销方案无区别。

德　国

在德国，ICU 资金建立在 DRG 系统基础上，其基本理念为：来源于 ICD-10 的主要诊断、次要诊断和 OPS-301（Operationen – und Prozedurenschluessel – operations and procedures classification）目录列出的相关程序组合成基本 DRG 编码。情况复杂的患者可以通过修正 DRG 编码获取报销。几项修正法案为机械通气、需要医生高出勤、ICU 住院时间 >24h 的患者追加额外报销。情况复杂可基于结合每日新 SAPS-Ⅱ评分（相当于无 Glasglow 评分的 SAPS-Ⅱ）和 TISS-28 的 10 项日常活动评分。另外，复杂医疗干预手段，如输注血制品、化疗、中心静脉导管、心脏起搏器等和附加危重诊断，如 SIRS 等，可为复杂病情患者追加额外报销。该系统运行需增加相关行政管理负担，ICU 手术患者与非手术患者的报销费用无差异，教学医院与非教学医院的报销方案无区别。

法　国

在法国，医院 DRG 资金建立在 4 个以并发症为主要依据的疾病严重度分级的基础上。附加费用来源于基于以下确切标准的补充资金：符合国家标准的官方 ICU – 必须有相关委员会认证的重症医学专家，24h 有 ICU 专科医生值班，护士和患者比为 1 : 2.5，每 4 个患者至少额外再有 1 名护士看护，SAPS – Ⅱ评分 >15 分，及 ICU 特殊治疗(机械通气、肾脏替代疗法、血管活性药物等)。附加费用之高,接近 ICU 总费用的 60%。

高费用药物(抗真菌药、免疫球蛋白、化疗药等)在满足以下标准时可从 DRG 系统中单独划分出来进行报销:限制名单上的药物(<100,每年更新),正式由卫生主管部门批准,个体化处方,药剂师中心配备。在教学医院,依据发表文章的数量和质量以及参与正在进行的研究,为学生、创新和科研提供额外资金支持。

爱尔兰

爱尔兰的医保资金建立在预算系统上,但有时也在 ICD – 10 诊断目录基础上应用 DRG。DRG 数值产生相应编码,并提供相应额度的平均医疗费用。考虑到此项费用与患者实际开销存在差异,DRG 数值有时会使用病例组合进行调整。全国医院分为 3 组,第一组为大型教学医院,第二组为小型医院,第三组为独立的儿科医院。当使用病例组合进行费用调整时,每组医院的固定预算因医院性能不同而出现增多或减少。DRG 编码作为一种性能指标,并不直接用于报销。爱尔兰没有特定的 ICU 相关 DRG 编码,对 ICU 的费用报销采用间接的方式,因为在这里,ICU 也可以是一个独立的成本核算中心。ICU 手术患者与非手术患者的报销费用无差异,教学医院与非教学医院的报销方案无区别。

荷 兰

荷兰在 2005 年引入了 DRG 系统,ICU 享有特定的 DRG 编码,可享受额外报销费用。ICU 住院期间的所有费用(包括人员配备、一次性用品和设备、药物、实验室检查和诊断程序,以及非 ICU 医生的医疗咨询)都纳入 ICU 预算中,且与医院 DRG 系统无关。ICU 附加费用建立在 3 个反映病情复杂程度的 ICU 成本组(低、中、高)基础上,具体金额以每日固定开销、第一个 24 小时入 ICU 额外费用、侵入性及非侵入性机械通气、血液(透析)滤过这 4 项费用按照 20:5:4:3 的比例进行累加，由医疗成本核算研究计算出来。

医保公司可轻易从医保数据中核查医院具体报销费用记录，内科与外科 ICU 报销费用无区别，教学医院与非教学医院的报销方案无区别。在教学医院，较多的机械通气患者可增加 ICU 预算，这是因为所有花费都在 ICU 每日固定开销中，日常医疗和药物并不提供额外费用，但一些昂贵的药物（如棘白菌素）可额外得到补偿。

西班牙

医保基金管理被授权予各自治区（包括 17 个区和 2 个自治市），对相关医疗问题可自主界定。所有医院均使用最基本数据库（MBDS）。MBDS 包含了患者类别、症状、诊断（ICD－9）和编码程序。参考这个数据库可计算出 DRG 的参考权重，从自治区到卫生健康委员会以此来计算各医院的资金配比。西班牙的教学医院与非教学医院在经费报销上是平等的。

英　国

在英国，医院报销建立在以具体医疗行为为基础的资金系统上，即按结果付款。ICU 资金与以往通过入院诊断给予报销的模式分离开来，该资金系统是通过器官支持衍生医疗资源组（HRG）来运作的。每个患者都有一个入院的 HRG 和一个单独派生出的重症监护 HRG。HRG 会根据住院期间患者器官支持总数来评估患者情况，被称为 Grouper 的软件就是通过患者器官支持数据来产生 HRG。用每天对应的报销金额，乘以 ICU 住院天数，即可得出这一阶段的总费用。大型 ICU 与小型 ICU、教学医院与非教学医院、手术患者与非手术患者的报销费用无差异。某些医疗措施，如输注血液系统用药，其费用将单独分离出来进行结算，不按该系统报销。

新兴国家的 ICU 资金

在许多新兴国家，ICU 病房的资金非常多样化且分等级，而且在医疗服务的分配上存在巨大差异。[14] 印度的国营医院 ICU 提供几乎免费的医疗服务但基础设施有限，与之相对，私立医院则为有消费能力的患者群体提供最先进的医疗服务。在印度，没有"一刀切"的公式来解决危重患者的报销问题。按服务收费的医疗开销模式占全国总医疗费用的 82%，占全国 GDP 的 4.2%。私立医院采取的服务收费模式使患者需要支付近 85% 的医疗费用，只有 15% 可通过医保报销。

医疗人员对 ICU 资金系统的赞许

在欧洲，306 份关于 ICU 组织和资金的 ESICM 调查问卷显示，提供给他们详细的财务信息使 ICU 医生对他们的医疗报销系统更满意。采用 ICU 护理工作负荷系数报销系统的 ICU 医生对医疗报销满意度最高。ICU 医生愿意多参与病房财务事务，并且更倾向于把资金系统从医院分离出来。

ICU 费用报销的不平衡

在医疗专家参与的情况下，考虑到医院随时可能出现资金不足或过度融资的问题，多项研究通过计算危重病患者的报销费用和实际开销，研究经费是否充足。

2006 年一家希腊的教学医院开展了一项分析，使用宏观成本测定法对 312 例 ICU 患者的票面费用和实际开销进行统计。从医院科室的年度医疗资源消耗记录和资产负债表中，该研究发现患者的实际平均医疗费用为 16 516 欧元，而社会基金的实际报销金额仅 1671 欧元。若使用敏感性分析将票面费用充至实际开销中，报销费用占实际住院费用的 25%。[15]

与之相反，在挪威，对于胸腹主动脉疾病的患者，100%的DRG报销确实覆盖了全部的住院费用。近端主动脉手术的平均医疗费用为15 877美元，通过100% DRG报销，包括气道造口术费用在内，为19 803美元。对于患有远端主动脉疾病的患者，平均医疗费用为23 005美元，而通过100% DRG报销，包括气道造口术费用在内，为31 543美元。[16]

报销与 ICU 区域化

现代医疗体系中，随着 ICU 区域化在院间重症监护患者的转运中越来越常见，转出医院和转入医院的医疗费用问题逐渐被人们重视。如果转运患者没有额外费用资金，转入医院可能会出现资金不足的情况。某项研究中，569 例转入三级护理 ICU 的患者在 ICU 的住院时间较普通患者更长（转：6 天，普：3.8 天，$P < 0.001$），转运患者的总住院时间也长于普通患者（转：20 天，普：15.9 天，$P < 0.001$）。[17]在最低预计死亡率（0%～20%）的小组中，转运患者的总住院时间和 ICU 住院时间均有明显延长。转运患者较普通患者的平均住院费用要高出 9600 美元（95% CI，6000～13 400美元）。转运到三级护理 ICU 的患者的病情更为严重，消耗的资源更多。

报销与 ICU 远程医疗

为了解决成人重症监护可及性的问题，美国现已为 11% 的成人重症监护患者实施 ICU 远程医疗项目。远程医疗可降低 ICU 死亡率（0.79；95% CI 0.65～0.96）和院内死亡率（0.83；95% CI 0.73～0.94），减少患者 ICU 住院时间（0.62 天；95% CI 1.21～0.04 天）和总住院时间（1.26 天；95% CI 2.49～0.03 天），减少医疗索赔事故的发生。[18]尽管远程医疗的费用已被充分研究，目前尚无最佳的报销方案。

报销系统和姑息治疗

姑息治疗是病危患者综合治疗的一部分，无视预后，由患者和医生共同参与。考虑到病情严重，姑息治疗提供包括了器官衰竭相关的症状管理和患者家庭做出的医疗选择，如限制常规治疗。

在一项 2009 年的德国研究，为研究经济因素对临终决定的影响，分析了 69 例在 ICU 去世的危重病患者的临终决定和死亡原因。[19] 46 例长期住院患者的平均开销为 120.1 万欧元，ICU 收入为 135.8 万欧元，而利润约 15.7 万欧元。如果医生和患者提前 3 天做出放弃治疗的决定，ICU 预计利润将减少至 7.2 万欧元。若延后 3 天做出放弃治疗的决定，ICU 预计利润将增加至 21.7 万欧元。尽管这项研究没有证据证明，经济因素确实可能影响临床决策。

报销与源文档优化

患者数据管理系统(PDMS)支持数字文档，可在患者记录的完整性中发挥作用，并减少在记录上花费的时间，然而这些系统的价格将极其高昂，也让人不禁怀疑这项投资是否值得。很少有研究证明 PDMS 的实施对记录质量和医疗资金的影响。2004 至 2006 年，一所德国大学附属医院拥有 25 床位的 ICU 运用了 PDMS，5 年后人们发现 PDMS 对记录影响极小，产生的某些与报销相关的参数因数值太小不足以抵消 PDMS 的总投资费用。[22]

ICU 研究资金

重症医学的科研进展对降低很多典型危重症相关症状的疾病发病率和患者死亡率至关重要，通常来说，科研费用并不属于重症监护患者医疗报销的一部分。

表 16.2 可见，重症监护科研可从各类资源中获得资助，目前尚不清楚商业及非商业研究经费的规模及其分别做出的贡献。

表 16.2　危重症科研资金来源

商业	工业合作伙伴和私企（国内和国际）
	慈善机构
	研究委员会
非商业	政府部门
	美国国际健康组织
	欧洲委员会
	大学项目

然而，美国一项数据显示，有 19 257 笔捐款由美国国立卫生研究院赞助，332 笔（1.7%）与危重症有关，其中最多有 1212 笔（6.3%）拨款可能与重症监护相关。在美国医疗保健支出中，有 5.2% ~ 11.2% 用于重症监护，[2] 暗示重症医学相关的研究资金不足。

（崔　云　译　李颖川　审校）

参考文献

[1] Coopersmith CM, Wunsch H, Fink MP, et al. A comparison of critical care research funding and the financial burden of critical illness in the United States. Crit Care Med, 2012, 40(4), 1072 – 1079.

[2] Martin J, Neurohr C, Bauer M, et al. Cost of Intensive Care in a German-hospital：cost-unit accounting based on the InEK matrix. Anaesthesist, 2008, 57(5)：505 – 512.

[3] Garving C, Santosa D, Bley C, et al. Cost analysis of emergency room patients in the German diagnosis-related groups system. A practice relevant depiction subject to clinical parameters. Unfallchirurg, 2014, 117(8)：716 – 722.

[4] Neilson AR, Moerer O, Burchardi H, et al. A new concept for DRG – based reimbursement of services in German Intensive Care units：results of a pilot

study. Intensive Care Med, 2004, 30(6): 1220 – 1223.

[5] Higgins TL, McGee WT, Steingrub JS, et al. Early indicators of prolonged in-tensive care unit say: impact of illness severity, physician staffing, and prein-tensive care unit LOS. Crit Care Med, 2003, 31(1): 45 – 51.

[6] Van Zanten AR, Van der Spoel JI, Ennema I, et al. Intensive Care products according to DBC reimbursement: IC financial supportive products, NVIC Monitor, 2001, 3: 32 – 35.

[7] Van der Spoel JI, Van Zanten AR, Ennema J, et al. Progress in the pilot study on Intensive Care-products according to DBC reimbursement using SOFA-scores. Neth J Crit Care, 2002, 3(2): 26.

[8] Reineck LA, Pike F, Le TQ, et al. Hospital factors associated with discharge bias in ICU performance measurement. Crit Care Med, 2014, 42(5): 1055 – 1064.

[9] O'Brien JM Jrl, Kumar A, Metersky ML. Does value based purchasing enhance quality of care and patient outcomes in the ICU? Crit Care Clin, 2013, 29(1): 91 – 112.

[10] Muscedere JG, Martin CM, Heyland DK. The impact of ventilator-associated pneumonia on the Canadian health care system. J Crit Care, 2008, 23(1): 5 – 10.

[11] Khanduja K, Scales DC, Adhikari NK. Pay for performance in the Intensive Care unit—opportunity or threat? Crit Care Med, 2009, 37(3): 852 – 858.

[12] Csomos A, Varga S, Bertolini G, et al. Intensive Care reimbursement practices: results from the ICUFUND survey. Intensive Care Med, 2010, 36 (10): 1759 – 1764.

[13] Bittner MI, Donnelly M, van Zanten AR, et al. How is intensive care reim-bursed? A review of eight European countries. Ann Intensive Care, 2013, 3 (1): 37.

[14] Jayaram R, Ramakrishnan N. Reimbursement for critical care services in India. Indian J Crit Care Med, 2013, 17(1): 1 – 9.

[15] Geitona M, Androutsou L, Theodoratou D. Cost estimation of patients admitted to the Intensive Care unit: a case study of the Teaching University Hospital of Thessaly. J Med Econ, 2010, 13(2): 179 – 184.

[16] Mishra V, Geiran O, Krohg-Sørensen K, et al. Thoracic aortic aneurysm repair. Direct hospital cost and Diagnosis Related Group reimbursement.

Scand Cardiovasc J, 2008, 42(1): 77 – 84.

[17] Golestanian E, Scruggs JE, Gangnon RE, et al. Effect of interhospital trans-
fer on resource utilization and outcomes at a tertiary care referral center. Crit
Care Med, 2007, 35(6): 1470 – 1476.

[18] Lilly CM, Zubrow MT, Kempner KM, et al. Critical care telemedicine evo-
lution and state of the art. Crit Care Med, 2014, 42(11), 2429 – 2436.

[19] Stachura P, Oberender P, Bundscherer AC, et al. The possible impact of
the German DRGs reimbursement system on end-of-life decision making in a
surgical Intensive Care unit. Wien Klin Wochenschr, 2015, 127(3 – 4):
109 – 115.

[20] Castellanos I, Ganslandt T, Prokosch HU, et al. Implementation of a patient
data management system. Effects on Intensive Care documentation Anaesthe-
sis, 2013, 62(11), 887 – 890, 892 – 897.

第 17 章　成本与成本效果

David J. Wallace

University of Pittsburgh School of Medicine
Department of Critical Care Medicine
Department of Emergency Medicine

要　点

1. 日益紧张的预算使高价值的医疗保健越来越重要。

2. 基于高发病率、高死亡率、复杂反应和昂贵的成本支出，重症监护医学（CCM）的治疗手段、研究方案和组织方法需要与经济评估相辅相成。

3. 成本—效果分析和成本—效用分析是重症监护医学（ICM）独立和联合的经济评估中最广泛使用的研究设计。

4. 了解经济分析的局限性对避免产生错误的结论非常重要。

5. 近期的报道指导原则应该是改进成本—效益分析的透明度和精确性，由此改善他们在决策能力中发挥的作用。

引　言

　　重症监护（CC）费用非常昂贵，并且其成本还在上升。据医疗保险服务中心的精算师办事处提供数据，到2023年美国全部的医疗保健支出将会上升5.7%，对比国内生产总值（GDP）的上升速度快出1.1%。重症监护占GDP的比值越来越大，这很大程度上是由于人口老龄化和重症监护室床位需求的持续扩大。[1]然而，除却对医疗保健的大量经济投入，美国没有报道与资源类似国家相匹配的重症监护成果。美国支出水平与投资回报的明显脱节，引起了人们对测定治疗价值和计划资源分配方法的兴趣。

　　成本—效果研究是用来将医疗保健支出和患者治疗效果相联系的经济评估。当一个特定疾病有多种治疗方式，那么最具有成本效益的方式是产生单位受益效果花费最低的那一种。

成　本

　　总的来说，费用被定义为购买某种商品或提供某项服务所花费的资源数量；而成本则包含更加广泛的次专业术语类别，每个术语在会计学中都有着特定的意义。笔者将依次说明使用最多的并且与医疗保健经济评估相关的术语：直接成本、间接成本、无形成本、边际成本、固定成本、机会成本、可变成本、平均成本。

　　直接成本是指与一种商品或服务的价格中与该商品或服务的生产相关的那部分。该部分包括与生产有关的材料、人工及花销。对医疗产品和医疗服务来说，这意味着实验室检验、放射检查和药物使用的成本。这些成本与提供的治疗患者数目有关，更广泛地来说，与产量单位有关。直接成本也包含重症患者家属甚至是整个社会所经历的经济成本。

　　直接成本是在提供医疗服务的过程中产生的，而间接成本是指患者、其家庭和非正式照顾者丢失的生产力的成本，其指代这

3 个方面的生产率损失：死亡率、缺勤率和生产率降低。当一位患者死亡，丢失的未来收入是一种间接成本。而对一个产生了新的疾病的存活者来说，丢失的生产力也是一种间接成本。

无形成本是疾病的疼痛、煎熬以及其他非金融层面的成本。尽管疼痛和煎熬经常被纳入质量调整结果测量中，但是，计算其价值是比较困难的。

边际成本是完成单位新增手术或者提供单位新增疗程需要投入的资本。边际成本是指那些随生产而变化的成本，与之相反的则是固定成本（下文叙述）。需要澄清的一点是，边际成本不是提供下一项治疗或最后一项治疗的所有成本。例如第一次做支气管镜检的费用是 300 美元，而做两次支气管镜检的总共费用是 380 美元，那么边际成本是 80 美元。增量成本的概念相似，是指从一种治疗方案转向备选治疗方案所用的花费差额。

不随治疗患者的数量而变化的成本是固定成本。例如维护ICU 的供暖、通气、空调设备和管道系统的花销就是固定成本。同样，临床医生、药剂师、呼吸治疗师和理疗学家等人员配置也是固定成本，在同一时间内，他们不会随着住院和出院的患者数目而改变。护士人员配置则不同，因为在一天内他们会随着人数和患者情况波动。在较长的一段时间里，其他固定成本可能转变为可变成本——例如，在一年的时间里，可以从临床医生数量减少的现象中显示出患者数量的变动。医院的主要成本是固定成本，包括职员、设备、空间和维修。因此，因此，通过减少服务来减少医院费用将产生微不足道的效果，除非同时减少工作人员人数、实际空间或资本支出。

机会成本是为了支持现有的治疗，放弃其他替代方案时所产生的花销。理论上来讲，鉴于固定的预算，用于提供特定治疗方案的资源不能再被用作其他事项。机会成本在经济学中是一个重要的概念，因为其显示出资源稀缺性和最大利益化选择之间的关系。由于医疗保健资源不是无限的，所以我们必须决策何种治疗措施所能提供最佳的投资回报。

可变成本随着生产的物品数量变化而变化。一次性物品成本是可变成本的一个例子。例如，如果安置更多的中心静脉导管，几个月内 ICU 用于中心静脉导管的费用会更高，但是电力花费还是很大程度上不变。

平均成本表示单位治疗措施的成本。平均成本可分为两个部分：短期平均成本和长期平均成本。例如，为一个患者安装体外膜肺氧合电路的费用包括可循环设备的成本、人员配置的成本（即固定成本）以及一次性设备的成本（可变成本）。下一个安装体外膜肺氧合电路的患者将会增加总可变成本（二次性设备），但是不会增加总固定成本。因此，治疗第二个患者后，治疗的平均成本将会变低。在一定程度上，随着更多的患者安装体外膜肺氧合电路，治疗的平均成本会一直降低。但是，超过一个阈值后，平均成本就不会再降低。这是因为平均成本有典型的"U 型"曲线，归因于原始固定成本达到一个极端而逐渐减少的生产率达到另一个极端。例如，在这个运行体外膜肺氧合电路的例子中，医院刚开始可能会雇用一位灌注师。随着电路运行数量的增加，技术员就会明显拥有更少的停工期和更高的效率。一旦技术员需要以超过全职工作的强度来满足临床需要，那么其时薪就会增加——平均成本也会随之增加。

长期平均成本是一个商业度量标准，其从长期角度来描绘单位产量的平均成本，并且考虑在生产或传输过程中的计划改变。医院需要考虑提供使长期平均成本最小化的治疗手段或手术的转运装置。通过规模经济学的利用，长期平均成本可以比短期平均成本更低。在体外膜肺氧合的例子中，当患者数量达到最大，但又不需加班（加班费即所谓的规模不经济），管理这种患者的长期成本可以进一步降低。与效率最大化和生产量最大化相关的问题显然不是医疗保健特有的。例如网飞（Netflix）、亚马逊（Amazon）、联邦国际快递（FedEx）这些公司通过细心管理长期平均成本和优化物流，建立部分市场分配，从而更高效地实现运输物流（了解更多关于这个话题，读者应该去探索运筹学相关的排队和物流领域）。

对于所有与成本相关的术语来说，医疗保健真正成本难以提摸的性质可能让人感到惊讶。医疗保健商品和服务中，更容易衡量的是费用。不幸的是，费用与商品或服务的成本相差很大，其可能更高、更低或者相等。这是因为费用是向个人收取的费用，这又根据折扣、免赔额、共担额、共同保险的不同而不同。然而，账单费用通常不代表个体的所有费用。此外，计价系统在不同的供应商之间也是不同的，从而导致不同设施的收费费用相差巨大。[2,3]

每家医院对每一项服务都有一份成本和费用的主文件。医院一天内成本和费用之间的比值称作成本费用比率。比值越接近 1，实际成本和医院总收入之间的差别越小。然而，这个公式仅适用于已知范围内的成本。

评估医疗机构治疗的总成本是富有挑战性的。以往医院使用成本费用比率（RCC）或者相对价值单位（RVU）来评估特定服务、中间产物或流程步骤的成本。[4]作业成本法是一种较新的成本核算方法，与以 RCC-RVU 为基础的方法相比更有优势。

RCC 的计算方法是用 1 年的总成本除以总费用。得到的比例然后乘以一个特定的费用，最终得到的数值是分配的成本。这种确定成本的方法在集合数越大的情况下更准确，例如根据诊断分组（参见参考文献 4，了解 RCC 如何导致教学医院与社区医院的成本估算不同的详细示例）。RCC 也未能利用现代化的库存和程序跟踪系统。这些技术改进能够使医院获得更多关于开销、供应和吞吐量的信息——比 RCC 汇总测量更便于成本计算。

RVU，使一种分摊费用的方法，使用国家程序数据库的资料并根据过程复杂性计算得出结论。然而，用以计算费用的 RVU方法可能导致误导性的结论。虽然 RVU 与过程复杂性有关，但大部分制造间接成本与过程复杂性无关。

作业成本法（Activity-based costing）是一种成本核算方法，其采用更细致的方法来分配生产成本和管理费用。在作业成本法下，成本根据个人对资源的消耗情况分配给产品和服务。与传统会计方法相比，作业成本法将更多的总成本分配给直接成本。

RCC、RVU 和作业成本法并不是确定医疗成本的仅有的三种方法，但它们使用最广泛。

成本研究的分类

最普遍的 4 种成本评估是成本最小化研究、成本—效益分析、成本—效果分析以及成本—效用分析。每一种分析方法都有优点与不足之处，并且有着不同的结果度量。因此，应该根据特定的问题选择不同的研究方法。

成本最小化分析

成本最小化方法常用于比较药物的总治疗费用。成本最小化分析假设是指在同等地考虑到治疗效果、不良反应以及治疗周期等因素的情况下，药物是完全相同的。从研究设计的立足点出发，如果两种治疗方法之间不存在可以测量的差别，传统的成本—效益分析无法从数据上给出结果（此时成本—效益分析中概括统计的分母趋近于 0）。这种特殊的情况下，应当选择成本最小化分析。此种分析方法仅仅关注成本，关注点转向更为廉价的药物治疗方案。

在成本最小化方法以其简单性吸引人的同时，但仍有人质疑其实际应用。[5]第一，成本最小化分析无法前瞻性地与临床研究相联系起来（该设计要求不同治疗方案之间的临床等效性，然而在评估新的治疗方法之前是无法获知的）。随着重症监护医疗[6,7]中计划成本预估变得越来越常见，无法对研究设计进行分析使此种方法的缺点显得尤为突出。第二，在不确定的情况下（所有的评估中均会出现），很难确切地得出两种治疗的结果完全相同的结论（成本最小化分析的必要条件）。第三，两种研究分析会有着越来越特定的结果和作用，要求他们在所有领域都完全相等就变得不切实际。这些限制条件削弱了适合做成本最小化分析的案例。第一个限制条件的例外是当一项临床试验明确评估两种研究分析的等价性和非劣性。在这种假设下，可以从一开始就同时进行成本最小化分析。或者，成本最小化研究将要遵循负数结果或非劣性研究，以此作为一种基于成本评估可比性方案的方法。

SEDCOM（Safety and Efficacy of Dexmedetomidine Compared With Midazolam Study Group）最近刊登了这种方式的一个范例。SEDCOM 的研究将右美托咪定与咪达唑仑相比，评估其对重症患者的功效和安全性。[8]这项研究涵盖 68 个中心研究的 366 例机械吸氧的患者，他们被随机分到右美托咪定或者咪达唑仑组中，持续观测两年。在主要结果中没有差别：有针对性镇静水平的时间。有趣的是虽然右美托咪定是一个非苯二氮䓬类药物，但右美托咪定组的患者使用机械吸氧的时间更少时。研究者用同样地患者数据演示了一个嵌套的经济评估，来分析不同治疗决策之间 ICU 总费用的差异。作为第二研究目标，研究者还评估了每一个研究组中具体的成本动因。

CC 总花销由 ICU 住院费用、机械供氧费用、药物不良反应治疗费用、研究药物本身的费用组成。CC 停留成本是用减速匝道计算的，第一天每小时成本是 406 美元，第二天则是 203 美元每小时，随后每天 ICU 里的每小时成本都是 184 美元。由于大部分费用出现在 ICU 停留时间的开端，ICU 成本的这个减速匝道是一个潜在合理的成本加权策略。[9]至于不良事件，成本流包括诊断测试、手术、会诊、治疗的费用。在一项经过调整的分析中，作者认为右美托咪定与更高的购置成本有关（分别是 1826 美元和 80 美元）。尽管如此，通过显著减少机械供氧的天数（平均成本节省：6584 美元）和副反应的解决（平均成本节省：229 美元），右美托咪定策略在 ICU 中是最便宜的。

对于使用持续咪达唑仑输液以镇静需要机械吸氧的患者的 ICU，成本最小化结果提供了一些新的财务观点。高昂的药物购置成本也许阻碍了医院药房购买右美托咪定，鉴于其达到目标镇静水平的功效与咪达唑仑相等。然而，SEDCOM 的经济分析表示，从制度上来看，使用右美托咪定产生地总成本可能会比咪达唑仑更低。

尽管如此，这项研究的一些重要限制仍然值得重视。当作者提到 ICU 中每天的单位小时成本是减少的，住院长度的可调节性并没有被报道。此外，SEDCOM 的原始研究没有报道不同策略之间停留时间长度的显著不同性。这种显著的偏差没有被这项研究的作者注意到，导致研究之间的风险调整差异。因为如果药房考虑惯例采用右美托咪定，停留天数的可调节长度将促使执行本地成本的计算，当然也执行更多细碎的单位小时成本估计。

同样，这项研究没有回答每种镇静策略的长期结果效应，以及伴随的成本流。从实现目标镇静水平的立足点出发，药物治疗是等价的。但是，如果治疗组的存活者之间存在长期认知或心理差异，那么这些成本和影响就没有被记录到分析中去。SEDCOM 成本最小化研究从它的成本角度出发来使用这个制度，这使财务分析简单化，但是可能没有捕捉所有相关的端点（正面的或负面的）。

总之，对使用成本最小化分析实现财务评估的批判声音越来越多。[10]最近，成本最小化被一个自 2001 年以来的文献综述收入。[11]作者强调适当的成本最小化经济评估的应用机会正变得相当稀缺，并由此总结道，这个财务分析理论"不仅过时而且应该被遗忘"。

成本效益分析

成本效益分析（CBA），是本章节介绍的第二个研究分析。成本效益分析的起始可以追溯到 19 世纪 Jules Dupuit 的研究，他是一位土木工程师和经济学家。Jules 当时对公共桥梁建设以及在何种情况下可以完成构建很感兴趣。但是成本效益分析作为一项经济学工具，并没有立即被广泛采用。直到 19 世纪 50 年代，这项分析才被常规使用，运用到医疗健康领域甚至更广泛。

成本效益分析通过把所有效益和成本转换成货币价值，总结出某种特定疗法的净收益和净成本。如果用比率来表达，成本效益比是一种计算投资的预期回报的方式。成本效益分析非常强调帕累托最优理论。当一个经济体（或者经济体的一部分）处在帕累托最优状态下，系统内就不存在通过重新分配资源而达到更好的整体健康状态。帕累托最优法则不能与帕累托原理相混淆。帕累托原理来自帕累托的观察：意大利 20% 的人口占有 80% 的土地。这种不对称也出现在其他环境中，在一定程度上成为 80 - 20 规则或帕累托原理。

　　成本效益分析分 3 个阶段进行：①衡量治疗成本；②衡量临床结果；③判断效益评估是否大于成本评估。效益成本分析的一个缺点是如何从经济层面评价健康成果。因此，成本效益分析在重症监护研究中并不常用。PubMed 上 2015 年 5 月 6 日的研究将"效应成本分析"这个《医学主题词表》（Medical Subject Headings，简称 MeSH）收入的主题词作为关键词，并且没有使用较低层次的词（因为低级别词与其他经济评估类型重复），MeSH 主题词"重症监护"在近 20 年的出版物中没有发现任何严格使用效益成本分析方法的研究。有两项研究在标题和摘要中使用了"效应成本分析"主题词，但都不是使用严格意义上的成本效益分析。[12,13]

成本效果分析

　　我们第三个成本效果研究分析叫作成本效果分析（CEA）。成本效果分析将两个或两个以上治疗策略的结果与对应成本进行比较。两种治疗之间的差异用健康状况的改变（分母）和治疗费用（分子）的比值来展现。CEA 和成本效用分析越来越多地运用在重症监护研究中，既作为单独的评估方法[14,15]又与临床调查前瞻性息息相关。[6,7]

　　成本效果分析用增量成本效果比值（ICER）来评估一项提议治疗方案与竞争方案。增量成本效果比值是指提议方案和竞争方案之间成本效果比值的不同。用公式表示即：

$$（成本_{提议} - 成本_{竞争}）÷（结果_{提议} - 结果_{竞争}）$$

　　或者

$$成本效果比值_{提议} - 成本效果比值_{竞争}$$

　　增量成本效果比值是一种简化手段，旨在辅助总结与提议治疗方案相关的健康状态变化。它的目的是提供一种平衡潜在竞争优先权的方式：患者治疗偏好以及社会为该偏好付费的意愿。

成本效果分析通常出现在成本效果平面中（图 17.1）。平面被分成 4 个象限，代表提议治疗方案和竞争方案之间的增量差值。处在第一象限的治疗方案更高效也更昂贵。这些治疗的运用取决于社会意愿支付的阈值。第二象限的方案更加昂贵但是效果欠佳，所以被分类为"受支配地位的"，这些方案不应该被采用。第三象限的方案成本降低的同时效果也在降低，但是仍然对医疗卫生系统具有吸引力。预算有限的情况下，第三象限的方案有可能将一些资源投资于收益更高的其他医疗干预方案。与第一象限的方案一样，这个也取决于意愿支付阈值。第四象限的方案花费更少并且效果更好，因此被分类为"主导地位的"。第三和第四象限中的医疗措施应该被采用。

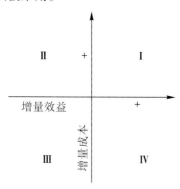

图 17.1　成本效果平面

有些人评判成本效果分析过度简化衡量一项治疗方案价值的方式。[16]这种争论表明无论是比值还是比值之差都不能回答究竟多少患者会受益，这项治疗会花费多少，以及医疗卫生系统决定为这项新的治疗措施花费多少。尽管这些批判意见各有功过，增量成本效果比值仍然全盘接受这两种分配资源的意见。然而，更令人担忧的是，有证据表明医疗卫生经济学著作发表存在偏见。[17]2016 年一篇关于已发表成本效果研究文章的系统回顾中，作者发现由于该媒介范围内的报道较少而存在出版物或多或少偏爱增量成本效果比值的偏倚。此外，拥有工业支持的研究更偏向于出版具有在社会意愿支付阈值之下增量成本效果比值的结果。

作者最后呼吁更加透明的报道过程和医疗卫生经济评估中更严谨的方法。

2013 年，人们意识到医疗卫生经济评估日益严峻的问题，10家学术出版商同时发布关于健康经济评估的报告指南。[18]综合卫生经济评价报告标准（The Consolidated Health Economic Evaluation Reporting Standards，CHEERS）指南是一系列为编辑、读者和研究者标准化报告和促进陈述稳定性的条款。框架的形成是通过运用改良德尔菲法，由医疗评估、临床流行病学、决策决定和技术评估的专家们组成。这项计划也包含临床实践中的医生以及具有指南制定经验的成员。尽管这项行动是接受赞助的，但是最终纲领全部是特别小组的成员们所制定。框架中有 24 个独立的点，分为 6 个原稿类别：①标题和摘要；②简介；③研究方法；④研究结果；⑤讨论；⑥其他。小组的全部建议载在另一份出版物中。[19]

成本效用分析

本章节最后介绍的一个研究分析是成本效用分析。成本效用分析是一种特殊的成本收益分析，其结果计算根据生活质量调节。确切地说，成本效用评估中常用的结果计算方式是质量调整寿命年（QALY）。质量调整寿命年基于某项特定治疗方案所获延长的寿命年限。质量调整寿命年根据时间的质量来衡量健康受益的持续时间，最健康评分是 1.0，死亡是 0（1QALY = 1 年寿命 × 1效用价值）。任何的残废都会作为质量调整寿命年调节的影响因素。举例说，通过化学疗法的系统影响获得 1 年寿命评分为0.7QALY。有些质量调整的方法，例如健康指数量表，允许负值的健康状态（暗示存在那些视为比死亡更糟糕的情况）。也许令人感到奇怪的是，一些疾病与患者诊断前较高的生活质量相关。

使问题更为复杂的是，患者在接受治疗时也许并不能经历到治疗所有的成本或者利益。由于意识到未来的效益和成本不如当时的效益和成本的价值高，成本效用分析将未来的成本和健康状态打了折扣。这种折扣基于不确定性、预期的经济通货膨胀以及患者相比于未来对即时效益的偏好性。与此相似，1 例患者多存活 5 年与 10 例患者各多存活 6 年相比，两者利益并不等价。

如果成本和利益不打折扣则营造了一种经济和政策景象，叫作基勒－克里特拖延悖论。在不打折扣的条件下，笔者将永远偏向在未来某个时间发生的健康卫生项目，而不是调研现阶段的项目。基于全球经济发展，未来成本和利益应以每年 3% 的速度进行折扣。

在 2006 年，医学研究院为环境、健康和安全监管的健康效益评估设立评估监管 CEA 健康机构，即开展 CEA 的一套通用建议。[20]这篇报道强调没有任何一项独立的质量评估方法明显优于其他，并且调查者、分析员和决策者应当选择某个合适的时候采用合适的批判方法。报道还指出，基于 QALY 的建议将会把舆论指向利于年轻人（有更大可能性拥有增值 QALY）的方案，但是针对救治整体生命的分析员也会给予同样的影响值，不管接受者是中年还是老年。评估监管 CEA 健康机构提议监管机构报道成本效益的 4 个方面：挽救生命成本，每挽救一人生命的成本，质量调整后挽救生命成本，质量调整后挽救生命的净成本。

决策分析是一种结合成本、结果、竞争治疗策略的可能性的经济分析，提供方便选择的摘要措施。决策分析在理清复杂成本流时非常有效，往往直觉判断会做出不当的策略选择。而决策分析的核心依赖于决策树和马尔可夫模型。

决策树由代表独立决定的每个结点延伸，随后延展到下一水平的决策。在任意特定的决策点，累积的选择的可能性等于 1（所有可能的选择都有解释）。当你决策树某个特定的分枝移动到更小的枝干，累积的成本和结果也在增加。通常，决策树是从左到右延展的，决策在图中画成矩形，机会结点画成圆点。结果通常画成正方形或者三角形。图 17.2 展示了一个简化决策树，其展示呼吸功能不全患者的管理和结果。可想而知，描述管理呼吸功能不全患者的所有成本流，可以产生一系列更完整的树干和更大的分枝。

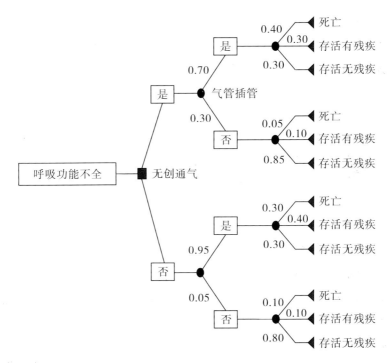

图 17.2　用于管理呼吸功能不全的决策树（说明了各分支的一种可能）

在决策树中，对每个结点合理值的准确性和范围的了解是极其重要的。研究者对每个价值评估应该运用最可能的证据，建议使用系统回顾或者 meta 分析。不管在什么情况下，应该用灵敏性分析来探索参考值范围。随着灵敏度分析中成本和概率的变化，从而评估分析结果的稳定性。当一个特定变量发生微小改变并导致结论的大变化，这个分析就被认为是灵敏的。灵敏的变量促使竞争者进行更深入的研究，因为越小的参考值范围得出稳定结论的可能性越大。另一方面，对结论影响不大的变量可能被更进一步确定（可信值范围更小），也可能在整个临床路径中没有大影响。

马尔可夫模型是展示决策分析的另一种方式。与决策树的树状图不同的是，马尔可夫模型中健康状态之间拥有递推关系。图 17.3 展示一个简化的马尔可夫模型，它将容量超负荷与肾衰竭以及两种健康状态（死亡和康复）相联系。

个体可以处在任一指定状态或者在状态间转换。这个模型中唯一的最终状态是死亡。马尔可夫模型也囊括了时间的影响，从而使模拟中事件发生的地方的影响分离开来。马尔可夫模型能够评估健康状态之间更复杂的反应。

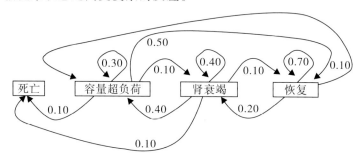

图 17.3　肾衰竭、容量超负荷、恢复和死亡的一种马尔可夫模型

标准马尔可夫模型分析涉及假定患者群。进入这个模型的患者处在各种健康状态。然后模型运转，基于每种转换的潜在可能性，患者被重新分配至其他健康状态。一旦所有健康状态之间的转换完成，结果会被重新分配，然后汇总提供总量。马尔可夫模型也使用多路径灵敏性分析，即蒙特卡罗模拟。在蒙特卡罗模拟中，模型中任一或者说所有变量的值都同时改变。此外，任一变量的起始值是从预先确定的分布变量中随意挑选的。模型反复运转，产生结果及 95% 可信区间。

以上 4 种成本研究分析排名表是所有的治疗方案和成本效果评估。做出排名表的目的是为医疗政策提供意见和促进高效资源利用。一个大型在线排名表的例子是 CEA 登记表，一个综合的罗列着超过 4300 种成本效用研究的数据库，这些研究涵盖 2013 年发表的一系列疾病。这个登记表代表塔夫兹大学汇编医疗保健干预措施的所有可得证据以及促进标准化方法的努力。

成本研究分析有着提供医疗政策和消费决策的潜能，同样，其也受误解和错误推论制约。为了公平对照，罗列在排名表中的研究应该方法上相似，在相同的时间框架下进行，并且大体背景相同。此外，使用者应该判断范畴内的情况与候选者环境多大程度上相符。希望 CHEERS 指南能够改善成本效益报道的一致性和透明度，并辅助不同医疗干预措施之间效益和成本的比较。

结　论

　　重症监护是整体医疗保健花销的主要驱动力。成本效果分析辅助选择出在给定价格下的最佳治疗方案。在高发病率、高死亡率、复杂的反应和昂贵的成本流的情况下，重症监护医疗是这些类型分析方法的最佳用武之地。值得注意的是，成本效果的谨慎解释仍然至关重要，因为对其错误使用和错误理解普遍存在。

（宁铂涛　译　李颖川　审校）

参考文献

［1］Wallace DJ, Angus DC, Seymour CW, et al. Critical care bed growth in the United States. A comparison of regional and national trends. American J Respin Crit Care Med, 2015, 191(4): 410 – 416.

［2］Rosenthal JA, Lu X, Cram P. Availability of consumer prices from US hospitals for a common surgical procedure. JAMA Intern Med, 2013, 73(6): 427 – 432.

［3］Aliferis L. Variation in prices for common medical tests and procedures. JAMA Intern Med, 2015, 175(1): 11 – 12.

［4］Young DW. The folly of using RCCs and RVUs for intermediate product costing. Healthc Financ Manage, 2007, 61(4): 100 – 108.

［5］West TD, Balas EA, West DA. Contrasting RCC, RVU, and ABC for managed care decisions. A case study compares three widely used costing methods and finds one superior. Healthc Financ Manage, 1996, 50(8): 54 – 61.

［6］Peek GL, Mugford M, Tiruvoipati R, et al. Efficacy and economic assessment of conventional ventilatory support versus extracorporeal membrane oxygenation for severe adult respiratory failure (CESAR): a multicentre randomised controlled trial. Lancet, 2009, 374(9698): 1351 – 1163.

［7］Mouncey PR, Osborn TM, Power GS, et al. Trial of early, goal-directed resuscitation for septic shock. N Engl J Med, 2015, 372(14): 1301 – 1311

［8］Riker RR, Shehabi Y, Bokesch PM, et al. Dexmedetomidine vs Midazolam for Sedation of Critically Ill Patients: A Randomized Trial. JAMA, 2009, 301(5): 489 – 499.

[9] Kahn JM, Rubenfeld GD, Rohrbach J, et al. Cost savings attributable to reductions in ICU length of stay for mechanically ventilated patients. Med Care, 2008, 46(12): 1226 - 123.

[10] Briggs AH, O'Brien BJ. The death of cost minimization analysis? Health Econ, 2001, 10(2): 179 - 184.

[11] Dakin H, Wordsworth S. Cost-minimisation analysis versus cost effectiveness analysis, revisited, Health Econ, 2013, 22(1): 22 - 34.

[12] Beauregard CL, Friedman WA. Routine use of postoperative ICU care for elective craniotomy: a cost-benefit analysis. Surgical Neurology [Internet], 2003). Available at: http://www.sciencedirect.com/science/article/pii/s0090301903005172.

[13] Branch-Elliman W, Wright SB, Howell MD. Determining the ideal strategy for ventilator-associated pneumonia prevention: Cost-benefit analysis. American J Respir and Crit Care Med, 2015, 192(1): 57 - 63.

[14] Fowler RA, Mittmann N, Geerts W, et al. Cost-effectiveness of dalteparin vs unfractionated heparin for the prevention of venous thromboembolism in critically ill patients. JAMA, 2014, 312(20): 2135 - 2145.

[15] Angus DC, Clermont G, Watson RS, et al. Cost-effectiveness of inhaled nitric oxide in the treatment of neonatal respiratory failure in the United States. Pediatrics, 2003, 112(6 Pt 1): 1351 - 1360.

[16] Diamond GA, Kaul S. Cost, effectiveness, and cost-effectiveness. Circ Cardiovasc Qual Outcomes, 2009, 2(1): 49 - 54.

[17] Bell CM, Urbach DR, Ray JG, et al. Bias in published cost effectiveness studies: systematic review. BMJ, 2006, 332(7543): 699 - 703.

[18] Husereau D, Drummond M, Petrou S, et al. Consolidated Health Economic Evaluation Reporting Standards(CHEERS)statement. BMC Med, 2013, 11(1): 1 - 1.

[19] Husereau D, Drummond M, Petrou S, et al. Consolidated Healt Economic Evaluation Reporting Standards (CHEERS)—Explanation and Elaboration: A Report of the ISPOR Health Economic Evaluation Publication Guidelines Good Reporting Practices Task Force, 2013, 16(2): 231 - 250.

[20] Committee to Evaluate Measures of Health Benefits for Environmental HASR, Services BOHC, Institute of Medicine. Valuing Health for Regulatory Cost-Effectiveness Analysis. Washington, DC: National Academic Press, 2006.

第 18 章 预算管理

Andrew Webb

Clinical Professor, Faculty of Medicine,
University of British Columbia, Vancouver, Canada

要 点

1. 预算，即是计划要用的经费，是可以进行结果比较的控制标准，重症医学的预算就是预估每年度的开支费用。

2. 收入预算来源于患者的护理、教育和科研研究，经营费用预算包括重症监护室的日常运行费用，包括员工薪水和设备用品，但是费用和价格没有固定关系。

3. 预算应该与其他服务一样进行回归和协商，从而确保重症监护室年度计划的顺利开展，以及在服务患者的同时实现经济收益。

4. 对重症监护室的效率进行追踪，以优化临床工作和节省财务的目标，经过讨论和解释后做出改进来纠正偏差。

5. 成本的缩减应该注重于创新监护方式的应用、简化流程和减少不必要的步骤，从而减少成本。

引　言

做预算是管理重症监护室的一项基本组成部分，其要求谨慎地分配资源以实现预定的目标。这包括将已经批准的目标纳入具体的工作中、进行人事安排和资源的采购，预算旨在优化短期、中期和长期资源的使用。短期预算侧重于计划运作，而中期和长期预算则应具有战略眼光。

重症监护室预算的具体内容

重症监护室被认为是一个高消费科室，对各方面的需要都很大，普遍认为重症监护是一个难应对而且需要大量的资源的服务。医院在财务方面通常不会将重症监护室与其他科室分开，重症监护室的资金主要是其他科室成本的间接费用，这是许多非重症医学专家的看法。医院的预支付系统可能不会覆盖重症监护室（指明确的定额配给）。无论适用哪种财务资助系统，最基本的原则就是评估必需的资金或者用已有的资金可以做什么。

重症监护室的资金有很多来源，主要是由医院的报销机制决定的，预算和财务系统差异很大，[1,2]在财富相当和人口死亡率相近的国家之间，重症监护室资金的使用差别也很大。在美国，医院的患者死亡几乎有一半是在 ICU，而在英国只有 1/5 的患者在 ICU 死亡。[3]医院和重症监护室的资金主要来源包括营利性质的、非营利性质的和政府资助。

营利性质

这个性质的资金提供者一般是向股东负责的商业保险行业。就像企业，营利性医院只有控制成本低于收入才能生存下去，在这种情况下，重症监护的管理者只能努力使科室的收入最大化，尽可能缩减科室成本。

非营利性质

在非营利组织中，超过成本的收入用于再投资以支持增长和发展。非营利医院从两个渠道获得运营资金——消费者和慈善事业。在这种情况下，重症监护室的管理者需要确保成本低于收入（医院的管理层已经批准了年度预算）。

政府资助

在政府资助的医院里，重症监护室的管理者需要确保在预先设定的预算之内完成临床工作。在一些政府资助的体系中，维持效率（确保成本低于收入）可以促进增长和发展。有些通过限制重症监护室的床位数来维持年度财政预算不变，有些也通过增加重症监护室的业务能力获得额外的收入来增加重症监护室的预算。

预算的界定

预算有双重目的，它是对预定计划的数字表达，也是进行结果比较的控制标准。重症监护室的预算是描述实现年度目标所需的费用，例如预定的患者收治总量。这就意味着重症监护室的预算是一个预期收入和预期支出在一个确定的时间内的报表，其目标主要如下：

- 用数字来描述年度计划；
- 为评估其财务业绩创造一个基础；
- 有控制标准，以便比较结果；
- 让科室员工有成本意识。

医院内的每一项服务都是"成本中心"或"利润（收入）中心"，成本中心通常会提供不直接向第三方支付者（如内务）支付的服务，一些临床检查，例如放射科和化验室，可视为成本中心。利润中心(例如外科科室)直接成本费用可由第三方支付者支付,他们的费用还包括成本中心的成本,ICU可作为一个成本中心,在医院内部交易,也可以作为利润中心直接向第三方支付,或者作为两者的结合。在后一种情况下,有些费用直接收费,例如首次住院直接收入ICU的患者或直接转到其他医疗机构的患者。

预算的类型

收　入

收入预算主要来自照护患者的收入(来自患者账单的收入和政府资助),教育(带教学生的收入)和科研研究(来自研究机构和行业的收入)。医疗服务成本与价格之间是没有固定的关系。[4]在赢利系统中,价格包括利润。在政府资助的医疗系统中,价格可能受到多种因素影响,包括医疗政策、会计政策和医院内部的交叉补贴政策。交叉补贴可以通过将部分花费分配到高收益、低成本的干预措施中,从而降低成本和昂贵治疗的花费。

运营费用

经营费用预算包括日常的监护费用,例如工资、设备和医院用品。这个预算可以是固定的或可变的。固定费用是指在预算期间根据计划的工作量将资金主要投入到一个具体的成本中心。在这种模式下,支出控制是管理预算的唯一途径。可变预算意味着资金随着监护室的患者收治数量,工作量和照护需求而变。在这种模式下,收入预算就和工作内容有关并使预算与工作内容的增长保持同步,随着工作内容的不断增加实现更低的单位成本,从而达到效益效果最大化。

医院有时试图将费用与特定的疾病结合起来,被称为病例混合核算。在这里,根据资源的使用情况将患者分在特定疾病群体进行治疗,制定特定的费用清单。

重症监护室的运营费用可分为直接费用(例如,员工薪金、一次性耗材费用、药品费用)或间接费用(其他科室提供给重症监护室的检查费用)。间接费用主要包括物理治疗、生化检查、影像学检查等产生的花费,但其可能不会出现在重症监护室的运营费用预算中,而是成为提供服务科室的直接成本,使医院所有患者的"中心费用"。另有一种方式是在接受服务科室和提供服务科室之间进行分摊,又或作为接受服务科室的内部交易费用。

间接成本被认为是服务提供科室的直接成本,承担因为检查需求波动和提供服务成本波动带来的风险,如果检查需求增加,他们科室的预算可能就不够;但如果需求减少,随之而来的供大于求就会导致效率低下和增加不必要的医院成本。

间接成本是由服务提供科室的固定预算提供的一项核心费用,服务提供科室如果在预定的标准产生偏离,将会对服务提供和服务接受科室的预算和临床产生影响。由于双方缺乏直接的财政联系,降低重大预算差异的风险尤其困难。

间接成本应该是不同科室之间协商的内部价格。预算包括直接成本和间接成本。因检查需求增加而产生的风险由辅助科室自己承担。

资金预算

资金预算包括在预算年度计划的计划设备收购。资金支出可把设备使用过程中的折旧,在经营费用预算中显示为折旧费用。

成本核算模型

重症监护室成本核算方法

重症监护室的设备都是经过多次重复使用的,然而,于Gyldmark 的一篇文章指出,[5] 对比研究很困难,因为不同研究对象的设备使用情况都不一样。

《重症的关键》[6] 文中报告了关于重症监护临床工作和成本的

巨大差异。以标准化方式收集的资源数据是现代 CC 实践的重要组成部分，大约50%~60%的重症监护室的费用是直接成本，其中高达90%是员工酬劳，有些花费是固定的、独立的临床工作，而有些花费则是根据工作内容和强度（比如耗材和药品成本）有所不同，科室员工的酬劳则是固定的。如果根据患者的收治量来安排人员上班，可能员工的酬劳这一部分也成为可变花费了。

评估重症监护室的费用应该遵循"自上而下"或"自下而上"的原则。"自上而下"的方法指通过运用分配统计方法，将医院的总费用统一收集到财务科。[5] 通常，整个重症监护室的花费来自医院预算，并且是根据患者的收治量来分配，以产生每个患者的平均费用。虽然这种方法避免了个别特殊患者的额外花费，但它不能比较不同患者或病种的费用，因为其是假设了每个患者在重症监护过程中占有同样数量的资源。

"自下而上"的方法需要精确的、前瞻性的评估科室每个患者的病情。[7,8] 例如：当患者需要使用镇痛药物时，就会涉及镇痛泵的使用量、镇痛剂的选择、护士去拿药所需的时间等。根据这些价值定价分配科室的费用。虽然这种方法有利于计算不同的患者和病种的费用，但操作起来很费力、复杂。

在计 ICU 的成本时，应该采用多种计算方式。根据患者对护理依赖程度确定患者等级，避免用"自上而下"的平均分配方法，对高度依赖监护的患者的费用采用"自下而上"的方法，剩下的费用在病情较轻的患者中平均分配。

费用分配

为单独的患者或病种分配费用有助于 ICU 的预算计划和评估 ICU 的临床工作变化。费用应该按照时间来分配（通常按天）或者使用加权的方式。

使用次数作为科室费用的单位，假定所有患者都接受大致相同的治疗。运用加权的方法来给常规的操作和临床中治疗（例如：耗材、药品、设备、员工）分配不同权重。总的费用则根据操作和治疗干预的相对权重来决定。

费用可以根据 ICU 治疗情况来分配,[9-11]最早运用治疗干预评分系统(TISS),[9,12]最早的干预评分系统对 76 项临床治疗和监护内容进行评估,对费用总结出一个单独的总分,包括耗材和人力成本。随后开发了只有 28 项内容的浓缩版,[10]使用加权的治疗干预评分系统或其他类似的工具并不会监测重症监护的所有临床内容,因此可以通过增加记录这些工作以覆盖那些没有监测的工作。

一些研究表明,每天的治疗干预评分与患者的费用[13]之间有着显著的关系,但也有一些研究不支持这说法。[10]治疗干预评分系统最初被认为是一种量化治疗的方法,并广泛应用于 ICU。这明显影响了不同 ICU 之间的比较。

英国谢菲尔德的医学经济和研究中心开发了他们自己的重症监护成本计算法,首先确定与资源使用相关的预算部分,最重要的就是选择相关性强、可获得和便于收集的数据,同时也要考虑数据的有效性。各部分的分类详见表 18.1。[8]

表 18.1　成本花费主要组成[8]

费用组	花费分类
1. 重要设备	标准折旧
	维护费用
	租赁费
2. 不动产	水、下水道、垃圾处理和能源
	建筑和工程
	维护和装修费用
	利率
	建筑物折旧
3. 非临床支持服务	行政服务
	管理
	清洁
4. 临床服务	影像学检查
	实验室检查
	物理治疗

费用组	花费分类
5. 耗材	药品和液体
	一次性用品
	营养
	血液制品
6. 员工	医学顾问
	其他医务人员
	技术员工
	护理人员
	护工人员
	行政人员

1999 年成立的英国重症监护费用分类项目，是重症监护在克服现有系统的复杂性和异质性的标准费用计算法。[14]其宗旨是为了促进各 ICU 之间进行有意义的比较。

不同医院的 ICU 支出受到很多因素的影响，医疗技术的发展、各病房特色的差别和费用计算方式被认为是 3 个最主要的因素，特殊的病例组合也是认为是另一个影响因素。[5]一项对加拿大 ICU 患者住院费用的研究发现，费用最高的 8% 的患者占用的医疗资源与费用最低的 92% 的患者相当，[15]费用分类法克服了其他费用计算方法的很多问题，更准确地反映了重症监护的费用和结果。

管理预算

评估资源需求

在大多数医疗系统中，每年都要对预算进行审查。预算应该与医疗服务的不断完善和发展相匹配，以确保重症监护室的年度计划能够顺利完成，从而实现财政收入。影响预算的一个最重要的因素就是收治患者数和类型，重症监护应用越来越广泛将成为趋势，讨论的重点应该放在其他科室如何使用重症监护室的医疗服务，以确定他们的需求是否需要改变，例如人事的任免权应掌握在重症监护室手上。年度预算的制定显示，科室主要费用压力来源于以下方面：

- 员工薪金的增加
- 药品和耗材的价格上涨
- 补偿政策的改变
- 对新医学技术的投入
- 服务合同价格的上涨

重症监护室所有的财务管理系统都必须在整个卫生系统的约束范围内运行，重症监护服务的需求持续增加会造成财务和医疗资源的不匹配，需求增加的原因主要包括以下几点：

- 人口老龄化
- 公众对健康期望的上升
- 技术进步
- 疾患者口的变化

应对资源和需求不平衡的方法包括减少需求、限制供应和提高效率。必须设法使重症监护室的预算管理系统开支合理化，因为在资源有限的医疗保健系统中，只有提高服务才是出路。

预算监督

为对预算进行监督，医院通常需要建立一个流程，既收集各科室患者的重要资料并对其进行分配和评估。医院通常会确定其认为的性能指标和度量差异（实际的性能与计划的不同）。

- 财务，如每个科室的成本
- 员工，如按时间给员工付酬金
- 工作量
- 工作效率
- 使用率：如每个患者或看护的工作量

在对资料进行回顾后，需要重症监护的管理者查明产生差异

的原因以及采取哪些措施可以使预算和最初预想一致。表 18.2
就是这个过程的例子。当发现有重大变化区域的时候，重症监护
的管理者应该检查并查明引起差异的潜在原因，包括工作量和服
务活动的增加还是减少。有效的预算管理应该是通过实际行动，
使方差为零。

表 18.2　一个典型的月度方差分析报告

部门	重症医学科
报告的时间段	××/××/××××
主要责任人	××××××××

	时间			年月日			变异原因	采取措施
	预算	实际	变化率	预算	实际	变化		
合同收入								
其他收入								
收入								
薪酬								
利益								
劳动合同								
医疗/外科物资								
药品								
杂项费用								
费用								
支出								
净摊销之前								

固定预算模型

这种模式侧重于将支出预算作为总体控制机制（而不是收支
预算的财务调整），在这种模式下，医院的收入被划入到成本中
心作为津贴或支出预算。重症监护室的主要费用将来源于为其他

科室服务(作为服务提供科室)，这样预算目标更明确，科室必须在分配的预算范围内交付。

医院在设置预算时，有机会根据已知或预计的临床工作、需求或业绩变化，就支出预算进行调整。这通常是每年进行的，在必要时进行年度特别审查。ICU 的预算是在前一年业绩的基础上进行商定的，并对医院下一年业绩目标所需的重症监护工作进行估计。

基本情况下，一个 ICU 的预算应该反应科室的实际情况，每一项工作内容都应该在预算中表现出来，就像在实际交付服务中所表现的那样(表 18.3)。在固定预算中，间接费用(例如维护建筑物的费用、其他科室的支持费用)不属于重症监护室，应该被视为医院费用或作为其他科室费用的一部分。事实上，有些费用(如消毒用品、床单的洗涤)通常不归于 ICU 预算。因此许多 ICU 不希望负担如表 18.3 中的一些项目支出。

表 18.3　ICU 固定预算基本模型

员工	ICU 管理人员
	医疗人员
	护理人员
	行政支持人员
	教育人员
	研究人员
设备	置换
	折旧
耗材供应	药房
	血液制品
	一次性用品
	无菌用品
	行政用品
	餐饮供应

诊断辅助	检验科
	放射科
支持服务费用	手术室
	医学健康专家
	宗教的支持服务
	太平间

在一整年中，ICU 的业绩是根据商定的临床工作、质量和财务指标进行监控的。应当对差异进行讨论和解释，并采取纠正错误的措施。有了固定的预算，官僚机构就比较少了。预算一旦确定，财务管理的重点就在于控制支出。固定预算有助于把注意力集中在医院目标上（而不是科室的目标），在较小的医院里，其可以发挥非常好的作用，在各个成本中心之间有密切的联系，工作人员可以共同努力实现共同的目标。然而，由于其他科室的突发状况，ICU 面临着需求增加的风险。由于外部协商的资金和预算之间没有直接的联系，因此很难作出重大的工作内容改变，或者开展新的工作内容。

可变预算模型

该模型认识到 ICU 的工作内容是由其他科室的患者类型决定的，营业账户允许 ICU 从其他科室收回与患者看护相关的成本（可变成本），从而最大限度地提高灵活性。想要转入患者的科室可以使用 ICU 床位，否则这些床位可能会被关闭，一遍将支出控制在固定预算之内。一个小的固定预算通常用来支付与患者临床无关的费用（固定费用）。

交易账户的中心主题是收入与支出之间的直接关系，旨在提供重症监护服务相关方面的因素：员工的可用性，设备、耗材、药品和医生与单位之间的关系。该模型试图将灵活使用能力与资金的平行灵活性相匹配。对于 ICU，这一原则具有通过不受控制的需求最小化财务风险的附加优势，一般来说，固定成本取决于可提供的床数或预测的工作量。在这方面，固定费用预算与固定预算模式完全相同。

相反，可变成本是指与临床工作直接相关的成本，这些是随多一天或者少一天的活动日而改变的成本（表 18.4），交易账户产生与患者看护工作量直接相关的收入，支出按收入分配，由于固定预算分配给 ICU 是总费用的一部分，每个科室都有一定的预算可以购买重症监护服务。

接受服务科室有使用 ICU 的预算，并将财务责任转移给推荐人，ICU 工作的财务风险已转移到这种临床工作里面，预算管理的重点是平衡收支，而不是简单地包含支出。在规模较大的医院中，成本中心之间的紧密联系可能很困难，互动变得更加明确，所有相互作用的成本中心的发展都不得不考虑到 ICU 的影响。

表 18.4 ICU 可变预算基本模型

收入	每患者日收入
员工费用	床边护理人员
耗材费用	药店
	血液及血液制品
	一次性用品
	消毒供应
	行政用品
	餐饮用品
诊断费用	检验科
	放射科
支持服务费用	手术室
	医学健康专家
	宗教的支持服务
	太平间

运行良好的交易账户需要准确及时的活动监控。显然，医院的整体财务风险并未出现，但其明确规定了在适当的战略层面上考虑 ICU 工作内容的影响和成本。

成本效率管理

整个医疗保健系统的资源限制必须与削减开支相配合。这可以通过提高效率来实现（降低成本每例）或减少需求。在大多数情况下，提高效率是困难的，因为技术进步（包括药品）会增加成本。然而，一些技术的发展可能是有成本效益的。

虽然交易账户模式允许 ICU 根据需求减少收入，但会使医疗系统其他部分的资源减少。如果医疗系统的优先事项能够容忍减少和更广泛地使用交易账户，这是将资源消耗与整个系统优先事项相匹配的一种方法，或许是适当的。一个简单的例子可能是两种同样有效的抗生素之间的选择：一种是购买昂贵的抗生素，但不需要实验室事先进行检测，而另一种是便宜的，但需要实验室检测。使用交易账户模型的话，第一种抗生素可能是更好的选择。

固定预算模式将支出控制作为管理预算和成本效率的唯一途径，即为相同的成本提供更多的活动，或以较低的成本提供相同的活动。如果预算是以全系统优先事项为基础的，这一点并不重要，尽管改变优先次序的余地不大。此外，使用上面提到的抗生素的例子，大多数人会选择第二种抗生素，因为实验室测量的费用来自另一个科室的预算。

成本改进计划侧重于创新的监护技术，即简化流程和减少浪费步骤及其随之而来的成本。工作人员费用是所有 ICU 开支的主要部分，因此减少开支最有效的方法是减低职员成本。通过减少每个患者的平均护士数，可以提高效率。或者，可以通过减少每个患者熟练护士的数量，并用不熟练的助理护士支持熟练护士来实现效率提高，员工工作安排表的灵活性可以减少对临时员工的依赖性，从而降低成本，非工作人员费用可通过制定入院和治疗的商定政策加以控制，并考虑到替代治疗的实际成本效益。这种方法最明显适用于药物选择和一次性物品的清单。对于材料和一次性用品，科室或医院之间的批量采购政策通常会降低单位成本。

ICU 的成本在不同科室之间有所不同，部分取决于科室的组织架构。一个开放的科室在治疗或入院方面几乎没有控制开支的方法。一个封闭的科室通常都有完善的政策和统一的治疗方案，从而更好地控制开支。

由于固定成本要素与患者活动无关，大型 ICU 的平均费用要比小 ICU 低。这是因为对大量患者的治疗意味着固定费用占总费用的一小部分。因此，一个更大的单位在经济方面比一个小单位更有效率。

资本支出预算

固定资产

固定资产是一种有形的生产性资源，其预期寿命超过 1 年。固定资产通常是土地、建筑物或设备。固定资产通常需要修理和维护，并且有在资产的预期寿命内摊销的成本。许多医疗保健系统为购买主要固定资产提供了单独的资金流。一些医疗保健系统认为固定资产是对系统的一种开销，中央预算提供资源以提供资产。在一些医疗系统中，付款人对资本资产征收收入费用，以提高对使用资产成本的认识，有效地利用资产，促进资产置换的远期规划。在这些系统中，资产按购买成本纳入资产负债表，随后根据周期评估(土地和房屋)和年度指数(设备)重新估价。每个资产都有一个资产寿命，并最终计入医院的收入账户。例如，一个有 10 年寿命的呼吸机将在 10 年内通过 10 笔计入收入账户费用减记成零账面价值(假设通货膨胀为 0)。这笔收入称为折旧。

资本设备的备用资金

在可变预算中 ICU 的盈余收入可用于基金或部分基金的资本购买。如果医院有信托基金，那么就可以使用信托基金购买设备。每家医院都有自己的安排。基金常常是心存感激的患者家属留给 ICU，这些资金常常被用于改善 ICU 环境。

另一种选择是租赁。虽然租赁的成本效率往往比直接购买更低，但其是一种不使用稀缺资金的融资方式。会计规则区分两类租赁：融资租赁和经营租赁。

融资租赁被视为一种简单的融资安排，目的是为了获得一些现有资金不能立即得到的东西。在这种安排中，租赁费用通常是总购买成本加上在最后付款后从出租人转到承租人的所有权的财务费用。融资租赁就像从资本基金中购买资产一样进行核算。

经营租赁应视为租赁协议的一种。经营租赁的主要特点是在租赁结束的时候，所有权不自动转让给承租人。此项协议还要求租赁期（扣除通货膨胀和固有财务费用后）支付的总金额不超过原始购买价格的 90%。这就是所谓的 90% 法则。

一般来说，为了获得最好的价值、租期长、符合 90% 条规定的租赁期是最具竞争力的。租约的寿命应反映设备的预期寿命，通常接近 10 年，租赁报价应包含几个具体合同期，例如 5 年、7 年和 9 年。

因为它像一个租赁协议，运营租赁支付要全部计入运营费用账户。任何租赁协议都需要在收入预算中作出规定。因此，从一项租赁换到另一项租赁的设备供应比获得需要全额提供租赁费用的新设备要容易得多。然而，在重新租赁替代设备之前，应始终优先考虑从租赁公司购买（或长期租赁）旧设备。毕竟，它可能不需要替换！

（李白翎　译　李颖川　审校）

参考文献

［1］Vincent JL, Takala J, Flaaten H. Impact of reimbursement schemes on quality of care: a European perspective. Am J Respir Crit Care Med, 2012, 185: 119 - 123.

［2］Bekes CE, Dellinger RP, Brooks D, et al. Critical care medicine as a distinct product line with substantial financial profitability: the role of business planning. Crit Care Med, 2004, 32: 1207 - 1214.

［3］Wunsch H, Linde-Zwirble WT, Harrison DA, et al. Use of intensive care services during terminal hospitalizations in England and the United States. Am J Respir Crit Care Med, 2009, 180: 875 - 880.

［4］Finkler SA. The distinction between cost and charges. Ann Intern Med, 1982, 96: 102 - 109.

［5］Gyldmark M. A review of cost studies of intensive care units: problems with the cost concept. Crit Care Med, 1995, 23: 964 - 972.

［6］Audit Commission. Critical to Success: the place of efficient and effective critical care services within the acute hospital. London: HMSO Publications Centre, 1999.

［7］Edbrooke D, Stevens V, Hibbert C, et al. A new method of accurately identifying costs of individual patients in intensive care: the initial results. Intensive Care Med, 1997, 23: 645 - 650.

［8］Noseworthy T, Konopad E, Shustack A, et al. Cost accounting of adult intensive care: methods and human and capital inputs. Crit Care Med, 1996, 24: 1168 - 1173.

［9］Cullen DJ, Civetta JM, Briggs BA, et al. Therapeutic intervention scoring system: a method for quantitative comparison of patient care. Crit Care Med, 1979, 2: 57 - 60.

［10］Miranda DR, de Rijk A, Schaufeli W. Simplified therapeutic intervention scoring system: the TISS-28 items—results from a multicenter study. Crit Care Med, 1996, 24: 64 - 73.

［11］Sznajder M, Leleu G, Buonamico G, et al. Estimation of direct cost and resource allocation in intensive care: correlation with Omega system. Intensive Care med, 1998, 24: 582 - 589.

［12］Keene R, Cullen DJ. Therapeutic intervention scoring system. Update Crit Care Med, 1983, 11: 1 - 3.

317

[13] Havill J, Caspari M, McConnell H, et al. Charging for intensive care using direct nursing hours as the cost marker. Anaesth Intensive Care, 1997, 25: 372 – 377.

[14] Edbrooke D, Hibbert C, Ridley S, et al. The development of a method for comparative costing of individual intensive care units. Anaesth, 1999, 54: 110 – 120.

[15] Noseworthy T, Jacobs P. Cost control in the ICU. Curr Opin Crite, 1995, 1: 324 – 328.

第7部分

应急准备

第 19 章　灾难应对

Morgan McMonangle

Consultant Vascular and Trauma Surgeon
St Mary's Hospital,
Imperial College Hospitals NHS Trust, London

Francesca Rubulotta

Consultant and Senior Clinical Lecturer,
Anaesthesia and Intensive Care Medicine
Imperial College Hospitals NHS Trust
Imperial College School of Medicine
University of London, London

要　点

1. 灾难可被定义为：任何自然发生或人为导致的大规模区域性事件，具有不可预见性，并且常常会导致严重的破坏。

2. 灾难应急管理分为 4 个阶段：减灾、备灾、应灾和灾后恢复。

3. 成功的应灾关键在于拥有一个训练有素的应急响应系统。在灾难管理计划的最初阶段，即使很小的变化或"错误"都将导致巨大的结构性后果。

4. 灾难检伤分类中最为重要的原则是尽量使更多人受益。

5. 危机对每个人所造成的影响是不同的，这取决于受灾者能否乐观面对未来。灾难可使医护人员成为二次受害者，这是由于陷入患者不良事件或医疗失误等而对其造成伤害。

序　言

虽然重大灾难较为少见，但是一旦发生就会带来严重后果。尤其当社会资源短缺时，设计一种针对所有灾害性事件的反应体系显得十分困难。[1-3]应灾牵涉诸多提供应急资源的团队和组织。例如，平日里急救服务能应对大多数紧急事件，但一旦灾害发生，该系统自身也会受到灾害的严重打击。大多数救援行动不能立即进行，可能存在较长的应答时间窗。例如，绝大多数生还者均是在震后 24～72 小时之内被营救，因此人们普遍认为 48 小时是救援的黄金时间。随着时间流逝，死亡率和（并发症）发病率均增加。[1]救灾的反应速度越快，则救援结果越好。在灾难早期缺少有效的领导和管理正是导致不良后果的主要原因。可能出现的问题包括：缺乏预案和演练、资源供给不足、复杂困难的情况以及适应灾后环境改变带来的挑战。[2,3]

什么是灾难？灾难该如何定义？

灾难的定义为任何自然发生或人为导致的大规模区域性事故，其具有不可预见性，常导致基础设施的严重破坏，并直接影响人们的正常生活。灾难发生后，日常常用物资短缺较为常见，因此需要采取紧急措施进行应对。无论医疗资源是否超过正常容量都会出现群体性伤亡，而当医疗资源过载时就会导致大规模人员伤亡[3]。

何时宣布进入灾难状态？

当需要救治的伤员超过正常系统负载（无论是在送往医院之前，还是已送达医院），已经不能保证救治的有效性和安全性，此时可以宣布灾难的发生，可见于以下原因：

- 大量的伤员需要治疗或抢救

- 具有挑战性的环境

尽管容纳伤员的数量与医疗系统层级有关，但由于种种限制因素，区域内正常的急救系统仍然有可能无法应对大量伤员。这些要素可能包括无法获得的资源（如入院之前）或导致医院系统不堪重负的容量激增。此外，还应考虑灾难波及的范围。灾难可分为开放性或闭合性两种：

闭合性灾难——短时间和较小地点内发生的单一事件（如楼房垮塌），所造成的资源短缺是可以预测的。

开放性灾难——发生范围大、时间长（进展性灾难）。例如武装冲突、地震、大范围流行病、夏季热浪、核泄漏等。

灾后评估

一场严重灾难可初步根据规模和对基础设施造成的影响进行分级，进一步分级的要点包括：

- 简单灾难 *vs.* 复合灾难。
- 灾难规模可细分为：小型、中等和严重。
- 代偿性灾难 *vs.* 失代偿性灾难。

简单灾难 *vs.* 复合灾难

发生简单灾难后，重要基础设施（如道路、医疗体系）仍保持完整。当绝大多数基础设施均因灾难被毁就称为复合灾难。例如一场连环车祸就是简单灾难，因为用于救援和转运（伤员）的基础设施仍可以正常运行。但如果是道路坍塌导致发生车祸，并毁坏了正常救援通道，则称为复合灾难。

灾难规模

灾后伤亡人数常超出救援系统上限，灾难规模用于描述伤亡人数的多少，这与系统本身（容量）有关。一般用受灾人数衡量灾难规模。25 ~ 100 人为小型灾难，100 ~ 1000 人称为中等灾难，超过 1000 人为严重灾难。一般而言，包括伤员和死者在内的受灾人员中的 20% 会被转送至医院。这一统计数据在各类大型灾难中保持稳定。

补偿性灾难和无补偿性灾难

大型灾难的应对都需要调动额外资源。如果这些资源足以支持救援，那么可以认为这场灾难是补偿性的。无补偿性灾难指额外供给的资源不能应对灾难的冲击。造成这一结果的原因有许多方面：伤亡人数巨大、救灾人员和设备短缺、受灾地区较为偏远导致救援困难等。

资源管理

全风险理念

本章将介绍一个被西方国家普遍采用的大型救灾体系，该体系能够处理所有类型的重大灾害，还囊括了一些特殊情况的救援方法。例如，需要专业技能和设备的现场如火灾、伤员中有大量儿童、CBR（化学、生物和放射性战争）所需的净化设备等。[3]

资源容量和限制

能否成功应对灾难取决于是否拥有一套训练有素的紧急反应体系。这一体系包括了灾难治理、指挥和运输等一线团队。由于灾难对基础设施造成了严重破坏，或因缺乏医疗人员以及医疗人员缺乏应灾经验等原因，即使是一支训练有素、物资丰富的救援团队，其救援速度和效率仍受到限制。其他的限制条件包括：人员伤亡带来的心理负担和其他环境破坏。

基础设施限制

灾后必要的供给品包括：安全的食物和水、电力、照明、避难所、运输工具（进出受灾地区）以及通信工具。发生开放型灾难时，通行道路破坏、飞行条件欠缺等因素使大量受灾人员得不到疏散。因而，及时抵达灾区开展救援并将受灾者转移至安全地区是极具挑战性的工作。策划救援行动需要同时兼顾救援团队和伤员安全。精确预测环境破坏程度十分困难，即使最完善的应灾方案也要针对新出现的基础设施限制随时做出相应调整。

救援团队可能包含来自多学科的不同专家：医疗专家、消防人员、警察或其他安全部门人员。适宜的伤员转运平台较为特殊，因此需要另行准备。训练有素的救援团队能够在保障自身和伤员安全的基础上，快速响应救灾指令。然而现实情况是，大多数救灾团队并没有定期执行任务的经历。在情况复杂多变的灾难现场中，能获得多少物资和技术支持仍然是救灾过程中最大的挑战，因为缺少良好的救灾基础设施，发展中国家易受灾难重创。

医疗限制

这包括可抽调的人员及其技能水平，这种限制尤其体现在应灾、诊断技术（如 CBR）、药物、液体或血液的储备等方面。

对受灾人员进行检伤分类不属于日常的演练项目，因而最有可能限制有效救灾的速度。较差的检伤措施会大大降低救援效率进而导致救灾系统瘫痪。

灾难应对

一般来说，救灾可分为紧急响应和持续响应两个阶段。紧急响应阶段较短，持续 24 ~ 72 小时，直到持续性救援措施（政府性、非政府性、国际救援组织）跟进后结束。在紧急响应阶段，受灾地区的医疗设施容易发生瘫痪。1992年土耳其大地震，未被埋压的幸存者对被埋人员的急救大大提高了他们的生存率。作为救灾计划的一部分，受灾地区的当地机构、救援人员甚至是上例提到的幸存者都应成为灾难应对初始阶段的救援执行者。理想的情况是，应该在减灾、备灾等阶段提供相关培训。普及防灾知识、认识当地的救援问题，预测可能发生的灾难和后果，这些措施都将有助于受灾地区及时采取救援行动。

灾难应对需要时间，大多数受灾者在采取救援措施之前已经负伤或死亡。有3种不同的灾难应对级别：

- 一级响应——仅在当地原有医疗服务水平上的基础上小幅提高效率。可能包括必要时使用非急救服务或车辆，以尽快将伤者从受灾地转出或转送至医院。原有的医疗服务也会小幅做出调整：尽可能迅速让患者出院，取消非必要手术，留出空间以应对大量受灾人员的涌入。

- 二级响应——属于地区或国家性响应，包括将受灾地区周边资源及救灾人员调入该地区。灾难指挥通常会与其他地方指挥系统紧密合作。

- 三级响应——需要域外机构、他国政府或国际援助。一般出现在大型灾难救援中。受灾人数一般超过1000人次甚至更多。

一级响应的效果可能直接影响灾难发生后的发病率和死亡率。其他级别的响应是对一级响应的进一步支持，尤其是物资补给或额外网络支持（如人员、食物、饮用水、设备等）。经典的一级响应包括前线医疗团队以及在前线和救灾指挥部（指挥控制单元）之间进行协调的人员。一级响应强调团队协作。团队的定义是"一小群能力互补的人，共担责任，致力于实现同一个目标"。[4] 某些情况下团队协作可能不起作用，尤其是在紧急救援阶段，这可能会影响对伤员的救援效果。

模拟伤员在训练创伤救治团队中起到了重要价值。[5,6] 这一模式在改善一级响应效果中显示出了潜力。

有一种有趣的现象是，军队常常在灾难发生后第一时间就参与救援，因为军队常常以大型军团为整体移动，且装备精良。分级指令式结构能够使大多数军队进行协调并快速响应灾难。军队物资储备丰富，装备齐全，能在灾后发挥重要功能，如：物资分发、安全警卫、搜寻救援、后勤援助、建立野战医院以及长距离伤员转运。

对于一级响应而言，指挥控制系统不可或缺，而且应该与安全、行政、医疗等其他单元进行配合。指挥控制系统单元需要强大的网络进行有效的信息采集，并直接向所有团队成员下达指令。同时指挥控制单元也要负责监督和管理。这方面一个很好的例子是 2013 年波士顿马拉松爆炸案后的救灾响应，救援的良好结果是长期团队演练的产物，包括在提供初始救援（救援医疗服务和创伤外科医生）的多部门之间开展的模拟演练和信息共享。[7]

紧急灾难管理的 4 个阶段

21 世纪以来，尤其是纽约 9 - 11 恐怖袭击后，备灾在现代卫生保健中占据越来越重要的地位。近来的专家共识认为灾难紧急管理分为 4 个阶段：减灾、备灾、应灾和灾后恢复。

• 减灾——通过采取措施将灾难后果最小化，以此防范未来可能出现的紧急事态。相关准备可以是在灾前或是灾后。例如，购买人寿保险、房屋保险等。

• 备灾——直接开展灾难管理的相关准备工作。例如，疏散预案、食物和油料的储备。这些准备工作一般在灾前进行。

• 应灾——安全且行之有效的应灾方法。一般在灾后立即启动，采用备灾预案。例如地震发生后切断燃气供应等。

• 灾后恢复——灾后重建阶段旨在最大程度改善环境或将环境恢复到受灾前水平。这个过程一般需要大量财政投入。

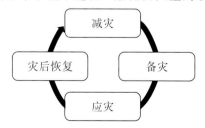

图 19.1 灾难相应的四阶段模型

在地方一级，要充分备灾就必须认识到体系的不足之处。应急灾难管理预案必须平衡风险的容量和敏感性。在社区一级，应进行潜在漏洞识别并优先处理。此外，评估应关注社区的应灾能力，了解掌握已有的资源及如何利用这些资源，以便于应对各种情况。备灾旨在训练公共健康机构和社会响应人员熟悉防灾预案。训练内容必须涵盖理论和技能两方面。大型灾难的结果可能千差万别。在灾难发生的早期以及基本的公共安全措施实施（饮用水、避难所、卫生设施）得到供应之前，受灾人员是绝对的弱势群体。

因此，防灾是备灾的一个部分，又可以分为3个阶段：

- 初级预防——在此阶段，防灾的目标是防疫。行动计划应包括防止疫情蔓延的措施（饮用水处理、基础医疗、蚊帐等）。

- 二级预防——识别疫情并进行治疗，阻止疾病进一步扩散是此期重点。采取相应治疗减轻患者症状。（如口服补液、对痢疾和肺结核的早期诊断和治疗等）

- 三级预防——减少因灾致残，促进创伤后的恢复。

任何系统分析都必须全面评估防灾预案各个部分以便发现不足。评估完成后，针对预案的改进必须以改善灾难结局为目标。依据重要性确定优先程度。例如，相较于低发病率疾病，预期的高死亡率疾病必须先得到处理。

朝觐是世界各地数百万穆斯林群体一年一度的大型集会。完备的计划、畅通的信息交换、坚实的后勤保障是其成功的基础。近期研究预测，至2020年，该项集会将会吸引超过1000万朝圣者参加。活动方正在构建新的组织结构和相应基础设施以应对日益增加的朝圣需求。

随着系统和设计的不断改进，事故数量和寻求救援的情况逐步下降。对公共卫生事件的持续性监控确保了如流感不会发展为全球性的流行病。沙特红十字会和其他活动支持机构将会在朝觐期间提供紧急医疗服务。2008年朝觐者中有近20万人来自世界上资源最为贫乏的国家，那里的H1N1流感疫苗储备、检测手段和应对归国人员中的H1N1感染者的能力非常有限。国际社会应当伸出援手，帮助可能因资源短缺而在2009—2010流感季受到影响的国家。[8]

检伤分类

除非是特别紧急的情况，应当尽量避免在灾难现场直接开展救援。较为理想的情况是，医护人员应将有限的医疗资源用于检伤分类、简单的伤情处理和人员转移到合适的医疗场所。

检伤分类中最重要的是使更多人受益。标准的医疗护理对每个患者有着相同的护理和期望水平。与之相反，灾难检伤围绕群体(使更多人受益)而非个体(一个人享有所有资源)展开，目的是为绝大多数伤员提供最基础的医疗服务。但是需要避免过分强调检伤带来不必要的资源短缺，因为这有可能导致救援系统的瘫痪。检伤分类使受灾人群的需求和资源供给处于动态平衡，而这种动态平衡又取决于：

- 伤员数量和他们的需求(伤员负担)
- 为伤员提供医疗服务的专业人员数量

检伤分类运行方式

灾时检伤与普通的急诊或院前急救等不同。因为当灾难发生时，从时间和资源两个角度来看，针对个体的医疗服务都是不可行的。检伤分类的运行方式应当简洁、有效、易于理解，同时应当是动态的。因为当灾难发生或资源发生变化时可能需要对运行方式进行重新评估。记录和标记也同样重要，虽然检伤结果是简单和初步的，但必须被准确地执行。最后，必须接受和重视医学层面上的检伤分类结果。

30 秒快速检伤分类

快速检查伤员同时对伤员进行分类，应当遵循以下简洁有效的程序对丧失意识的伤员进行评估，称之为 A – B – C 流程。

- 气道（A）——轻抬伤员下颌并确认其是否存在呼吸。如果存在呼吸则进入流程 B，若否，则宣布伤员死亡。
- 呼吸（B）——如果伤员存在呼吸或者出现了呼吸恢复的情况，应进一步确认其呼吸频率。如果呼吸节律明显异常（如 <10 次/分或 >29 次/分）都应被归入优先级 P1（需要紧急生命支持）。如果呼吸节律在正常范围内则进入流程 C。
- 循环（C）——测量毛细血管充盈时间（正常 <2 秒）和脉搏。如果毛细血管充盈时间大于 2 秒或脉搏 >120 次/分应归入优先级 P1。如果这些参数都正常，则归入优先级 P2（需要在 4～6 小时内接受紧急治疗）

根据抢救可能性对伤员进行分类，这也决定了采取医疗措施的快速性和紧迫性（表 19.1）。

- 类型一（红色）——该类属于上文提到的优先级 P1 的伤员。这类伤员需立即接受医疗干预或紧急手术，才能获得恢复的可能性。这些伤员应当在现场和复苏早期阶段接受最低限度医疗处理，然后重新评估并接受恰当的治疗。这类伤员通常占灾后伤员总数（包括死亡人数）的 10%～20%，并需要接受外科治疗。例如剖宫手术以达到止血目的，开胸手术等等。

表 19.1　创伤分类

类型	描述		颜色	优先级	处置
1	立即	需要立即提供生命支持	红	P1	T1
2	紧急	需在 4～6 小时内接受治疗	黄	P2	T2
3	延期	需要治疗但并未限定时间 抢救成功率不高	绿	P3	T3
4	择期	情况对他们进行救治可能会损 害他人的救治	蓝		T4
5	死亡	死亡	白	死亡	死亡

- 第二类（黄色）——即优先级 P2 的伤员，通常由于伤情需

要在 4 ~ 6 小时内接受手术治疗，不需要即刻手术干预。如肢体血运重建以及穿刺引流等。

- 第三类(绿色)——优先级 P3 的伤员。通常需要治疗但并未限定时间(如骨折固定及软组织缝合等)。

- 第四类(蓝色)——严重受伤、生存希望渺茫。特别是考虑到灾后资源短缺，该类伤员会耗费大量资源而且预后较差。可以对这类患者可以采用镇痛和镇静等(姑息)措施。

- 第五类(白色)——在检伤时即被宣布死亡的伤员。在安全的情况下应该将遗体转移到适当的位置，并处理其他优先事项。

安全快速运用上述检伤分类标准需要进行大量训练。模拟训练有助于掌握快速检伤能力。训练对象应该包括医护人员甚至是没有医学背景的人，因为他们也有可能参与灾难救援。

在大规模伤亡事件(MCI)中，应当为检伤分类建立大型指挥控制单元(ICS)。大规模伤亡事件范围较广：从交通事故伤者数量超出当地医院负荷，到自然灾害或军事冲突后数以千计的伤员使当地医疗系统陷入瘫痪均属此范畴。

资源、交通、通路和环境常常在灾难发生后被破坏。灾后恶劣的环境极大地限制了灾民急需的救援医疗系统系统发挥作用。大型指挥控制单元(ICS)组织层次分明，用以指挥、控制和协调灾难处理中牵涉到的所有机构和单位，有利于其快速有效地响应。该系统于 1970 年在美国创建，创立的原因是：在此之前的大规模伤亡事件中出现了诸如规划准备不足，情报沟通不畅，缺少有效检伤分类等问题。医院可以采用与 ICS 类似的系统，我们称之为医院紧急事件指挥系统(HEICS)。从世界的角度看，ICS 或 HEICS 等灾难管理体系并未被广泛采用，特别是在发展中国家可能并不存在拥有它的条件。ICS 和 HEICS 系统是大规模伤亡事件管理的基础工具，这套系统可以进行一系列步骤，以满足受灾者的紧急卫生健康需求。灾难检伤团队在检伤部门的授权下开展工作，负责伤情确认和初步诊疗工作，按照优先级转送伤员。检伤团队仅在紧急情况下开展现场医疗救援。当物资或人员不足时，救灾团队需要轮流工作，及时的检伤分类对于防止救援体系过载非常重要。

搜救团队负责在受灾地区搜寻和撤离伤员，并在检伤后将其转送到医疗部门。伤员转运部门应当尽可能设置在接近灾难现场的安全地区之内，以减少转送距离和缩短救护时间。

撤离团队负责用合适的交通工具将受灾人员安全转运至指定的医疗机构。往往只有在所有重伤员撤离后，轻伤人员才经非医疗运输工具转移。所有伤员在到达指定医疗点后需要重新评估检伤，并给予更有针对性的治疗。

检伤必须得出明确的结论，即将每个受灾人员的伤情分为紧急和非紧急。一般基于以下原则进行分类：

• 伤员现在是否存在直接威胁生命的因素，这不取决于伤员到达的顺序！

• 生还的可能。可利用的医疗资源和伤员预后之间存在一个微妙的动态平衡，受灾者伤情，医疗环境以及可供使用资源的变化都能使平衡发生变化。这一概念非常重要，可以极大地影响灾后的整体生存率。

国际上广为认可的检伤分类系统包括：

• 简单检伤分类和快速诊疗颜色标记系统（START）。

• 伤员端点二次评估（SAVE）。对受灾者伤情进行更为深入地评估。

检伤分类是动态进行的过程，从受灾现场到医疗营地或医院的过程中需要根据伤员病情变化多次进行重复。检伤不受地点限制，可以是在受灾现场，转运途中或是在医院内进行。无论是否在同一地点，可以同时对多名伤员进行检伤。

灾害检伤的总体原则包括：

• 对濒死伤员要立即检伤，分类为紧急。

• 对于同属一个检伤分类等级的伤员，儿童要优先于成人。

• 在进一步的个体化治疗开始以前，应给与所有伤员基础处理以稳定病情。

• 只有在没有新伤员入院，所有危重伤员病情得到控制的情况下，才能给伤员针对性的简单处理（如清创缝合、抗菌治疗、骨折固定等）。

为避免救援设备过载，经验丰富的医生需要监督检查伤情况并确定伤员人数。近来一项关于大型灾难中稀缺资源分配和管理策略的系统综述纳入了 74 篇符合标准的文献。[3] 尽管证据级别较低，但从中仍可就其中两个策略得出结论，其中之一是优化现有资源的使用。然而根据这篇系统综述，救灾实践中常常使用的现场检伤分类系统在以往的大规模伤亡事件中表现并不稳定。

针对其他救援策略的高质量研究并不能证实这些策略的有效性，因为这些研究在内容、对照组选择以及结果评价方面存在差别。现有的证据基础仍显不足以使救援人员和决策指挥人员了解在大规模伤亡事件中关于管理和分配稀缺救灾物资的最有效策略是什么。该综述的作者认为，应该形成一套共识或方法为以后的研究提供指导，目前还没有制定标准来促进对支持个别战略的证据的共识解释。

混乱理论和灾难应对

鉴于灾难具有不可预见性，混乱理论被认为是人们认识灾难应对的有效途径。"混乱体现了整体中各部分变化的不规律性、不确定性、不连续性等特点。"[2,9] 依照指挥中心在不同时刻下达的指令，救援人员将会在各个不同的地点间机动。一般情况下，救援人员在不同的"行动地点"会遵照不同的"工作守则"。工作守则由指挥中心制定，各部门共同遵守。救灾现场环境的复杂程度取决于现场条件和外界环境。灾难应对机构、系统始终处于动态变化之中。一些动态系统的运行十分复杂，一开始似乎不遵循任何规律。而混乱理论正是对动态变化的系统进行分析的方法之一。数学理论里有一条定理（分岔理论）支配着事物从有序、可预测直到不可预测或发生动态系统混乱这一变化过程。正如 Pietgen 所言"分岔标志着事物从有序过渡到混沌，此时系统的全局性形态会发生突然变化。更具普遍意义的是，许多自然系统中都可以观察到这种分岔现象。"[10]混乱是常规路径中突然出现的一种非线性现象。在该路径的某个节点，结构对初始条件变得高度敏感并可能突然改变。灾难形式受初始条件的高度影响。灾后最初的24小时内，灾难组织处在混乱的边缘，这是最大代偿节点，微小的改变或者错误都可能导致（超过最大代偿节点）结果发生巨大改变。

错误的累加会导致灾难结构向第二个阶段过渡，这一阶段的特点是：之前失联的各部分组织最终整合成一个新系统，形成更复杂和适应性更强的结构。与之前的结构或响应体系相比，新形成的体系并非一定更加高效。这一发现非常重要，因为这似乎反映出关于系统是如何发生混乱或演化的基本信息。当系统处在发生混乱的边缘时，真正的挑战在于如何创造性地诠释当前选项并在众多可能性中作出选择。Kiel认为："最为重要的是，当发生诸如灾难或是救灾系统满载运行等不稳定情况时，只有制定灵活的策略才能使状态恢复稳定。简言之，我们必须制定与这些不稳定环境相对应的灵活管理方法和组织策略。"[11]各级地灾难应对都应具有灵活、自适应等特点。管理者应当寻找不同寻常之处，这表明有必要接纳和学习，以适应新系统的要求。这种决策方式依赖于快速和大量的网络信息交换，基于直觉的探索性实验过程以及类比推理。救灾人员应当为勇于承担风险、创造尝试不同的选择收到嘉奖。这涉及高层管理人员处理跨组织和政治辖区的关于协调和舆论的政治问题。将混乱理论运用于灾难管理中有十分明显的局限性。混乱理论在指导灾难管理方面究竟能发挥多大作用需要进一步研究。比较明确的是，保证灾后短时间内可以采取不同方式开展救援需要足够的资源作为基础。过度强调灵活性反而易使系统僵化，特别是在需要采取单方向决定性行动时，对灵活的过分强调可能使决策过程优柔寡断，无法迅速做出正确判断。

重症医疗在灾难中的作用

在备灾阶段，ICU 工作人员常由于时间限制、制度障碍等原因不能完整地参与救灾演练，往往只能参与灾后救援。[12]

美国胸科医生协会根据一篇 2007—2013 年的系统综述拟定了一份共识，旨在规范管理大型灾难或流行病中的多种危重症或严重创伤。[13]综述中的建议适用于所有一线临床工作者、医院管理人员、公共卫生领域人员和政府方面防灾预案的制定者等特定群体，并按照如下主题进行分组：

- 灾情意识
- 临床角色和职责
- 教育
- 社区参与

重症科医生在灾后在医院中才能最大程度发挥其作用。院方需进行以下准备：增加科室内人员排班，在其他科室增设（带有呼吸机的）重症监护床位（例如，可将部分创伤病房的床位升级为 ICU 病床）。ICU 医生必须鉴别哪些患者病情稳定能够脱离重症监护，而将床位用于收治灾难中的伤员，尤其是那些需要术后支持的患者，ICU 医生也要同时负责冠心病监护病房和急诊外科病房伤员的病情判断。ICU 医生可能需要协助重新评估进入复苏舱的患者病情，并就患者是否适合继续在 ICU 进行治疗（包括全面通气），或是否因生存机会渺茫适宜采取姑息治疗提供专家建议。灾后常常出现资源短缺，而 ICU 花费较高，ICU 医生应当注意合理分配医疗资源，尽可能提高伤员生存率的同时减少不必要的浪费。

灾难发生后确保一定的空病床储备非常重要，因为要为大量涌入的外伤患者做准备。2011 年 3 月 11 日日本东部大地震中，因为存在核泄漏而导致环境辐射污染导致使用大气空气的人工呼吸管理出现问题，因此也需要检测空气质量。因此，灾难的多样性也需要重症监护做出灵活的应对。

远程医疗在灾难中的作用

2012 年，在美国，全年有 8% 非联邦政府拨款的医院 ICU 病房使用远程医疗服务，这其中包括来自海外的求助，部分原因是当地缺少经过认证的重症科医生。这项技术的产生为患者诊疗带来巨大变革，同时诊疗习惯的转变也加强了远程医疗的发展，院间，各州之间，甚至国家间远程医疗合作都改善了治疗结果。[14] 智能手机应用无论对救援人员还是普通公众都已经变得越来越重要。近来的统计表明，市面上现有 683 种与远程医疗相关的价格和质量不等的应用软件。对美国国家灾难医疗系统的救援人员而言，社区应急响应小组和联邦应急管理局（Federal Emergency Management Agency，FEMA）的应用最为优秀。美国国家医学图书馆的应急响应无线信息系统应用是一款非常适用于危化品抢险人员的应用程序。美国国家疾控中心拥有高质量且适用于各领域紧急救援人员的应用。美国红十字会的应用则针对自然灾害。[14] 已发表的最佳证据显示远程医疗改善了重症监护结果，降低了 ICU 和院内死亡率，除此之外，由于采取了最佳治疗方案，缩短了住院时间从而减少了患者住院费用。远程协助可以加强远程医疗的效果和提供咨询意见，这种方法特别适用于医疗人员短缺的受灾地区。从 1980 年 1 月到 2013 年 9 月，共 17 565 次灾难被记录在册。在此期间的研究成果以包括章节、正文、著述、展示在内形式出版，共计有 878 种各类刊物。其中，只有 6 篇文章描述了远程医疗在模拟演练和灾难演习中的效果，19 篇文章提供了远程医疗应用于灾难救援中的实例。但是这些研究都表明远程医疗是沟通一线救援人员和后方医疗专家的有效工具。[15] 关于远程医疗进一步的研究需要重视基于不同伤员数量得出的结果以及案例的具体细节。灾难应对和预案应基于特定情况下预估的危重患者数量。应该在灾难事件中创建和使用标准的 ICU 管理表和患者信息表来评估 ICU 应对激增伤员的能力。

灾难对救援人员的影响

救援人员和受灾者是如何被灾难影响，灾后如何再适应以及灾难对他们未来生活预期的影响仍没有定论。[16] 人们对灾难的认识各不相同，这取决于他们对灾后生活是否持乐观态度以及能否积极地参与相关康复活动。人们对未来的信念是行动力来源。突发的灾难极大地限制了人们之前对现在和未来的构想[17]。突然发生灾难"让人一头撞上现实"并可能会导致下列 3 种情况：

• "灵活性的恢复"是指当受灾者解决了眼下的问题，试图重新恢复正常生活。

• "灵活性的永久丧失"是指社会和经济结构发生了不可逆的改变，人们需要重构这些系统。

• "现实主义"这种情况是指处理各类生活必需品的负担沉重以至于丧失了对更长远生活的考虑。

同样的，医疗专业人员在经历救灾工作后同样有可能出现创伤。他们可能会出现创伤后应激障碍或成为"二次受害者"。

由于在灾难中陷入了不良的患者事件或出现诊疗失误等原因，医护人员易于成为"二次受害者"。尽管"二次受害者"这个术语在 2000 年才首次出现在医疗错误领域，[17] 但近年来管理者已经在积极地建立危机干预流程，以帮助那些卷入了不利患者事件中的医疗人员。[18] 二次受害者常常陷入自责，不断回忆之前的事件，不能专注于对其他患者的治疗。一些救援人员由于担心陷入焦虑和影响工作而拒绝讨论这些事件。部分二次受害者倾向于自我孤立，试图专注于正在发生的事情（转移注意力）。[18] 随着时间的推移，二次受害者的焦虑将转变为强烈的恐惧感，他们也将失去同事的信任。

最终，这些二次受害者会力求弄清失误的细节以避免将来再次出现类似的结局。管理者和高级管理员应该了解可能刺激二次受害者产生反应的常见高风险情况，以便可以及时地识别、监控并为处在事件中心的临床医生提供支持。与潜在二次受害者多次接触很重要，因为不良事件对情绪的影响可能会发生延迟，或出现二次受害者拒绝在事件发生后立即谈论情绪创伤的情况。在事件的混乱平息之后，二次受害者有时间亲自处理相关事件之后，受访者表示他们乐意选择与一位可信赖的伙伴谈论他们的情绪反应。同伴，特别是那些经历过类似事件的人，可以根据他们的个人经验提供有效安慰和特殊支持。如果有经历过二次创伤的同事能分享他们的经历则会更加有效。即便没有，同事仍能为这些二次受害者提供支持，因为他们了解这些二次受害者的需求，而非评判和指责。最后，需要不断地向这些经历二次创伤的人员保证他们仍是临床团队中令人尊敬和值得信赖的成员。在团队管理中，适当地听取报告是非常重要的。在这些充满个人感情的讨论过程中，熟悉团队动态的辅导员和关键事件压力管理部门（CISM）应当协调并引导。CISM 已经在救援领域使用多年，在社会紧急医疗领域成功运用了数年，用于帮助预防创伤性社区灾难（如哥伦比亚枪击案、俄克拉荷马州城市爆炸案和双子塔袭击事件）对紧急救援人员造成潜在的致残应激效应。发生不良事件后，临床医生不应不得已自行寻求支持。关键是应该指导机构形成伙伴支持体系，同时牢记给发生不良临床事件的同事以足够的尊重、同情和支持。

（宁铂涛　译　李颖川　审校）

参考文献

[1] Koehler GA, Foley D, Jones M. Computer simulation of a california casualty collection point used to respond to a major earthquake. Prehosp and Disaster Med, 1992, 7(4): 339-347.

[2] Adam B. Chernobyl: Implicate order of socio-environmental Chaos//Time and chaos, CT, Fraser J, Soulsby M. Madison: International Universities Press, 1998: 109-124.

[3] Timbie JW, Ringel IS, Steven Fox D, et al. Systematic review of strategies to manage and allocate scarce resources during mass casualty events. Ann Emerg Med, 2013, 61: 677-689.

［4］ Katzenbach J, Smith D. The Wisdom of Teams: Creating the High Performance Organization. Cambridge, MA: Harvard Business School Press, 1993.

［5］ Hammond J, Bermann M, Chen B, et al. Incorporation of a computerized human patient simulator in critical care training: a preliminary report. J Trauma, 2002, 53: 1064 – 1067.

［6］ Lee SK, Pardo M, Gaba DM, et al. Trauma assessment training with a patient simulator: a prospective, randomized study. J Trauma, 2003, 55: 651 – 657.

［7］ Walls RM, Zinner MJ. The Boston Marathon response: why did it work so well? JAMA, 2013, 309: 2441 – 2442.

［8］ Memish ZA, the Jeddah Haj Consultancy Group. Establishment of public health security in Saudi Arabia for the 2009 Hajj in response to pandemic influenza A H1N1. Lancet, 2009, 74: 1786 – 1791.

［9］ Scott LA, Swartzentruber DA, Davis CA, et al. Competency in chaos: life-saving performance of care providers utilizing a competency-based, multi-actor emergency preparedness training curriculum. Prehosp Disaster Med, 2013, 28(4): 322 – 333.

［10］ Peitgen H, Jurgens H, Saupe D. Chaos and Fractals, Springer-Verlag, New York, 1992: 584 – 586.

［11］ Kiel L. Chaos theory and disaster response management: lessons for managing periods of extreme instability//What Disaster Response Management Can Learn From Chaos Theory Conference Proceedings, May 18 – 19, 1995. ［2016 – 04 – 16］. Available at: https: //www. library. ca. gov/crb/96/05/over_12. html.

［12］ Timbie JW RJ, Fox DS, Waxman DA, et al. Allocation of Scarce Resources During Mass Casualty Events. Evidence Report No, 207. Prepared by the Southern California Evidence-based Practice Center under Contract No. 290-2007-10062-1. AHRQ Publication No. 12-E006-EF, 2012: 84.

［13］ Task Force for Mass Critical Care. Care of the critically ill and injured during pandemics and disasters: chest consensus statement. Chest, 2014, 146(4): 1 – 41.

［14］ Bachmann DJ, Jamison NK, Martin A, et al. Emergency preparedness and disaster response: there's an app for that. Prehosp Disaster Med, 2015, 9 (15): 1 – 5.

［15］ Latifi R, Tilley EH. Telemedicine for disaster management: can it transform chaos into an organized, structured care from the distance? Am J Disaster Med, 2014, 9(1): 25 – 37.

[16] Call JA, Pfefferbaum B, Jenuwine MJ. Practical legal and ethical considerations for the provision of acute disaster mental health services. Psychiatry, 2012, 75(4): 305 – 322.

[17] Schreiber MD. Toward the way forward: building an emergency mental health system for Israel. Isr J Health Policy Res, 2015, 9(15): 4, 47.

[18] Wu A. Medical error: the second victim. BMI, 2000, 320: 726.

第 20 章　流行病学规划

Michelle Murti

Medical Health Officer，Fraser Health，Surrey，Canada

Steve Reynolds

Regional Medical Director，Critical Care，Fraser Health，

New Westminster，Canada

要　点

1. 危重症流行病学规划需要一个能涵盖整个社会的方法，全面系统地协调和规划，以最大限度地做好准备。

2. 流行病学规划方案应该从考虑传统流感风险拓宽到整合生命体的多种风险，包括致病性和遗传性的风险。

3. 为了满足基础设施和人力资源的需求，流行病学规划应同时考虑紧急应变能力和过载能力。

4. 在流行病流行期间，组织机构、监管委员会、法律和道德框架都是做决策所必不可少的。

5. 应对大流行之前、流行期间和流行之后的证据制定研究议程并纳入规划之中。

引 言

"在为战斗做准备时，我发现计划是无用的，但规划是必不可少的。"——德怀特·戴给·艾森豪威尔(1890—1969年)

在 2009 H1N1 病毒之前的最大的一次流感大流行发生在 40 多年前的 1968 年，当时血凝素重组产生了一种 H3N2 的变异体，取代了自 1957 以来一直在传播的 H2N2 菌株。在过去的一个世纪里，发生了 4 次流感大流行(分别是 1918 年，1957 年，1968 年和 2009 年)，从中我们吸取了经验并知晓如何为下一次流感做合理的规划。2009 年爆发的流行性疾病是第一次在爆发之前就进行了大量的规划和准备工作。然而，这是以有限的和过时的经验为基础的规划，2009 年之前流行性疾病的许多规划假设都基于对不同时代严重程度的估计。1918 年流行性疾病的预估死亡率为 1% - 3%，这个数据也是 2009 年许多流行性疾病规划进行建模假设的基础。然而，在 2009 年症状性疾病的病死率估计在 0.03% ~ 0.05%。[1]虽然甲型 H1N1 流感相关的发病率和死亡率很高，但在考虑制定应对计划的设想时发生了转变，即制定适应实际风险的应对措施，而实际风险在流行性疾病开始时很可能不为人所知。

2010 年，世界卫生组织(WHO)欧洲区域办公室评估了欧洲区域和国家层面的流行病规划活动，以确定成功规划的共同要素。[2]提出的基本要素是沟通、协调、能力、适应性/灵活性、领导能力和相互支持。世界卫生组织还指出，规划应是多部门的，并且应得到政治支持和专项资金。其中需要进一步规划的领域包括疫苗物流、诊断测试和实时监测的使用，以及通信和应答的灵活性的改进。尽管有这些声明，世界卫生组织对 2009 年大流行爆发作出的一项国际评论指出："世界对严重的流感大流行或任何类似的全球性、持续性和威胁性公共卫生的紧急情况应对不足。"[3]评论委员会指出了其中存在的结构性障碍、操作缺陷以及科学理解和技术能力方面的局限性。这些问题往往是困扰当地医院和区域规划小组的相同问题，并且需要在规划下一次大流行时被考虑在内。

除了规划上的变化外，还需要为可能具有的人与人之间高效且持续地传播的新型流感病毒做准备，同时还需包括现在已经出现的新的非流感疾病的威胁，如严重急性呼吸综合征(SARS)、中东呼吸综合征(MERS)和埃博拉病毒病(EVD)，这就要求医疗保健系统对流行病规划采取不同的方法。我们需要通过全球监测和当地充分的准备来对零星但不可避免的国际传播进行持续高度的警觉。虽然这些病原体不一定会在新的地区持续传播，但却会构成永久的威胁。流行病规划对提供适当的快速应急能力和重症监护准备能力是必不可少的。

流行病的定义和说明

流行病是一种在全球范围内普遍流行的流行性疾病。[4]例如 MERS 和 EVD 之类的流行病已经局限于特定的地理区域，但有证据表明其在全球持续传播是有限的，这就不符合流行病的定义。不过，流感大流行准备和应急管理的规划原则可广泛适用于这类流行病。WHO 使用 4 个阶段来评估流感大流行：①大流行间期（流感大流行之间的时期）；②警戒阶段（已确定新的亚型流感）；③大流行阶段（全球播散期）；④过渡阶段（大流行活动的缓和）。[5]在整个过程中不断进行风险评估，并将活动从准备状态转向对恢复的反应和回到准备状态。

国际上对所有紧急情况所采用的应急框架通常包括 5 个阶段的规划周期：①预防（计划避免/防止威胁）；②保护（确保针对威胁的安全能力）；③缓解（减少威胁造成的影响）；④反应；⑤恢复。[6]明确考虑在流行病间期阶段可以做些什么来预防、保护和减轻流行病的威胁，这些应该而且最近已经被纳入传染病威胁的规划活动。西非 EVD 的爆发表明，这三个领域中正在进行的活动如何有助于备灾工作，而缺乏这些活动可能会导致流行病蔓延。2014 年初，由于缺乏对全球局势的认识和监测，几内亚未能确定疫情的最初蔓延，这表明国际上缺乏识别此类威胁的规划。要持续预防这类威胁，就需要在贫穷国家投资公共卫生和卫生服务资源，以识别和应对新出现的感染。一旦威胁确定，与管理流行病所需的持续和广泛的努力相比，及早采取协调一致的国际对策，资源的密集性要小得多。然而，世界各地的大多数国家开始通过边界筛查、监测活动和地方基础设施发展来保护自己的边界免受输入威胁，而不是更多地投资于源头控制工作来管理传播风险。[7] 这导致了发达国家开展了重大的减员活动，包括提高所有设施的一线救治能力、发展埃博拉评估医院以及增加埃博拉治疗中心，使之能管理感染埃博拉病毒和其他生物安全四级病原体的患者。[8]

扩大备灾活动的范围，以考虑需要何种类型的预防、保护和缓解，这些需要有一个框架来考虑要规划的流行病或大流行病的类型。早期反复的流感大流行规划使用单一情景模型，并且根据 20 世纪大流行病的高发病率和死亡率来进行估计。2009 年 H1N1 大流行带来的较好的成果是通过病例死亡率的增加，进行了"轻度""中度"和"重度"的分类，以及对整体人群的影响。最近的模型反映了感染传播风险（低和高）的可变性，其衡量标准是累积攻击率基本复制数量和临床严重程度（低与高），以此衡量病例死亡率，以制定 4 种规划方案。[9] 考虑病原体的传播性和临床严重性，这更适用于非流行性感冒和大流行病的规划。例如，MERS 的临床严重程度非常高（病例死亡率估计为 36%），但通常传染率较低，已被控制在家庭接触者之间或医院内传播。

这种规划方案和准备活动范围的转变，也促使规划方法发生了转变，需要进行多部门、"全社区"的规划。在 2010 年，就在世界正在处理 H1N1 病毒的时候，欧洲重症监护医学学会（ICM）发布了一系列来自重症监护室分类特别工作组的文章。[10] 工作组于 2007 年召开会议，综述文献并与该领域的专家（重症监护、传染病、护理、流行病学、公共卫生、医学工程和伦理学）进行交流并制定标准操作程序（SOP），以便在以下两种情况下重症监护室进行操作：①流感流行期间；②大规模灾难。SOP 的目的是通过指南和流程为医院的医务人员提供应对突发事件的指导，并在紧急情况下提供法律依据、权限和组织关系。工作组的调查结果为一系列活动提供了重要的规划建议。虽然 SOP 确实需要通过事件管理系统的原则用"接口单位"来满足医院内部和区域内进行协调和协作，以组织整体反应，但 SOP 主要是作为中央规划单元从 ICU 的角度设计的。2012 年，美国胸科医生学会重症监护工作组开始更新 2014 年发布的关于灾难计划的建议。[11]认识到灾难和流行病规划需要采取广泛得多部门方法，该工作组调查结果的主要的对象包括临床医生、医院行政人员、公共卫生/政府和医学协会。关于系统级规划、协调和沟通的专门章节反映了对规划过程、规划及备灾基础设施发展的政治领导的重要性。

2012 年，医学研究所发布了"重症监护标准"，这是一个灾难应对系统框架，以认识"医疗保健业务的重大变化以及公共卫生紧急情况下可提供的监护水平"。[12] 图 20.1 显示了在局部地区、区域和国家政府领导下运营的医疗服务提供的关键支柱框架，其基础是道德和法律基础，进而得到运营、教育和信息共享的支持。虽然所有紧急事件都是从局部地区开始的，但该框架设置了角色和关系，以构建一个协调、可变的响应办法，以应对压垮本地资源的紧急事件。

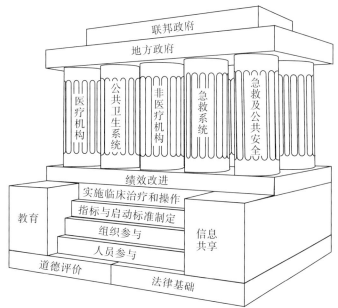

图 20.1　灾难应对系统框架（经医学研究所许可）

应急能力

美国急诊医师学会（ACEP）将应急能力（Surge Capacity）定义为管理突然增加大量患者的一种可衡量的能力。[13]这既包括应急能力，即现有资源用于提供同等功能的监护，也包括无法提供通常水平监护的危机能力。Hick 等人 根据不断增长的需求水平以及空间、人员、物资、监护标准、ICU 扩展目标以及在地方、区域或国家水平所需的资源，将这一连续性从"常规"到"应急"，再到"危急"。[14]鉴于在 ICU 内部通常只有有限的空间用于扩大容量，应急计划还包括将 ICU 级别的护理扩展到医院内重新利用的区域，用现有的工作人员管理更多患者以适应容量的增加。危急运营能帮助我们更大程度地提高容量，在这种情况下，必须就资源分配和可接受的替代护理作出决定。除了总的服务需求之外，预期的激增需求持续时间对于确定运营的连续性以及医疗保健系统其他部分提供的替代护理水平而言是重要的。美国医学研究所（IOM）危机护理标准提出了用于识别哪些指标和触发因素可以被卫生系统用于确定激增容量装置的工具。[12]

用于触发应对变化的应急水平可能因管辖权、典型业务能力和具体情况而异。例如，当从大规模事件预测短期激增容量时，可能会使用更高的应急水平来触发紧急或危机计划。缓慢的、持续不断的高需求情况，如流感大流行，可能会利用较低的容量过剩临界点来触发应急和危机情景的执行。在加拿大的不列颠哥伦比亚省，将 ICU 容量过剩水平的15%、25%和40%分别定义为低级、中级和高级的应急水平，40% 以上的应急水平触发了紧急分流状态的启动，并通过分流小组进行省级机械呼吸机协调分配。

设施内提供的专业的重症护理的类型也可能影响激增容量计划，例如创伤中心或儿科单位。尽管并非所有提供重症护理服务的医院都专门提供这一水平的护理，但所有设施都应该准备好在前48小时内接受并治疗这些患者，并使其病情稳定。[11]这种护理前提也被用于规划需要生物保护的较高水平的护理，如分层医院对 EVD 患者的反应和使用可管理正在观察人员的埃博拉病毒评估医院以及拥有充足资源可提供特定护理的埃博拉患者治疗医院。[8] 为了实施持有和专业设施之间的护理协调，地区计划应包括：①专科患者的分流及转诊标准；②按地区对非专科医院的准备水平提出期望；③通过区域分流主任进行协调，以确保提供最佳专科护理；④优化场地使用的运输协调；⑤法律和人力资源允许在需要的地方分享专业知识。由于日常医疗系统的压力，大多数设施都有持续了解重症护理资源利用情况的措施。然而，日常收集和分享这类信息对于区域决策者基于准确和及时的信息做出协调决定至关重要，而准备计划应该包括一个联合信息系统来管理大流行期间的利用和资源措施。例如，在 H1N1 期间，必须在区域和国家层面进行每日评估，以确保公平获取和最大限度地利用机械通气支持。

为满足应急和危机需求，快速增援能力的准备工作需要协调的后勤规划，其中包括重症护理的扩增需要。[11] 专责小组确定了 12 步规划流程，以实现设施环境中的必要目标和关键任务。该计划的目的是判断如何在现有医院资源内，把病情最轻的患者转移至社区设施环境中，中级护理单元的患者转到普通病房中，以此为重症患者扩大病房容量提供便利。这一过程的第一步是确定团队及其组织权力来执行规划过程。然后，该团队需要评估当前的容量，找出应对激增容量所需资源的差距和机会。在规划过程中，团队内的医疗领导是至关重要的。这允许预先设定的标准在临床医生介入后仍能进一步改进，可以通过行政管理允许临床工作人员在流行病期间专注于治疗患者。然而，由于对医院其他地方正在进行的业务产生影响，计划的传播需要变革管理层的领导和所有利益攸关方。

在临床严重程度和资源需求很高的大流行病中，医院的每一个领域都将受到影响，需要同意并参与制定和实施在大流行病中替代使用的计划。预计将提供比平常更高水平护理的区域，要求有容易移动的用品和设备，并培训工作人员如何使用这些用品和设备。工作人员培训应以现有技能和培训要求清单为基础，以提供更好的护理。对影响重症护理常规服务的评估将影响应急计划，决策过程中非必要服务要求降级转移到激增能力上。一个持续改进、练习和重新评估的过程应成为计划和执行的一部分。

典型的设施供应物流专注于来自一个或多个供应商的"及时"库存管理，以避免产品积压和过期。在大流行期间，需要立即获得基本用品库存，以管理紧急需求，同时可以建立更多的供应链。大多数发达国家都拥有国家应急储备，可通过战略性供应中心以 24 小时响应方式帮助当地和其他地区。然而，接受这些物资的地方和区域为了确保向适当设施提供这些用品，这就要求进行计划和协调。这些计划还应表明，地方设施有计划通过替换、保存、再利用或重新分配现有的和已获得的资源，以最大限度地利用所需物资。本地计划将需要解决在稳定供应不能保证时可能发生的不适当的资源分离问题，例如，工作人员担心缺乏足够的个人防护设备(PPE)资源来保障他们的安全。流行病计划中供应链管理的两个主要领域是个人防护设备和机械通气支持。

正确使用个人防护设备确保工作人员的安全，对于在流感大流行期间保持足够的人员配置至关重要。对于新出现的病原体，个人防护装备措施的水平可能不够完善，例如 SARS 和需要空中预防措施的问题。流行病期间的临床研究随着时间的推移而发展，关于最适当措施的建议可能会发生变化，因此有必要对供应链和工作人员进行变革管理。需要经常对工作人员进行关于个人防护装备的使用和适应证进行反复训练和再培训，以确保所有工作人员对他们可能遇到的风险水平有充分的准备。在可能的情况下，应在流感大流行之前启动并维持预先制定的计划、个人防护装备适合性测试、能力的培训和评估，因为查找和培训合格的员工需要大量时间和资源。在不同情况下，个人防护装备的持续时间也将取决于对该设施的预期护理水平。在所有设施通常需要 48小时管理患者的情况下运行，较高级别的设施将需要更长的供应时间。[15]

供应链管理能够预见哪里的流行病病例出现了严重的呼吸衰竭，并需要长期机械通气。在 H1N1 期间，一些国家估计 ICU 住院量比其他季节增加了 15 倍，最受影响的人群包括需要特殊呼吸支持的人群，包括儿童、孕妇和病态肥胖者。流行病计划需要包括为一般和专门人群提供的现有呼吸机支持清单。如果国家或区域计划包括储存的呼吸机，则计划应确保它们具有强制性的操作、性能、安全和维护特征，以使它们在部署时立即可用，以及额外的操作、通信、培训、管理和其他需要的支持资源。[11] 呼吸机供应链管理应考虑：[15]

- 呼吸机分配计划包括全系列的可选用的呼吸机，和当前医院内的容量以及该地区与其他设施的协调。
- 如何通过重新分配麻醉和复苏室服务以及取消选择性程序，以增加呼吸机通气支持。
- 在需要危急能力的地区，区域流行病协调小组已批准替代护理标准，作为满足需求的适当危急标准的一部分，尽管有机械通气要求，但仍可采用非机械通气支持。

最近为 EVD 患者广泛开展的准备工作强调了个人防护装备措施和培训的重要性，以及其他设施级别的后勤需求。大多数设施不会为生物安全 4 级病原体定期储存个人防护装备，也不提供有关感染控制措施和正确穿脱个人防护装备程序方面的培训。在防止 EVD 医院内传播工作中的一个关键发现，是使用训练有素的观察员来监督个人防护装备的穿脱程序，以确保在没有违反顺序的情况下正确完成。很明显，ICU 的实际布局需要规划创建一个特殊的接待室，在那里可以监督个人防护装备的穿脱，并且人员配置水平需要为这一作用提供更多的工作人员。ICU 的规划还需要包括医疗废物（固体和液体）的管理，以及适当储存和处置受生物安全 4 级病原体污染的废物所需的相关培训。这种生物防护水平还会通过实验室程序/试验规程处理标本、便携式影像服务以及其他需要进入设施的专业服务来影响向患者直接提供的辅助支持水平。

就所有大流行病规划而言，应将可用于在严格的感染预防控制措施和（或）机械通下支持危重患者的运输管理视为供应链物流的一部分。各设施之间的能力区域协调必须考虑到可供选择的患者运输方案的类型、可用的速度和运营能力。跨设施的容量区域协调必须考虑到什么类型的转运患者交通工具可选择，多快可获得，以及运营能力。这些计划需要考虑到运输人员的人员配置和培训，以及一个地区的地理和天气特点。

区域激增容量的中央组织要求中央分治委员会（CTC）在大流行期间监督和协调区域 ICU 的使用情况。在每个设施内部，由具有临床和管理专业知识和控制能力的重症护理领导人领导的跨学科诊疗团队对于管理当地决策至关重要。虽然每个设施保持当地日常分类和业务的自主权，但各设施保持一致的数据流和通信，使人们能够了解情况，确保以适当和协调的方式指导资源。虽然每个设施都保持了日常分诊和操作的地方自治性，但从设施到CTC 的一致数据流和通信可以提供情境意识，以确保以适当和协调的方式引导资源。[10,11]

中央分治委员会（CTC）的一个重要作用是就目前的紧急情况向设施和工作人员通报，因为这一流行病以及为什么需要进行分类。让熟悉普及医疗系统的医疗团队向实用主义的分类伦理转变，需要明确的方向来确定这类决策的需要。流行病规划应使工作人员熟悉这一概念，并计划提供适当的心理社会支持，以协助保健提供者。让工作人员参与开发用于分类的临床决策支持系统是必要的，以预测这些类型的需求。

临床优先程序应包括：①对基于证据的预后因素的快速评估措施；②纳入和排除重症监护室入院的标准；③优先级别的分配；④频繁的重新评估间隔；⑤申请/重新评估程序。应使用随时可用的临床评估工具来最大化确定 ICU 护理需求的现场位置。一般来说，对重症监护的需要是基于对机械通气和（或）血管升压素支持的需要。排除标准的标准是：

①低生存概率的预后因素，如严重和不可逆转的神经事件或严重早产儿；②预期寿命短（不到一年）的因素。

预后评分工具，如序贯性器官衰竭评估（SOFA），已被建议作为纳入标准的额外考虑因素；然而，在所有患者群体中，他们的有效性或预测能力的限制阻碍了他们的日常使用。其他因素，如潜在寿命损失年数，也可能影响对预后和预期寿命因素的评估。根据评估，患者被认为是高度优先或中等优先，并根据床位情况等待入院 ICU，或被转移到其他临床资源，以获得更多适当的护理。建议由当地重症监护分诊小组在 48～72 小时内重新评估。评估需要一个过程来考虑和管理，而不需要对护理团队负担过重，并为所有相关人员提供足够的支持。需要与其他设施和其他地区服务协调，提供适当的非关键护理（支持性医疗护理、社区护理或姑息护理），以便在分流后迅速分配。[11]

如果大流行的反应需要分级的急性护理和 ICU 护理，例如专门的 EVD 治疗单位，那么对谁可能需要最高水平的护理进行分类可能意味着在中央区域委员会内对个别患者进行复查。当预期总数很小时，这可能是可行的，但任何一个案例的影响都很大。在流感大流行中，中央分治委员会（CTC）应侧重于就所提供的护理类型作出更广泛的决定，因为需要 ICU 一级护理的患者人数预计将很高。根据对专科护理的需求或关于护理分配的先例设定决定，在大流行期间，设施分流小组正在审查的个人护理决策可能会升级。

应急能力

美国卫生和人类服务部将"应急能力"定义为管理需要特殊或非常专业的医疗评估和护理的患者的能力。在快速增援能力侧重于应对流行病的快速反应的基础设施要求时，增援能力考虑人力资源、业务连续性和专门人群，这些群体确定了快速增援能力的类型。

SARS、H1N1 和 EVD 都强调了流行病期间员工资源管理的极端重要性。在需要增加人员以应付激增的需求时，由于工作人员生病、家庭成员疾病、担心疾病、对个人安全的关注和情绪低落，现有工作人员很可能会大量减少。[15]与影响某一特定地区并通常持续时间较短的大规模事件的激增不同，全球大流行将导致广泛和累积的资源短缺。将不会有未受影响的重新部署区域，并且在大流行病期间，工作人员的疾病，倦怠和其他自然减员将进一步耗尽可用的人员配置。因此，规划应考虑到根据激增水平预测的人员需求增加，同时预计实际可用工作人员数量将减少。建模工具可以帮助根据激增水平估算人员需求。[17]

一般来说，增加重症监护员工的时间可以来自增加现有工作人员的时间和从其他区域到重症监护重新分配工作人员的时间。可能期望现有工作人员延长工作时间，减少与重症监护活动有关的工作时间（例如管理、选择）。区域协调还应解决通过谅解备忘录跨设施重新部署重症监护工作人员的行政、法律和其他障碍，以便最大限度地将资源分配给最需要的地区。非重症监护工作人员的重新分配将要求重症监护工作人员承担监督角色，而不是直接治疗角色或在治疗角色之外增加监督角色，以保持所有患者所需的重症监护专业知识水平。区域规划应建立机制，以便根据大流行病的紧急规定，加快扩大工作人员和学生的执业范围/特权。在大流行期间与广泛的工作人员利益攸关方接触，可以讨论和发展必要的基础设施，以支持重症监护的人员配置。[10,15]

规划扩大工作人员的作用需要在工作场所卫生和安全以及行政数据库之间进行协调，以审查现有工作人员，并监测和保持这些工作人员的必要培训和技能水平，以便在发生大流行病时作好准备。使用防护设备（PPE）进行配合测试和培训可能会耗费时间，并且需要持续进行最佳维护。同样，感染控制和暴露控制计划的准备和传播需要不断更新，同时识别出与新病原体相关的特定需求可能随着时间的推移而出现。在影响特定人群的流行病的情况下，如儿科患者的高负担，人员配备要求将需要调整专门知识和能力。对于某些流行病，建议工作人员和患者相匹配以防止感染在设施内传播，这样工作人员轮调限制也可能妨碍工作人员分配的灵活性。[10]

管理保健设施的人员有责任为其工作人员提供一个安全的工作环境，以及一个满足其心理社会需要的支持性环境。他们必须严格遵守感染预防和控制措施，以防止工作人员传播和发生疾病。然而，这些措施的维持可能会因 PPE 的精神和身体耐受性以及所收到的关于需求的变化/不一致的信息而受到阻碍。需要设施和区域协调，以提供对感染控制做法的监督，以及由风险沟通专家提出的关于所需措施的单一信息来源。此外，为了发展一致的做法，如何解决工作人员的住宿问题，以支持个人和家庭的需要、紧张的状况和拒绝工作。[15] 在发展专门的 EVD 治疗单元时，使用自愿工作的工作人员有助于工作人员的高度参与；然而，大流行带来的大量需求将要求所有有广泛需求的工作人员感到它是一个安全和支持性的工作环境。建议将社会支持工作人员安置在重症监护和其他环境中，以便监测、预测和随时提供，以满足工作人员的心理社会需求。

在考虑快速增长计划时，还需要采取"全社区"的办法，因为流行病将给整个卫生系统带来压力，需要提高初级保健、紧急护理和其他部门的容量和能力。由于人员配置减少和需求增加，各级业务的连续性将受到广泛流行病的影响。提供预防措施，如免疫和抗病毒预防的有效和可获得的初级保健/公共卫生，以及早期的分类评估和治疗，对于减少对重症监护的需求升级至关重要。其他措施，如流动评估单位、增加家庭护理支持和开放寄宿照料能力，可使设施内的能力增加和扩大重症监护服务。大多数设施业务连续性计划应处理不同程度的人员配置情况，以及将停止的非必要服务；然而，这些计划还应包括缩短服务期限以及支持这些临时削减的设施外的周围卫生和社区服务。需要在当地和区域层面对设施和社区指标进行定期监测和评估，以沟通整个卫生系统的需求和计划。

促进激增能力的其他专门资源可能取决于受大流行病影响的人口。鉴于需求的复杂性以及与可用资源相比甚至进一步有限的容量的潜力，儿科重症监护资源管理需要自己的计划。H1N1 肥胖和妊娠人群的高疾病负担可能需要专门规划基础设施和工作人员。运输计划应预见对来自偏远和农村地区，因缺乏预防和初级保健服务以及人口基本健康状况而更易受伤害的重症监护设施的需求增加。所有的规划方案也应该考虑到管理这些患者所需要的更广泛的支持，而不是他们的重症监护需求。这可能包括：为照顾儿科患者和从偏远地区转来的家庭成员提供支持性照顾和住宿、文化和语言服务以及情绪和宗教服务。技术资源可促进护理状态，例如为长期隔离的人使用专用药片、与设施护理提供者支持网络沟通、同时减少增加工作人员接触传染性患者的需要。

流行病规划的伦理

需要有一个道德框架来指导与大流行病规划有关的困难决策以及在大流行病期间出现的紧迫问题和关键点。以道德为基础的规划过程应是务实和透明的，使规划小组能够依据核心道德价值观而达成共识，并制定指导未来决策的规划原则。道德问题将在各级护理中出现，但地方和区域协调的共同框架提供了一种更加公正和公平的办法，以协调一致地作出跨区域的决策。这些进程需要时间进行思考和讨论，而且必须在大流行时期进行。正如在本章中所讨论的，在快速增长的需求基础上需要进行分流分配，医疗保健决策将转向实用主义伦理。然而，分配只是规划重症监护服务的一个组成部分，而尊重、最小化伤害、公平、自主和互惠的伦理原则是管理人员配置和患者护理决策的关键考虑因素。

除了道德框架之外，大流行规划还应建立在法律、监管和风险管理框架的基础上，以指导决策。在大流行期间，必须维护区域、国家和国际法。例如，各国必须遵守世界卫生组织关于疾病通报和信息共享的国际卫生条例。关于在大流行病期间提供公共卫生应急权力的区域法律可能允许扩大现有资源，以协助快速部署能力。建立促进工作人员流动和基础设施流动的 MOUs 和其他机制也是重要的准备工作。

流行病研究

疾病大流行期间对信息的需求很大，因此必须积极开展研究、议程规划和准备工作，作为大流行病预防工作的一部分。在疫情暴发的初期，特别是对于新的病原体，会出现大量迫切需要解决的问题，以更好地指导感染的识别、治疗、控制和预防。这种研究的国际协调，特别是临床试验，使急性和重症监护设置的努力最大化。了解疾病负担、生殖率和易受伤害人口也是全球和地方一级的关键投入，以确定计划的执行可预期达到何种程度的激增能力。为解决预期的研究问题而设计的观察性和临床试验研究设计方案应提前制定和批准，以便立即实施。可持续使用的数据收集工具可用于对大流行病的适应进行小修改，建立持续的基线数据，避免在大流行期间采用，并允许进行区域、国家和国际比较。在大流行期间引发的伦理审查也可能限制研究的及时性，并建议预先批准。在没有预先批准的情况下，应采用集中和快速的道德审查程序来平衡利益和危害。[18]

总　结

重症监护的流行病规划是一个持续不断的过程，其需要协调使用整个社会方法的努力，以便在大流行期间期间让适当的利益攸关方参与进来。虽然无法预测下一次流行病是"什么"和"什么时候"，但规划工作应建立必要的基础，以满足流行病出现时的需求。

"哦，快乐的子孙，他们不会经历这样可怕的悲哀，他们会把我们的证词看作是一个寓言。"——Petrarch（1304—1374）关于布本克鼠疫。

（章守琴　译　李颖川　审校）

参考文献

［1］ Low DE，McGeer A. Pandemic（H1N1）2009：assessing the response. CMAJ，2010，182(17)：1874 - 1878.

［2］ World Health Organization Regional Office for Europe. Recommendations for good practicein pandemic preparedness，2010［2016 - 04 - 16］. Available at：http：//www. euro. who. int/_data/assets/pdf_file/0017/128060/e94534. pdf.

［3］ Fineberg HV. Pandemic preparedness and response-lessons learned from the H1N1 influenza of 2009. NEJM, 2014, 370: 1335 – 1342.

［4］ Public Health Agency of Canada. The Canadian pandemic influenza plan for the health care sector, 2011. ［2016 – 04 – 16］. Available at: http://www. phac-aspc. gc. ca/cpip-pclcpi/.

［5］ World Health Organization. Pandemic influenza risk management: WHO interim guidance, 2013. ［2016 – 04 – 16］. Available at: http://www. who. int/influenza/preparedness/pandemic/influenza_risk_management/en/ (Accessed 16 April 2016).

［6］ Federal Emergency Management Agency, 2015. (2015 – 03 – 19) ［2016 – 04 – 16］. Available at: http://www. fema. gov/mission-areas.

［7］ Gates B. The Next Epidemic—Lessons from Ebola. New Engl J Med, 2015, 372: 1381 – 1384.

［8］ Centers for Disease Control and Prevention. Interim guidance for U. S. hospital preparedness for patients under investigation (PUIs) or with confirmed Ebola Virus Disease(EVD) : a framework for a tiered approach, 2015. ［2013 – 04 – 16］. Available at: http://www. cdc. gov/vhf/ebola/healthcare-us/preparing/hospitals. html.

［9］ Ministry of Health and Long-Term Care. Ontario health plan for an influenza pandemic, 2013. ［2013 – 04 – 16］. Avaiable at: http://www. health. gov. on. ca/en/pro/programs/emb/pan_flu/pan_flu_plan. aspx.

［10］ European Society of Intensive Care Medicine's Task Force for Intensive Care Unit Triage during an Influenza Epidemic or Mass Disaster. Intensive Care Med. 36(1): 1 – 79.

［11］ Sandrock CE. Care of the critically ill and injured during pandemics and disasters: Groundbreaking Results from the Task Force on Mass Critical Care. Chest, 2014, 146(4): 1 – 41.

［12］ Institute of Medicine. Report Crisis standards of care: a systems framework for catastro phic disaster response, 2012. ［2013 – 03 – 21］. Available at: http://iom. nationalacademies. org/Reports/2012/Crisis-Standards-of-Care-A-Systems-Framework-for-Catastrophic-Disaster-Response. aspx.

［13］ American College of Emergency Physicians. Health care system surge capacity recognition, preparedness, and response(2010). ［2012 – 10 – 01］. Available at: http://www. acep. org/Clinical-Practice-management/Health-Care-System-

Surge-Capacity-Recognition, -Preparedness, -and-Response/.

[14] Hick JL, Barbera JA, Kelen GD. Refining surge capacity: conventional, contingency, and crisis capacity, Disaster Med. Public Health Prep, 2009, 3(2): 59 – 67.

[15] Manuell ME, Co MDT, Ellison RT. Pandemic influenza: implications for preparedness and delivery of critical care services. J of Intensive Care Med, 2011, 26(6): 347 – 367.

[16] US Department of Health and Human Services. Public Health Emergency, Medical Surge Capacity Handbooka, 2012. [2013 – 02 – 14]. Vailable at: http://www. phe. gov/Preparedness/planning/mscc/handbook/Pages/appendixd. aspx.

[17] Nap RE, Andriessen PHM, Meessen NEL, et al. Pandemic influenza and excess intensive-care workload. Emerging Infectious Disease, 2008, 14 (10): 1518 – 1525.

[18] Gabriel LEK, Webb SAR. Preparing ICUs for pandemics. Curr Opin Crit Care, 2013, 19: 467 – 473.